科学知と人文知の接点

iPS細胞研究の倫理的課題を考える

京都大学iPS細胞研究所
山中伸弥 監修
上廣倫理研究部門 編

弘文堂

まえがき——社会におけるiPS細胞研究と倫理——

京都大学iPS細胞研究所 所長

山中伸弥

一九八一年、マウスの胚からの胚性幹細胞（ES細胞）の樹立が報告され、さらに一九九八年にはヒトES細胞の樹立が報告された。万能細胞と呼ばれているES細胞には「ほぼ無限に増やすことができる」性質と「様々な細胞を作りだすことができる」という性質（多能性）の二つの重要な特徴があり、医学研究を進める上で極めて有用である。しかしながら。ES細胞を作製するためには生命の萌芽である受精卵を使わねばならず、このことについて倫理的な問題が指摘されている。一方で私達の研究グループが樹立に成功した人工多能性幹細胞（iPS細胞）では、受精卵を用いることなくほぼ同じ特徴を持つ細胞を作製できる。このため、ES細胞が抱える倫理的問題を乗り越えたと思われたのだが、ヒトiPS細胞研究が急速に進展する中で様々な新しい倫理的問題が生まれている。

マウスの体細胞からｉＰＳ細胞を作製することに成功したのが二〇〇六年、人間の体細胞からの作製に成功したのが二〇〇七年であり、本年はヒトｉＰＳ細胞の樹立から一〇年目にあたる。四つの遺伝子を皮膚や血液の細胞に導入することで作製できるｉＰＳ細胞には、これをもとに作製した臓器等の細胞を患者さんに移植することで機能を再生しようという再生医療と、患者さん由来ｉＰＳ細胞から作製した患部の細胞を用いた病気の原因の解明や薬剤開発という、大きくは二つの使い方がある。

まずは再生医療について、簡単に現状をご紹介する。患者さんご自身の皮膚や血液からｉＰＳ細胞を作製し、それをもとに肝臓や脳、心臓等の細胞に作り替え、ご本人に移植し臓器の機能を再生するという、新しい治療が可能となる。患者さんご自身の細胞であれば、拒絶反応の心配が無く、感染症の心配も少ない。しかしながら、この方法には、実用的には二つの大きな課題がある。一つは多くの時間がかかることである。移植用の細胞を作製するまでに一年程度の時間がかかり、早期に移植が必要な患者さんの治療に間に合わない可能性がある。もう一つは、多額の費用がかかることである。現在の技術では移植用の細胞を作製するまでに、一億円近くの費用がかかるとも言われている。あまりに高額なため、このままでは一般的な医療として普及させることは難しい。

この問題を解決するために、京都大学ｉＰＳ細胞研究所（ＣｉＲＡ）では、再生医療用ｉＰＳ細胞ストックという事業を進めている。患者さんご自身の細胞を使うことがオーダーメードだとすると、このiPS細胞ストックは、既製品をあらかじめ用意し、時間と価格を抑えようというものである。しかしながらiPS細胞ストックは、患者さんから見れば他人の細胞となり、その細胞を患者さんに移植しても拒絶反応を起こすことが懸念される。そこで私たちは、拒絶反応を起こしにくい特殊な免疫のタイプを持つドナーの方を探している。そういう方を探すには大変な労力と費用がかかるため、日本赤十字社にご協力いただいている。同社では血小板輸血、臍帯血バンク、骨髄バンクといった事業が行われており、ドナーの免疫タイプが調べられている。同社のご協力で効率的にドナーを探すことができている。既に一〇人以上の特殊な免疫タイプを持つドナーを同定しているが、そのうち、現時点では二名の細胞からiPS細胞ストックを作製し、国内の様々な研究機関や企業に配布している。この二種類のiPS細胞だけで日本人の約二四％（約二五〇〇万人）の免疫タイプがカバーされており、iPS細胞を用いた再生医療のコスト削減に著しく貢献すると期待しているところである。

iPS細胞ストックの医療応用は既に始まっている。本年三月二八日には理化学研究所の高橋政代博士のチームが、臨床研究として私たちのiPS細胞ストックから作製された網膜の細胞を用い、加齢黄斑変性という眼疾患の方に移植する手術を行った。この他にも、パーキンソン病や心不全、脊髄損傷の治験や臨床研究、iPS細胞から輸血用の血小板等の血液を作る研究等が急速に進んでいる。

iPS細胞にとって非常に大切な応用の二つ目が薬剤開発である。患者さんの数や対象となる病気の数で考えれば、薬剤開発は再生医療よりも幅広く貢献できる可能性がある。その一例として筋萎縮性側索硬化症（ＡＬＳ）に関する研究をご紹介する。ＡＬＳは全身の筋肉が麻痺していくという難病であり、国内での患者数は一万人弱である。この疾患は運動神経が特異的に障害されることで生じるものであるが、なぜ運動神経が障害されるかは、はっきりとはわかっていない。この疾患にかかると、筋肉そのものは健常であるが、脳の命令を伝える運動神経が機能しないため、筋肉を使うことができなくなる。一方で他の神経は全く正常なままであるため、患者さんは意識もあり、見聞きもできるのだが、最終的には意思の疎通ができなくなるという、ご本人にとっても家族にとっても、大変つらい病気である。

この病気は一〇〇年以上前から存在が知られており、世界中の研究者が必死に研究を進めてきた。しかしながら、マウスでは効果のある薬剤が開発されたが、人間にはその効果が発揮されなかった。人間で研究出来ればいいのだが、そのためには人間の運動神経を手に入れ研究することが必要となる。しかし運動神経がなくなればその先の筋肉を動かせなくなるため、研究用に運動神経を入手するということは困難であった。

しかし、ｉＰＳ細胞を使うことで、患者さんや健常者の血液や皮膚の細胞から運動神経を作製し、実験室でＡＬＳを再現することができる。しかも同じものを大量に作製できるため、短期間で多くの薬剤の効果を試すことができる。ＣｉＲＡの井上治久教授がこの方法で、薬剤の探索を行ったところ、白血病の治療薬で既に臨床応用されている薬が、ＡＬＳにおける運動神経の障害を抑制する可能性が示された。

このような、他の病気で使われている薬を他の病気の治療に応用するアプローチはドラッグ・リパーパシングもしくはドラッグ・リポジショニングと呼ばれているが、既に臨床応用されている薬のため、他の病気に効くとわかれば、薬剤の研究開発にかかる期間と費用を抑制することができる。患者さんの数が少ない難病の治療薬開発にドラッグ・リパーパシングは非常に有効な方法であり、これにiPS細胞が貢献できるものと考えている。

さて、先述のとおり一〇年前に私たちは、ヒトのiPS細胞の作製成功を報告した。私がiPS細胞の研究に着手するきっかけとなったのは、約二〇年前に顕微鏡で人間の受精卵を見たことである。ヒトES細胞が発表された直後であったのだが、不妊治療で使われなかった受精卵を顕微鏡で観察し、不思議な感覚を持ったことを記憶している。目の前の受精卵は実験室で使うとES細胞になり、再生医療という手段で多くの難病の方々の福音となる可能性がある一方で、同じ細胞を子どもができずに苦しんでおられるカップルに提供すれば、一〇か月後には赤ちゃんになる可能性のある細胞である。決してヒトES細胞研究に反対するわけではないが、なんとか受精卵を使用せずに同じような細胞をつくることはできないかと思った純粋な気持ちが、iPS細胞研究を開始するきっかけとなった。

それから一〇年近い時間を経て二〇〇七年にヒトiPS細胞樹立に成功し、受精卵の利用というES細胞が抱える倫理的課題を克服したかに思えたが、間もなく、大きな倫理的課題を生み出したことに気づき茫然としたことを覚えている。例えば、当時iPS細胞やES細胞から精子や卵子をつくるという研究が始まっていたが、一〇年前には理論上のものであると認識していた。しかし今やこれらの研究が急速に進展し、現実の問題となりつつある。また、動物の体内で人間の臓器を作る研究も、当時は夢物語のようであったが、今や実現可能な技術となりつつある。

どのような研究にも、光と影がある。うまく使えば人類の福音となるが、使い方を誤ると人類の脅威となる。それぞれの研究をどこまで行ってよいのか、どの研究は可でどの研究は否なのか、非常に大きな問題を私たちは日々生み出している。この非常に難しい問題に一体誰が答えを出すべきなのか。私たち生命科学の研究者なのか、生命倫理の研究者なのか、この研究で治る可能性のある患者さんやそのご家族なのか、それとも直接はその疾患や技術とは関係のない一般市民の方なのか。これは非常に重い問題であり、皆で考えて答えを出していく必要がある。

さらに問われるのは、その答えが出るまで研究はどうすべきなのかという点である。最も簡単な方法は、答えが出るまで研究をストップするということかもしれない。しかしながら、私たちが忘れてはいけないのは、こうした研究によって助かる命、苦しみから救われる方々が多くおられるということだ。その中で単に研究をストップするという態度が生命科学研究者として、また、生命倫理の研究者として正しい態度かどうかということも、非常に大きな問題である。

生命科学の急速な進展に伴って、生命倫理の研究も今まで以上にその意義が急速に増大している。そのような中、上廣倫理財団のご支援により二〇一三年に、CiRAに上廣倫理研究部門という生命倫理の研究に特化した研究者の集団を置くことができた。生命倫理の研究者と生命科学の研究者が同じ建物で研究を行う体制というのは、世界的に見てもそう多くはなく、意義深い体制であると認識している。この体制の下、生命科学に関する研究成果を生み出すのみならず、そこから派生する倫理的課題についても常に議論を進め、社会と対話を行い、あるべき姿を模索していくことが、私たちに与えられた使命であると痛切に感じている。

目次

第1部　幹細胞研究の現場から

特別対談

幹細胞研究の倫理的課題

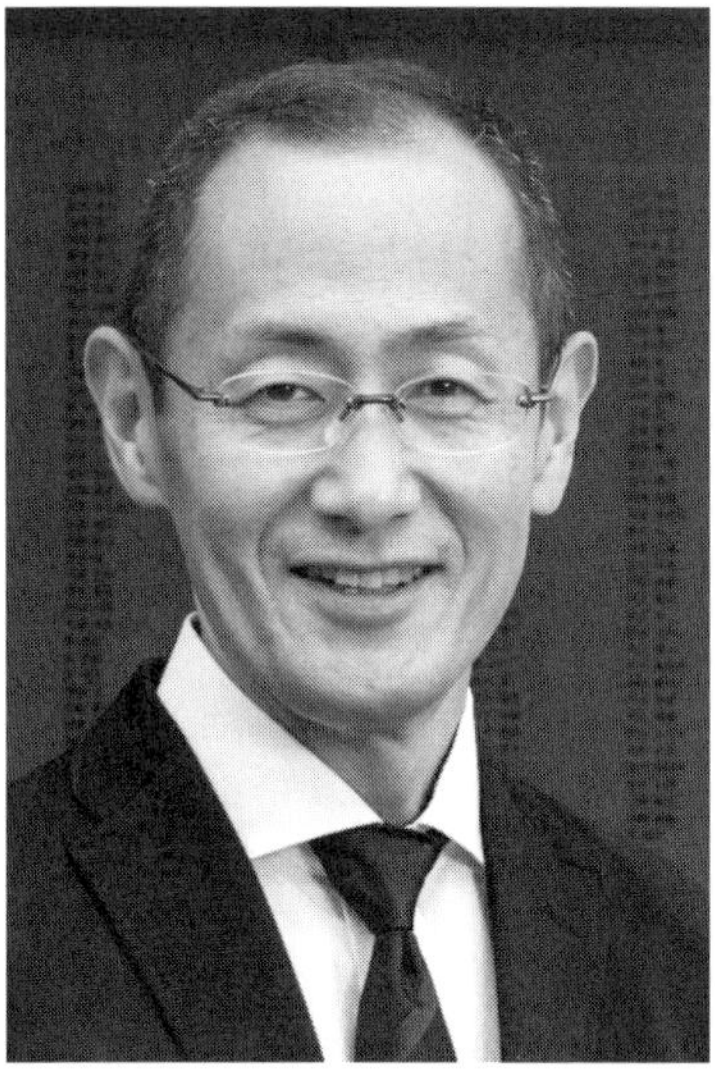

山中伸弥

京都大学 iPS 細胞研究所所長

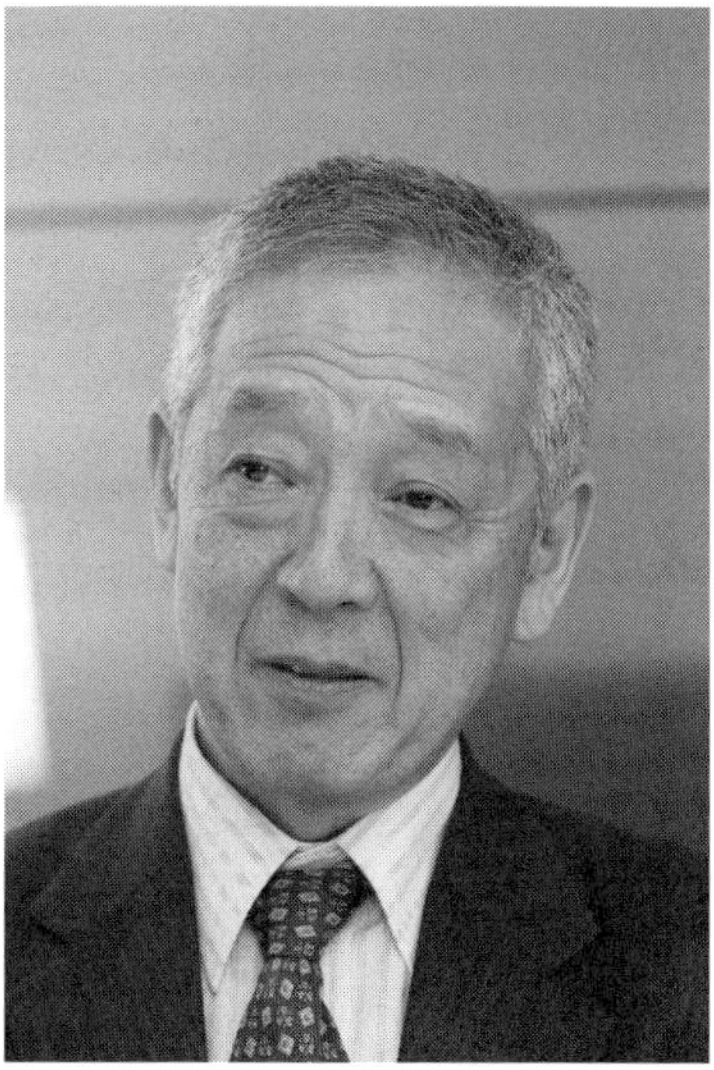

島薗進

上智大学グリーフケア研究所所長
東京大学名誉教授

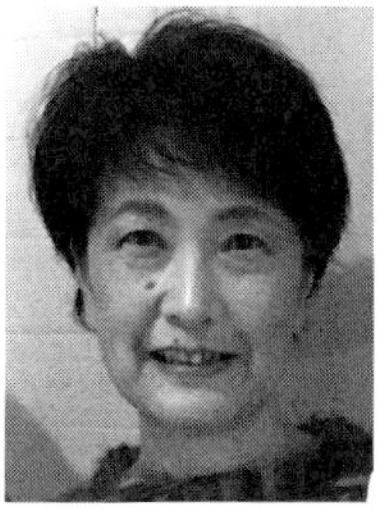

司会・青野由利

毎日新聞社 論説室専門編集委員

iPS細胞研究の動機

司会　そもそも、山中先生がiPS細胞研究に取り組まれたきっかけは、ES細胞にはヒトの受精卵を壊すという倫理問題があるからだったとうかがっています。私の記憶が間違っていなければ、受精卵を顕微鏡でごらんなったときに、お嬢さんたちのことが何となく頭に浮かんだというお話を、以前になさっていたと思います。そういうあたりから、受精卵は生命のもとと言えばいいんでしょうか、いろいろな考え方がありますが、それを壊さないで済むような万能細胞をつくりたいという動機があったと伺っています。

山中　私はネズミでES細胞の研究をもう二〇年ぐらいしていまして、一般的にES細胞に反対されている方とは、大分違うと思うんです。ヒトの受精卵からES細胞をつくることが、本当にいいのか悪いのかというのは、いまだによくわかっていなくて、ですから、強い反対論者でもないんです。ただ、できたらヒトの受精卵を使いたくない、使わなくて済むんだったら、ほかに方法があるんだったら、ほかの方法を探そうという、そういう感覚はずっと持っています。

ジョージ・W・ブッシュ元大統領のように、強硬に反対される方が、アメリカにはかなりの数おられて、そういう方と同じかというと、全然違うと思います。ES細胞に反対される方に、往々にして、何というか、歓迎されているといったら変ですが、よくやったという感じでいわれます。しかし、それはちょっと違って、ヒトのES細胞しか本当に方法がなくて、それでたくさんの方の命を救ったり、病気の苦しみを和

ES細胞（embryonic stem cells, 胚性幹細胞）動物の発生初期段階である胚盤胞期の胚の一部に属する内部細胞塊より作られる。

ジョージ・W・ブッシュ（George Walker Bush, 一九四六年―）二〇〇六年胚幹細胞研究推進法案に倫理的理由で拒否権を発動し、連邦政府の研究助成が滞った。

らげることができるのであれば、僕はやるべきだと思いますが、同時に、ヒトの受精卵の使用を回避できる方法があるのであれば、それを追求すべきと思って始めたのが、iPS細胞の研究です。

島薗　そのころは、そういう発想をとられる方は、周りにおられましたか。

山中　ヒト受精卵使用の回避というよりは、クローン技術と組み合わせてそれぞれ当人専用のES細胞をつくり、拒絶反応の解決を目指していた方はたくさんいたと思います。クローン技術と組み合わせると、そういうことが理論的にできるんですが、クローン技術は非常に技術的にいまだに困難ですので、ほかの方法で同じようなことができないかという発想はたくさんあったと思います。

島薗　クローン胚からES細胞をつくるというのを、韓国のファン・ウソク教授がやって大問題になりましたけれども、それのずっと前ですよね、先生がそういうのに取りかかったのは。

山中　僕たちが今の研究を始めたのは二〇〇〇年ですから、ファン教授の論文は衝撃で、僕もすぐ日本にお呼びして、発表もしていただいたんですが。

司会　ちょっと不正事件のほうに話が行ってしまいましたけれども。

山中先生は、当時、ヒトの受精卵の使用を回避できないかと思われた、そういう感覚と、その後iPS細胞をつくって、ここまで発展してきた。その間に、倫理的な感覚、命に対する感覚で、何か変わった点はあったのでしょうか。

iPS細胞が生んだ新たな倫理的問題

山中　本当に、自分も予想していなかった

黄禹錫（一九五二年―）　韓国の生物学者。二〇〇四年二月に体細胞由来のヒトクローン胚から胚性幹細胞（ES細胞）を作製することに世界で初めて成功したと発表したが、二〇〇五年末に論文の捏造が発覚した。

んですが、iPS細胞ができてしばらくは、これで受精卵を使う問題が回避できて、倫理的なハードルが下がったなと思っていたんですが、よく考えると、iPS細胞ができたことにより、また新しい倫理的な問題が、もしかしたら前よりもっと深い倫理的な問題を生み出してしまったと、何かすごく戸惑いを覚えたのを覚えています。

一つは生殖細胞の作製ですね。ES細胞からも生殖細胞作製の研究は進んでいたんですが、iPS細胞からも、理論的にはですけれども生殖細胞をつくれる可能性はある。しかし、精子もどきであるとか、卵子もどきはできても、本当の意味で、生殖能力のある精子や卵子というものは、そんな簡単にはできないだろうな、時間的にはまだ先の話だろうな、と思っていたら、私たちも共同研究していますが、斎藤通紀先生という、天才的な若いたった一人の研究者で、もう、想像をはるかに超える速さで進んでいって、ネズミではiPS細胞から精子や卵子がつくれる。サルとか人間でも研究が進められています。

島薗　精子も卵子もつくれるので、個体もつくれてしまうと。

山中　理論的にはつくれることになります。iPS細胞を開発する前には、あまりそういうことを予想していなかったんですが、研究がどんどん加速していますから、もっと先のことだろうと思っていたことが、自分が生きている間どころか、今後、数年以内に技術が進んでしまいそうだとなったときに、どうしたらいいんだろうと。どこまでが許されるのかという線引きですよね。

今、日本では、法律ではないんですが、精子、卵子をつくるところまではいい、受精させたらだめだという指針があるんですが、その線引きが本当に絶対的なものとは

生殖細胞の作製　本書所収、トーマス・ダグラス、カトリエン・デヴォルダー「幹細胞由来の配偶子、繰り返される体外での生殖、遺伝的親子関係」参照。

斎藤通紀（一九七〇年―）本書所収、斎藤通紀「ヒト生殖細胞作製研究とその倫理的課題」参照。

思えないですし、私たちｉＰＳ細胞研究所（ＣｉＲＡ）も上廣倫理研究部門をつくってそういう研究を進めていますが、これは非常に深い課題ですね。

島薗　山中先生が、この領域を開拓されていることで、とてもよかったなと思うのは、こういう倫理問題についてよく考えようとしておられることです。研究所の中にある程度のメンバーを持つ倫理部門があるのは、世界的にはどうでしょうか。

山中　そんなには多くないんじゃないかと思います。

島薗　今の問題ですが、例えば、それをはっきりさせるには法律をつくるということになりますけれども、そういうふうな解決のほうへ動くようにはちょっと見えないんですが。

上廣倫理研究部門
本書所収、藤田みさお「上廣倫理研究部門における研究活動と展望」参照。

違う日欧米の倫理観

山中　そうですね。クローンだけは法律で禁止されていますが、それ以外の多くの研究については、おおむね指針という形ですから。

幸い日本は、ほとんどの研究が国の研究費で行われていますから、国の指針というのは相当な強制力があります。アメリカは、国以外に、州と民間と三本柱で研究が進んでいますから、ブッシュ大統領のころでさえ、国がたとえだめだと言っても、州はオーケーだったり、州もだめだったとしても、民間のお金が出たりということがありますので、こういう倫理的課題での線引きは、本当に難しいですね。

私は、アメリカに毎月行ったり来たりを二〇〇七年から続けています。毎回思うんですが、一〇時間飛行機に乗るだけで全然違う。例えば、歯医者さんに行ったら、同じモールの中に銃を売っている店が普通にある。二〇年前に留学生だったときから、何か不思議だなと思っていたことです。

もっと身近なことでは、日本では運転の前に少しだけでもビールを飲んだら刑罰の対象になりますが、アメリカに行ったら運転前でもガンガン飲んでいる。不思議だなと思います。最近、僕が行っているカリフォルニア州は、マリファナが合法化されて、マリファナは習慣性がないんだという議論も普通にされている。日本に帰ると、有名人が逮捕されたというニュースがあって、これは一体、どうなっているのかなと。

島薗 ですので、日本でまじめな議論をしても、結局アメリカがとめないとなると、日本の国内の規制の議論をするモチベーションが出てこないということが起こる。その点、ヨーロッパ大陸のドイツ、フランスなどは法的に規制したり、国家レベルで倫理委員会を設けて、規準を明確にしようとしてきました。そういうことを日本でもやれたらいいなと思うんですが、なかなかそういうふうになってきません。

司会 島薗先生はどうなんでしょうか。規制のあり方としては、法律なのか、国のガイドラインなのか、何がいいのかというあたりについては、どうお考えでしょうか。

島薗 国としてはやはり、場合によっては法律もつくる必要があると思うし、それから何といっても、国際的な協議を進めるように、それを率先して日本から訴えるというような姿勢が必要じゃないかということを、ずっと私は言っています。ところが、どうも、日本はアメリカやイギリスの後をちょっとおくれていけばいいみたいな感じになっているのは、とても残念だなと思っ

国際的な協議 本書所収、位田隆一「幹細胞研究の倫理的課題と展望―国際的視点を交えて―」参照。

ております。

司会　むしろ、規制についても日本独自の考え方を、ということですか。

島薗　例えば、ＥＳ細胞の問題についても、キリスト教のモラルで、受精の瞬間からそこに人間の特別な地位を持った魂があるという、そういう宗教観、死生観に基づいて、ＥＳ細胞の研究は許さないという論理があるんですが、これは日本では大分違うと思うんです。むしろ、アジアの諸国と共に考えながら、尊い命を守る、そして未来の世代に危ういものをもたらさないということを、私たちなりの考え方をまとめながら世界と協議していくことが必要だと思っています。

生殖医療と生殖細胞研究がはらむ問題

司会　生殖細胞をつくって受精させるということについては、島薗先生はどうお考えですか。

島薗　生殖細胞をつくるというところで、既に、何のためか、どこまでそれを正当化する理由があるかということを考える必要があると思うんですね。それは、本当は、ゆっくり考えていいことなんです。ところが、とにかく競争が厳しくて、一日も早く、一時間でも早く進めなければならない。その間に大事なことを考えている暇がないという、現代の科学技術と価値観の関係がうまくいっていないというふうに思っています。

司会　山中先生はいかがですか。

山中　生殖医療というのは、非常にある意味、特殊な分野で、ほかの医学の分野に比べると、動物実験等は基本的に非常に比重が少なくて、いきなり人間で行われるということが、今までずっと起きています。体外受精は一つの大きな出来事だったのですが、もう一つの大きな出来事は、ＡＩＤ（非配偶者間人工授精）という、第三者の精子で体外受精するということが実際行われていることです。医学生の精子が使われることがあり、僕も医学部の学生のときにそういう話がありました。僕はしなかったですけれども。

ＡＩＤで生まれた方には、自分の生物学的な親は誰なんだということで、ものすごい葛藤があって、また、実際それを開示しなければならないというような事例も出てきているようです。

また、どのぐらいＡＩＤが行われているか、その実態ははっきりしないところもあります。

じゃあ、クローン技術や、ｉＰＳ細胞の技術が使えると、もしかすると、その問題を解決できるかもしれないですね。無精子症の方のｉＰＳ細胞から精子をつくれたら、今行われている技術と比べるとどっちがいいんだという議論をすると、ちょっとわからなくなります。クローンＥＳ細胞から精子をつくるということは許されないんですが、その技術ができたときにはすでにＡＩＤは行われていたわけですから、それと比べてどっちが課題が多いんだと。

科学的な安全性はというと、クローン技術にしてもｉＰＳ細胞にしても、その技術でできた精子が本当に安全かどうかというのは、何十年かたたないとわかりません。倫理的にどうなんだと言われたら、それは難しい問題をはらんでいるなと思います。

島薗　とりあえずは、生殖細胞をつくるのは、生殖補助医療の改善のためというふうな理由になっているのかと思いますが、実際に、生殖細胞ができれば、ｉＰＳ細胞からつくった精子に対していろいろな実験を

AID（Artificial Insemination by Donor）

するとか、それこそゲノム編集というようなことが今、視野に入ってきていますので、そういう研究への道が開けてくることになりますよね。世代を超えて遺伝子操作の影響が及んでいく可能性が生じます。
　ですので、生殖細胞の研究を認めるということは、実は、非常に大きな研究領域を開いていくので、生殖医療にとってのメリットだけではちょっと議論できない部分もあるわけです。

ゲノム編集と幹細胞研究の融合は何をもたらすか

司会　ゲノム編集という言葉が出たので、こちらへお話を進めてみようと思います。世の中を大きく変えていくのではないかという期待と共に、恐れもある技術だと思うのです。この技術と、ｉＰＳ細胞や、ほかの幹細胞を組み合わせることによってどんなことができるか、研究者の方はみんな考えていると思います。京都大学でも、例えば、筋ジストロフィーの治療に、ｉＰＳ細胞とゲノム編集の組み合わせができないかという研究がされていると思います。
　この辺について、ゲノム編集と幹細胞研究の融合が何をもたらすか。倫理的に新しい課題が生まれるのかどうか、という点はいかがでしょうか。

山中　この二つの技術は、一番組み合わせやすいのかもしれません。二〇一二年にＣＲＩＳＰＲ／Ｃａｓ９論文が発表される前にも、ＺＦＮやＴＡＬＥＮというゲノム編集技術がありましたが、非常に効率が低く、技術的にも難しいということで、まだまだという感じでした。ＣＲＩＳＰＲ／Ｃａｓ９は本当に一つの技術で多くの可能性が開けてきました。ただ、まだまだ一〇〇％狙

ゲノム編集（genome editing）
部位特異的なヌクレアーゼを利用して、思い通りに標的遺伝子を改変する技術。ゲノム編集のためのヌクレアーゼとしては、ZFN（Zinc-Finger Nuclease）、TALEN（Transcription Activator-Like Effector Nuclease）、CRISPR（Clustered Regularly Interspaced Short Palindromic Repeats）/Cas9（Crispr ASsociated protein 9）が挙げられる。

った箇所をゲノム編集できるわけじゃないですから、いきなり受精卵を直接応用するというのもちょっと難しいと思います。

でも、ＥＳ細胞、ｉＰＳ細胞はどんどん増えますから、ＥＳ細胞、ｉＰＳ細胞でゲノム編集を行って、ちゃんと目的の変化が起こったものだけを選別して、究極、そこから精子なり卵子をつくるということを考えている研究者は非常に多いと思います。

司会　国内にも結構いるという感じですか。

山中　普通に考えれば、皆。

ネズミのＥＳ細胞ができて、マーティン・エヴァンズ先生がネズミのＥＳ細胞を開発して二〇〇七年にノーベル生理学・医学賞を取られましたけれども、ノーベル賞の受賞理由となったのは、ＥＳ細胞を使って相同組換えによりマウスの目的の遺伝子を改変するという技術の開発です。それまでは、イースト（酵母）でしかできなかった。イーストで起こる確率が何万分の一ですので、哺乳類では全然無理だと思われていたのが、ＥＳ細胞ができたことによって、何万分の一であっても、それだけを選別できるようになった。ネズミのＥＳ細胞と相同組換えが組合わさったことによって、爆発的にバイオロジーが進んだのです。ＣＲＩＳＰＲ／Ｃａｓ９もやはりｉＰＳ細胞と組み合わせることによって、一気にバイオロジーが進んでいきますので、歴史は繰り返しているような感覚をすごく持ちます。

司会　なるほど。しかも、相同組換えに比べれば、よっぽど効率はいい、正確性は高いということなんですね。

山中　効率はＣＲＩＳＰＲのほうがはるかにいいです。ですから、ＣＲＩＳＰＲによるゲノム編集を受精卵に直接行うという基礎研究が中国では既にされています。また、中国ではほかに治療法のないがんの患者さ

マーティン・エヴァンズ
(Martin John Evans, 一九四一年—)
一九八一年に発見した幹細胞の培養法やノックアウトマウス、遺伝子標的法の技術の開発で知られる。

んから血液の細胞を採取し、がんを攻撃するよう遺伝子を改変して体内に戻すという臨床試験が行われているようです。

遺伝子治療における線引き

司会 これまでの従来型の遺伝子治療でも、体細胞の治療なのか、それとも生殖細胞系列に介入するのかということで、区別がつけられています。ゲノム編集の場合にも、そこに線引きが必要になってくるということでしょうか。

山中 筋肉の成長を抑えるミオスタチンという遺伝子がありまして、牛とか魚でしたら、それをＣＲＩＳＰＲで働かなくすることによって、すごい肉とか、プリプリの魚をつくったりということが、実際行われています。成功率は一〇〇％ではないんですが、家畜や魚の場合は、成功したものだけを増やすということが行われています。理論的には人間でも同じことができてしまうんですから、スポーツ選手であったり、国によっては兵士であったり、そういうことを考えかねない。

司会 今おっしゃったようなことは、ジャームラインでなくても、多分コントロールできるし、また、ジャームラインでもできる。

それに、どのように区別をつけるべきなのかが、課題になってくると思うんですけれども。

島薗 生殖細胞系列に手を加えることを、法律で禁止している国はありますけれども、日本はまだそこまでは。

司会 日本の場合は、遺伝子治療の行政指針のレベルですね、受精卵の遺伝子改変を禁じているのは。

島薗 先生は、そこはやはり法的な規制が

ジャームライン（Germ-Line）
生殖細胞系列。

必要なのか、またそこに国際的な協定のようなものが必要になるとお考えになりますか。

山中　クローン技術とCRISPRはレベル、リスク、現実性がかなり違っています。クローン技術というのは非常に難しいのですが、CRISPRに関しては本当にできてしまう可能性がありますので、法的な措置が必要かもしれないです。ただ、日本だけでだめと言っても、ほかの国がオーケーだったら形骸化してしまうかもしれないですし。

司会　先生が先ほどおっしゃっていた、国際的な、やはり協調が必要？

山中　ですよね。

島薗　アメリカが一番そういう国際規制を嫌う国であって、しかもトランプ大統領は、どうも、ますますそういう傾向じゃないかと思われるので、ちょっと難しいけれども、世界の科学者が声を上げる。まあ、科学者だけじゃないですね。我々文系の人間もそうですが、そういうところへもう来ているんじゃないかなというふうに私は感じております。

科学者と文系学者の協調の現状

司会　今おっしゃった、文系と理系の科学者のコラボレーションというか、協調というか、こういう問題になると、それがどうしても必要になると思うんですけれども、島薗先生はどうお考えですか。日本のこれまでの議論の中で、それはうまくいっていると思われますか。

島薗　いや、全然思いませんね。文系の学者が、非常に足取りが重いというか、こういう領域に勉強が足りないというか、それが大事な問題であるということをまだ理解

文系と理系
本書所収、児玉聡「生命倫理学の方法─公平性、障害、遺伝的親子関係の問題を題材に─」参照。本書所収、星野利彦「科学技術イノベーション政策における科学知と人文知の融合─日本における生命倫理の制度化を手がかりに─」参照。

していないし、あるいは理解したとしても、なかなか適切な発言ができるところにいっていない。そういう状況かなという気がしています。

ですが、世界的にも、哲学者たちもそういうことを正面から論じようとしてきており、もちろんカトリック教会などは、前からこういう問題について発言してきています。

羊のクローンが一九九六年に成功し、一九九七年にドリーの誕生が発表されましたけれども、あのときは世界の首脳が、世界中の禁止を呼びかけた。今回もそれに近い方向に行く可能性はあると思いますが、アメリカの研究者は、そんなことはもう受け付けないという感じでしょうかね。

山中　遺伝子組換え技術のときもそうだったんですが、アメリカの研究者は、政治家に言われて自分たちの研究を規制されるのはものすごい反発します。じゃあ、何をしてもいいかと考えているかというと、そうでは全然なくて、自分たちでルールをつくりたいという誇りがあります。ですから、遺伝子組換え技術のときも、研究者らがカリフォルニアのアシロマというところに集まって、ルールを決めたんですが、ゲノム編集技術も、研究者らが集まってルールを作っていこうとする動きがあります。

ヒトの生殖細胞へのＣＲＩＳＰＲ技術の応用というのは、研究としては進めるべきだが、臨床には、安全性が確立するまではまだというような考えは、多くの研究者は持っていると思いますね。

ですから、ちょっとクローンとは違うんですね。クローンは、もうしなくていいんじゃないかというふうに考えている人が多かったような気がするんですが、ＣＲＩＳＰＲに関しては、もう止められないと言い

アシロマ会議
一九七五年に開催され、遺伝子組換えに関するガイドラインが議論された。

ますか。

島薗　安全性が確認できないから、ヒトの臨床には用いないという段階に今のところあると思いますが、しかし、それも非常なスピードで改善されているように思いますので、そうなると、あまりおっとりはしていられないです。

山中　そうですね。

研究への規制に社会はどうかかわれるか

島薗　しかし、科学者が従うべき規範をつくる場合に、社会全体で判断しなければならないような問題については、科学者だけで集まって話すのでは足りませんよね。

山中　そうですね。

島薗　そこはとても大きな問題だと思います。

山中　特に、科学者が自分たちでストップするのはいいんですが、じゃあ、ストップをやめて歩み出そうというときに、科学者だけで決めると、ひとりよがりになる可能性が極めて高いんです。止まるときはいいんですが、進むときは、やはり社会全体でコンセンサスをつくっていかないと。

アメリカでは、一般市民の人も科学に対する興味が、日本に比べるとかなり高いような印象を持っています。タクシーに乗って、「お前、仕事は何だ?」と聞かれて、「科学者だ」と答えたので、「何を研究している?」、「幹細胞」と言ったら会話が成り立つんですね。日本だったら、「幹細胞」と言っても、「何だそれ」ととまってしまう場合がほとんどですから。

島薗　それは、キリスト教会が胚性幹細胞の研究に反対したという理由があって、日本は脳死、臓器移植ばかりに一生懸命で、この問題についてはだいぶ遅いなというふ

社会全体で判断　本書所収、八代嘉美「iPS細胞の責任ある研究・イノベーションに向けたコミュニケーション」参照。

うに見えます。

生殖細胞の問題に加えて、キメラの問題もありますね。これも例えば、ブタにヒトの臓器をつくってもらうというような研究は、前から言われておりましたが、ゲノム編集によって随分、現実性が高くなったと思いますが、そのあたりはいかがでしょうか。

キメラ研究の問題点

山中　まだいろいろな技術的なハードルがありますが、例えば、東大からスタンフォードにほぼ移られた中内啓光先生を筆頭に動物の体内でヒトの臓器を作る研究をしています。例えば、ブタの体内でヒトの膵臓をつくる。そのためには、遺伝子操作をして、膵臓ができないようなブタをつくる必要があるんですが、相同組換えの技術は、技術的なハードルが高かったのです。しかし、CRISPRやその前に開発されたTALENによって、そのハードルが超えられました。膵臓ができないブタができる。その受精卵にヒトのiPS細胞を入れる。入れないと膵臓ができず仔は生まれてきません。ヒトのiPS細胞にレスキューされ、生まれてきたブタには、ヒトの細胞が主成分の膵臓ができるということです。糖尿病の場合は、膵臓移植以外にも、インスリンをつくる細胞だけを取り出して、膵島移植をするということもあります。

ただ、そのキメラ動物を用いた研究が日本はなかなか行いにくい状況で、アメリカのほうが規制面のハードルが少ないということが、中内先生が向こうに移られたモチベーションの一つだと思います。

島薗　その規制の指針をつくるときに、ちょっと協力したので、少し関与者でもある

キメラ研究
本書所収、長嶋比呂志「ブタに由来する臓器・組織の移植医療への応用と課題」参照。

中内啓光（一九五二年—）
移植治療を目的とした、動物の体内におけるヒトの臓器の作製を目指している。

膵島
ランゲルハンス島（islets of Langerhans）とも呼ばれる。膵臓の内部に島の形状で散在する内分泌を営む細胞群。

んですが。先生は、キメラについては抵抗があるというか、少なくとも倫理的問題があるというふうにどこかで述べておられたような気がします。

山中　これも、倫理的というか、本当にそれをしていいのかという感覚があります。同時に、日本の場合は、脳死したドナーからの臓器移植が広がっていない状況で生体膵島移植が行われていて、いろいろな病院でも、いろいろな研究がストップしていると思います。患者さんのご家族の方から臓器の一部をもらうというのは、第三者から見たら当然と思われるかもしれないですが、家族にしたら実はものすごいプレッシャーなんですね。一回だけならともかく、一回組織を移植しても、それがずっと何十年ももつわけじゃなくて、移植した細胞がだめになるとまた移植が必要になり、じゃあ、またかと、大きな葛藤を生んでしまいます。もし、同じ細胞がほかの方法で入手できるのであれば、今行われている医療のいろいろな問題が解決される可能性があるのも事実ですから、既に行われていることと比べてどうなんだということを考えると、少なくとも研究は進めていかないと、今持っている問題がいつまでたってもそのまま残ってしまうということになりますね。

島薗　研究室の中とはいえ、ブタヒトみたいなものができる。膵臓だけならブタの体内の一部なので、ヒトの要素があるというのは、少し誇張かもしれないけれども、そういうことがそもそも世界に存在するということが、我々の世界に対する認識を変えてしまうんじゃないか。先生が、何か嫌な感じがするとおっしゃったことを、我々が何とか説明して、たとえ助かる方がいらっしゃるとしても、そこは思いとどまるべきだというような判断ができるのかどうか、

ブタヒトみたいなもの　本書所収、澤井努「人－動物キメラ胚研究における脳のヒト化の問題」参照。

そこを考えていかなければならないと思っているんですが、これはなかなか難問だなと思っております。

司会　そうですね。膵臓ならどうか、神経系ならどうかと考えていくと、やはりどこまでならいいのかという話は出てくると思うんですね。

山中　中内先生も、一番課題として考えておられるのは、ヒトの膵臓を持っているキメラをつくる上で、ｉＰＳ細胞が他の種類の細胞に分化して、例えば、脳の神経細胞の何割かがヒトの細胞、もしくは、ヒトのｉＰＳ細胞由来の精子が混ざっているということはやはり極めてよろしくないということで、神経に絶対分化しないような細工をしておこうとか、生殖細胞にならないような細工をしておこうとか、そういうセーフガードだと思います。

経済的要素もからむ研究競争と科学者の倫理観

島薗　そこはもう、既に中内先生自身の倫理観に基づいて、独自の自己規制というか、価値判断の基準をつくっていらっしゃると思います。しかし、もし、さっきもおっしゃったように、ゲノム編集がとても簡単にできてしまう科学技術になりつつあるということですので、そういう倫理意識を持たない経済的動機一辺倒の人が出てきて、やってしまう可能性がある。そうならないためには、やはり、法的な規制が必要ということになるかと思います。

司会　研究者は、法的規制は、あまりうれしくないと思っているのではないかと感じるのですけれども、いかがですか。

山中　研究が、純粋な研究であればあるほど、やはり、やらせてほしいと感じる研究者は多いと思います。ただ、再生医療にしても、ゲノム編集にしても、研究者は純粋な研究で進めていても、すぐに産業に結びついて、投資家がやってきて、何十億というお金が入ってくるということが、今は普通になりつつあります。そうなってくると、単なる真理の追究とは違う世界ですから、そこは何らかのきちっとした規制・ルールでやっていかないと、早い者勝ちのようになってしまいます。

島薗　先生の監修のとても役に立つご本なんですが、第二章も第三章も研究競争となっていまして、学問というのは競争というものによって発展するという面があるということは理解していますが、競争が激しくなってくると、競争に追いかけられるかのように研究を進める。そもそも、競争の激しいところでないと、研究費が出ないというようなことになってきてしまう。これは、科学の歴史からいうと、少し新しいことなのかなという気がするんですが。

山中　まあ、競争というのはずっとあったわけです。二〇〇〇年より前は、純粋な論文の競争や科学的な、研究者同士の競争がメインでしたが特に二〇〇〇年以降、それ以上に特許であったり、ベンチャーキャピタルからお金をもらって企業同士の競争をやったり、また、開発をしている人と投資家の競争がありますね。投資家が熱意を持っている間に成果を上げないと、投資家がお金を引いてしまうので。本当に、お金の切れ目が開発の切れ目になってしまいますから、僕たちは、経験したことがないような状況に、今、追いやられていて、何かあおられるように皆必死になっています。その結果、まれに画期的な新薬が出るんですが、ものすごい高額医療になってしまって

山中伸弥監修・京都大学iPS細胞研究所著『iPS細胞が医療をここまで変える―実用化への熾烈な世界競争―』PHP新書、二〇一六年。

います。そういうのが何個かあると、高齢化社会で患者さんがどんどん増えている現状では、もう国家財産を圧迫してしまう。

今のバイオの世界はお金もうけの手段になってしまっています。もともと医は仁術で、赤ひげ先生ではないですけれども、利潤は追求しない、患者さんを治すことが医師の喜びであるというのが基本にあったはずなんですが、それがもう、ビジネスの対象になってしまっています。

本当、この数十年くらいですかね、ジェネンテックというバイオベンチャーがアメリカでできて、最初は小さな企業だったのが、今はもう、日本最大の製薬会社を上回る売り上げ規模の大きい企業になっています。それ以前は、本当に全くそういうことはなかった。

短期間で成果を求める競争的資金の弊害

島薗　二〇〇〇年ぐらいにiPS細胞の研究を志されたころは、おそらく競争といってもあまりに狭い領域での競争は違うなという感じで、だからこそユニークな発想をなされたというところがあると思うんですが、あまりに競争が激しくなってくると、追いかけられているのではないがゆえに大きな革新ができるという、そういう研究がしにくくならないでしょうかね。

山中　日本ではそのような研究はしにくいと思います。研究の資金の九〇％以上が国のお金ですから。国の研究費のほとんどが競争的資金で、長くて五年間の資金ですので、その五年で何か成果を出そうと思うと、リスクの高いことや時間のかかることは誰もしないと思います。

ジェネンテック（Genentech inc.）アメリカ・カリフォルニア州サンフランシスコに本社を置く一九七六年設立のバイオベンチャー企業のパイオニア。バイオベンチャーでは世界二位の売上高。

アメリカも、ＮＩＨのお金は、日本と同じように、ほとんど競争的資金です。州のお金もそうだと思います。一方、今、ＩＴ等で巨額の利益を上げられた民間の方が、好きなことをしろというスタイルでバイオに何百億というすごいお金を個人で出される。寄付文化もあって、アメリカは、今後もいろいろなブレイクスルーは出てくると思うんです。日本が非常に岐路に立たされています。

司会　どこかで重なるんですよ、きっとそういう話は。

島薗　ただ、五年間の科研費の場合は、一応ピア・レビューで、研究者相互で評価していますので、ユニークな研究が見つかれば、それに国がお金を出すように、同業者といいますか、科学者集団がそれを推し進める可能性もある。

山中　あります。ただ、マインドとして、それが本当にできるかという問題。五年間成果が出なかったら、やはりもう次はもらえないですから、五年で成果が出ることしかできないような状況にはなっています。

若手の独創的研究育成への課題

島薗　最近の文系も、そういう競争の勢いをじわじわ感じています。五年間で成果を出さないといけない。研究の達成状況を示すマイルストーンを非常に明確に規定して、時間を区切って結果を出すことを強く求める。そういう研究だと、長いスパンでこそ実るような研究がしにくくなるという可能性がないでしょうか。

このＣｉＲＡも、その資金源を多様化するとか、いろいろ工夫をされていると思うんですが、同時に、ｉＰＳ細胞研究は、競争の圧力もとても激しいところだと思うん

ＮＩＨ（National Institutes of Health, アメリカ国立衛生研究所）
保健福祉省公衆衛生局の下にあり、一八八七年に設立されたアメリカで最も古い医学研究の拠点機関。二〇の研究所を擁し、自前で研究するだけでなく、世界中の研究機関に対する助成もする。年間の予算額は二五〇億米ドルから三〇〇億米ドル。

科学研究費助成事業（科研費）
研究者の自由な発想に基づく研究を格段に発展させることを目的とする文部科学省およびその外郭団体である独立行政法人日本学術振興会の事業。

です。そのあたりの若手の育成ということでは、日本では難しいというふうにお考えでしょうか。

山中　今のままですと難しいですから、私たちは、ｉＰＳ細胞研究基金で、一生懸命寄付を募る活動を行っています。ＣｉＲＡの場合は、今、国からはほとんどｉＰＳ細胞技術の実用化の分野にご支援していただいており、一生懸命やっています。ｉＰＳ細胞を超えるような次の新しい技術もＣｉＲＡから生まれてもらいたいのですが、そういう研究はなかなか科研費ももらいにくい。アメリカのいいところは取り入れようということで、寄付募集活動をやっています。頂いたご寄付を活用して、特に若手の研究者をサポートするのが一つの目標です。

島薗　これは、山中先生というノーベル賞も取られた、そして、社会的な視野も広く持っておられる方が進めておられる研究所の利点ではないかと思うんですが、一方で経済的な圧力が非常に強くなっていて、その一方で、自由にお金を出していいというスポンサーも、アメリカならいるというお話ですが、その両面ですよね。そのバランスは、世界的にはやはり、あまりいい方向に進んでいないように見えてしまうんですけれども、いかがでしょうか。

山中　やはり、実利重視といいますか、トランスレーショナルリサーチ（橋渡し研究）と呼ばれる医療応用を目指す研究のほうがアピールはしやすいです。国もお金を出しやすいというんですね。政治家や官僚も、やはり成果を出したいので、自分たちが支援した研究によって、こんな新しい薬ができたんだということは、当然言いたいと思いますから。

もともと日本では、教員も終身雇用で、毎年、潤沢とは言えないにしても大学から

トランスレーショナルリサーチ（translational research）
主に医学や生物学における基礎研究の成果の中から有望な知見を選び出し、臨床応用できるようにするために行う研究。

研究費の配分がある中で、時間のかかる研究をやるというスタイルがずっとあったと思うんですね。今、それは残念ながら失われつつあって、五〜一〇年という任期制がどんどん増えていき、また、大学からの研究費配分もかなり減り、競争的資金をより多く獲得しない限り、研究は進めにくいという状況になっています。じっくり腰を据えて長期の研究をやるとなっていくと、非常に今、環境的には厳しいですね。

CiRAでも、例えば、立体的な膵臓を動物の中でつくるのではなくて、体外、シャーレの中で、iPS細胞から作製しようとしています。膵臓は、原腸からできるんですが、まず原腸をつくって、そこから立体的な膵臓をつくろうという試みをしている研究者がいて、僕たちもものすごく期待し、応援をしているんですが、これは時間が非常にかかります。競争的資金は五年と言いましたが、最初の一年ぐらいは人を集めたりですぐに時間がたってしまって、四年目ぐらいには、次を継続できるかどうか、次のことに注意がいきますので、実質三年ぐらいしかないんですね。その三年でそういう大事業ができるかというと、できないですから。

島薗　ノーベル賞をとられた大隅先生も、そういう懸念を述べておられました。

山中　大隅先生はずっと基礎研究をされていますからね。

司会　運営費交付金をちゃんと維持してくれというふうに、ずっとおっしゃっていますね。このところ、国費は確かに、基盤的な研究のための資金が減っているんですけれども。ただ、山中先生がおっしゃるように、やはり、それだけではなくて、別のファンディングも考えていかなければならないということですね。

大隅良典（一九四五年—）「オートファジーの仕組みの解明」により二〇一六年ノーベル生理学・医学賞を受賞。

山中　そうですね。やはり、研究者もみずからの研究をアピールして、自分から研究費を取りに行くということをやっていかざると得ないと思いますね。

司会　ということですね。アメリカのように、もともとマルチファンディングではない日本では、そういうことも必要になってくるということですね。

島薗　経済界が、すぐに役立つ研究を求める、それが文科省などの政策にも反映してしまう、政府もその路線でものを考えてしまう、それがしかも、世界の共通の基盤になっている。どの国もそうしないと立ち行かないので、早く「結果を出そう」とするから知的な基盤がしっかりしていない。すぐに役に立つようだけれども、足腰が弱い。でも、将来の世代のことを考えると、そういうふうな科学、学術を基盤にした教育をやるということになると、非常に危ない社会になると思います。ですので、ぜひ先生にもそういうアピールをしていただけたらなというふうに思うんですが。

医療技術が社会に及ぼす予想外の影響

司会　生命倫理の話に少し戻してみると、生命倫理の考え方の議論も、日本では、それこそ島薗先生がヒト胚の話の非常に根源的な議論をしていたときに比べると、やはり、そういう社会の流れに沿った形になっていますよね。根源的なことは確かにあるんだけれども、この研究を、経済効果も考えつつ、うまく進めるためには、倫理的にはどんな課題を解決していかなければならないか、という考え方のほうに、少しシフトしてきているような気がするんですけれども。そうでもないですか。

島薗　これはたいへん危険な流れだと思う

んですけれども。結局、iPS細胞も、ゲノム編集も、命の始まりの段階で、人の命に手を加え、利用するわけです。それが、治療的な措置を加える可能性を広げた。もちろん、高齢になっても使えるものもたくさんある。それこそ、高橋政代先生がやっている加齢黄斑変性の治療を目指した研究もあります。しかし、とにかく命をつくる、命の未来をつくるという、そういう領域の研究だとすると、キリスト教徒の立場から議論されているように、受精卵を壊す・壊さないかというふうな議論よりも、何ができてしまうか、その研究によって人間がどう変わっていくのか、また、生命環境がどう変わっていくのかという、こういうことが主要な問題になってきていると私は思います。

ところが、医療の領域では、とにかく困っている人がいれば、その人のために助けるという、ここが第一の基盤になってきたので、目の前の人を助けるけれども、またほかのこともできてしまう。それによって、生命環境あるいは人間というもののあり方がどう変わってしまうかということに対して、考える学術領域があまり発展しない。これは環境問題にかかわるような学問領域だと、科学技術開発のアセスメントといいますかね、こういう科学技術を発展させれば、その結果どういうことが生じるかということを広く予想する、それ自身が学術になっています。ところが生命科学の領域で新たに人の身体的な痛みや苦しみを解決するような大きな可能性が開けたということは、同時に、広い意味でのサイドエフェクトで何が起こってしまうのかということについての認識が弱いです。そこについての研究領域がまだ開けていない。あるいは生命倫理の領域で取り上げられてはいるので

高橋政代（一九六一年—）二〇一四年にiPS細胞から作った網膜の細胞を、加齢黄斑変性の患者に移植する臨床研究の手術を世界で初めて行った。

すが、議論が低調です。今後、本格的な議論を進めていかなければいけないと思います。

山中　本当におっしゃるとおりで、科学技術が進んだことによる社会全体に対する影響がものすごく大きいと思いますね。僕がアメリカに留学していたのは二七年前ですけれども、その頃は、アメリカでは非常に動脈硬化が多かった。今も多いと思うんですが、食事とかいろいろな要因で心筋梗塞で亡くなる方が非常に多かったです。僕はグラッドストーン心血管研究所というところに行きまして、最初、動脈硬化の研究をしていたんですが、そのときに、留学先のボスが「いや、シンヤ、僕たちが研究を頑張ってやると、動脈硬化がすごく減って、死亡率が下がるかもしれない。それはいいことなんだけれども、そうなったときに、ものすごく平均寿命が伸びて、高齢者がたくさん増えたら、社会としては本当にハッピーなんだろうか」と、ぽろっと言いました。そのときはあまりピンと来なかったんですね。それはもう、政治家が考えたらいいんじゃないかと。僕たちは科学者なんだから、目の前の科学を一生懸命やればいいとぐらいにしか、そのときは思わなかったんですが、今、現実に、日本の状況を見ていると、超高齢化によって国が非常に不安定になっているわけですよね。

　この背景には、いろいろな原因があると思うんですが、やはり世界最高の医療技術と国民皆保険制度の二つが要因で、平均寿命を世界最高にしているのは事実だと思います。それによって、副次的に人口ピラミッドも、逆三角形型になりつつある。一人一人の科学者の社会的責任は小さいと思うんですが、科学全体、医療全体でそうなっている面もあると思いますから、研究の科

超高齢化
本書所収、広井良典「iPS細胞が高齢化社会に及ぼす影響―公共政策の観点から―」、会田薫子「iPS細胞研究―超高齢社会における臨床的意義と倫理的課題―」参照。

学的な側面と同じぐらいに社会的な側面も一生懸命考えていかないと、世のため人のためにとやっていることが、結果的には逆効果になってしまうかもしれないなと思うと、怖いと感じることもありますね。

技術は急速に進歩・拡散する

島薗　ちょっと飛びますが、核兵器の開発の結果を見て、アインシュタインとラッセルが呼びかけて、パグウォッシュ会議というのができました。科学者の社会的責任を問い直すということで、今も続いているわけなんですが、山中先生がそういう立場から積極的に発言していただけると、ノーベル賞受賞者として大きな影響力があるので、頼もしいなと思います。

山中　まさに核兵器は、一つの典型例でありまして、どこかの国がうちはやらないと言っても、ほかの国がどんどんやってしまうと、核抑止力という名のものに広まってしまっていますね。一旦広がってしまうと、もう核ゼロにするというのは極めて難しいと思うんですね。だから、同じようなことが、ゲノム編集なりいろいろな科学でも起こりえる。ある国はもうこれはストップするべきだとしても、違う国でどんどん進んでしまって、その経済的効果などで広がっていくと、やめようと言った国はいつまでもやめられるのか。今、世界がボーダレスになっているので、結局は広がっていくだろうなという気もします。

そうなると、広がることを前提に対策を考えていかないと、人間が科学技術の進歩をもはや完全にコントロールできないかもしれないと思うんですね。人工知能にしても。進んでしまうのはある意味仕方ないということを前提に、じゃあ、どういう進め

アルベルト・アインシュタイン（Albert Einstein, 一八七九—一九五五年）特殊相対性理論、相対性理論などを提唱した二〇世紀最大の物理学者。

バートランド・ラッセル（Bertrand Arthur William Russell, 一八七二—一九七〇年）イギリスの哲学者、論理学者、数学者。

パグウォッシュ会議　全ての核兵器およびすべての戦争の廃絶を訴える科学者による国際会議。一九五七年の第一回には一〇カ国二二人が集まり、日本からは湯川秀樹、朝永振一郎、小川岩雄が参加した。

方をするべきかという議論をしないとだめなぐらい、科学の進み方が加速度的に速くなっています。コンピューターとかインターネットとか、そういう技術によるところが大きいと思うんですけれども。

島薗　先ほどの、高齢化で、平均寿命がどんどん伸びてしまうおそれがある。この場合は、多くの人に比較的均等にそういう利益が及ぶ。利益なんだけれども、社会的には害悪になりかねないという話です。一方で早い段階から、新しい格差といいますか、人類を二分するようなことになってしまうんじゃないかという懸念が出されています。つまり、遺伝子レベルに至るような医療技術で心身の能力などを、何が改善なのかわからないけれども、改善した人たちと、そうでない人たちが分かれて、一つの人類という意識も失われてしまうんじゃないか。ジーンリッチ（gene rich）とナチュラルですかね。そういう警告をリー・シルヴァーという人が一九九〇年代に本で書いていました。「Remaking Eden」という本ですね。

これは、次世代までも及ぶような、新しい優生学ですよね。しかし、iPS細胞研究は、そういうことはそれほど懸念なさらなかったかもしれないけれども、ゲノム編集と結びついてくると、そこまでiPS細胞研究の倫理問題として考えざるを得ないようなところに来ているのかなと思うんですが。

ゲノム編集と結びついたiPS細胞研究の倫理的課題

山中　もう、無関係ではいられないと思っています。iPS細胞を使わずとも、受精卵に直接CRISPRでゲノム編集と行うというようなことが、避けられないという

Lee M.Silver, *Remaking Eden*, Sanford J. Greenburger Associates Inc.,1997.（リー・M・シルヴァー『複製されるヒト』翔泳社、一九九八年）

ゲノム編集と結びつく　本書所収、クリストファー・ギンジェル、ジュリアン・サヴァレスキュ、ロジャー・クリスプ「幹細胞、遺伝子編集、正義」参照。

か、いつか必ずそういう時代が来るんじゃないかなと思うんですが、その場合でさえ、そのＣＲＩＳＰＲが、どれぐらい効率よく働くかということをテストするために、ｉＰＳ細胞というのは極めて有用なツールになります。ｉＰＳ細胞で有効性を認めて、受精卵でゲノム編集を行うというような形では、ｉＰＳ細胞は最低でもかかわってくると思いますので、本当に無関係ではなくて、私たちもその役者の一人として、責任感を持っていかないとだめなんですね。

島薗　一つの線として、種の変化をもたらすような、そういう技術は人類の共同指針によって禁止するというふうな、一九七五年のアシロマ会議から発している流れに、生命倫理を合流させていくような方向を取らなきゃならないところへ来ているのかなという気もするんですが、いかがでしょうかね。

山中　先日、ある女性と話していたら、私と姉は子どもを持たないと誓っているんですとおっしゃいました。どうしてですかと伺うと、私たちの家族に免疫疾患があるので、遺伝的な異常は私の世代でもう終わらせたいんです、と言われて、「いや、それはほかにいっぱい手があると思います」と言いたかったんですが、パーティーでの席だったので、それ以上ややこしい話はできず、それがすごく、ずっと気になっています。そういう形で苦しんでおられる方もすごくたくさんおられます。これには三つの解決策があります。一つは子どもをつくらないということなんですが、あと二つは、出生前診断で同じ遺伝子異常を持たない子どもさんを、ある意味選択するという方法と、ＣＲＩＳＰＲで根本的に遺伝子異常を治してしまうという方法です。どれが正義なんだろうと思っていたのですが、人生経験五四年しかない私が言える問題ではないなと。ものすごく苦しまれて、葛藤があったと思うんですね。

司会　二〇一五年一二月に、ワシントンで開かれたゲノム編集のあり方を議論する国際会議（国際サミット）では、遺伝性疾患の人たちがこの技術で病気を治してほしいという訴えをしていたそうですが、常にジレンマですよね。どっちを取るのかというジレンマが生じる。

島薗　ＣｉＲＡでは、今、デュシェンヌ型筋ジストロフィーの治療の研究に取りかかっていらっしゃいますよね。これは、将来的に、筋ジストロフィーの人が生まれにくいようなところまで発展する可能性があるのでしょうか。

山中　少なくとも、私たちの研究では、それは全く考えていなくて、あくまでも患者さんのＱＯＬ（クオリティ・オブ・ライフ：生活の質）を少しでも向上したいのです。でも、実際、遺伝性疾患をもつ家族の立場ですと、多くの方が出生前診断をしたいと思われるかと思います。その場合に、お子さんに変異がある可能性が非常に高いとなったときに、そのお子さんをそのまま出産するかどうかという究極の選択を、そのご家族は迫られるわけです。それを考えると、ＣＲＩＳＰＲというゲノム編集技術が進んで、遺伝子変異が見つかったけれども治せますという選択があってもいいかもしれないなと思います。

島薗　ただ、一応、着床前診断で産まないようにするという選択もできますね。

山中　今、僕も完全に理解していない。今、現在、どこまでの診断がされているかというのは、本当の現状は、僕はわかっていないです。例えば、ダウン症なんかは、もうすごくいろいろな形で行われていて、ダウ

ゲノム編集の国際サミット
中国でヒトの受精卵をゲノム編集で改変する基礎実験が行われたことをきっかけに、世界の研究者らが集まって三日間、倫理問題などを議論した。

筋ジストロフィー
筋線維の破壊・変性（筋壊死）と再生を繰り返しながら、次第に筋萎縮と筋力低下が進行していく遺伝性筋疾患の総称。様々な病型に分類され、最も頻度の高いのはデュシェンヌ型。

ダウン症候群
体細胞の二一番染色体が三本となることで発症する、先天性疾患群。

ン症の場合は、トリソミーで、染色体が一つ多いですから、これはＣＲＩＳＰＲ技術をもってもなかなか今、三倍体を二倍体に戻すというのは、永遠に不可能とは認めないですが、まだ時間がかかる。となると、やはり、産まないという選択をされているケースが、日本でも多いんじゃないかなと思っています。

島薗　ダウン症の子どものいる方たち、そして多分、ご本人たちも、自分たちが生まれないほうがよかったというふうにはおっしゃらないので、出生前診断を積極的に広めることそのものを好ましくないと考えている人が多いと思います。

山中　そうですね。

島薗　ただ、幾つかの難病については、次世代に影響を及ぼすような治療も認める。しかし、そのほかの領域に広げない。限られた難病、どこまで限るかは、それこそ大変な問題かもしれないけれども、一国の中であれば、そういう規制はできそうな気もするんですが。

山中　そうですね。病気と正常の線引きをどこでするかということは結構難しいかもしれないですね。

司会　さらにそこに、エンハンスメントの話も加わってくると、さらに複雑になると思うんです。今のところは、病気の治療という話だとは思うんですけれども。

島薗　乳がんの可能性のある方も早くわかるわけですよね。

山中　今はそうですね。ＢＲＣＡ１遺伝子とかＢＲＣＡ２遺伝子の変異は、家族性乳がんなどとの関連がはっきりしていますから。

島薗　そういう、かなり高い確率で発症するはずの疾病を予防するということは、エンハンスメントには入らない。寿命を伸ば

トリソミー
通常、染色体は二本で対をなしているが一本余分にあるもの。

出生前診断
本書所収、ドミニク・ウィルキンソン、ジョナサン・ピュー、ガイ・カヘイン「重度の先天性疾患の予防を目的とした出生前の幹細胞治療に伴う倫理的問題」参照。

エンハンスメント
(Enhancement)
「増進的介入」「増強」などと訳される。病気を治すというより、望む方向に人間を変えるために医療を用いること。

すとか、能力を高めるとかいうことはやめるべきだと、ここは言えるんじゃないかと思うんです。しかし、線引きは本当に難しいです。

司会　そのあたりの線引きが、また、どこが境界なのかということも、今後、議論になってくると思うんですけれども。

島薗　ただ、本当に急速にこの二、三十年、特にこの数年ですかね。人間改造に当たることが視野に入ってきた段階では、そこまで真剣に取り組むべきときに来たんじゃないか、そういうふうに私は感じるんです。

山中　本当にそうですね。もう、一〇年前だったら想像もできなかったことが、できそうだというところまでは来ています。だから、今から議論を進めないと、技術ができてから考えたらいいやと思っていたら、すぐにできてしまって、その技術を使えば治せるかもしれない方が現実にたくさんおられるのに、立ち止まらざるを得ない状況になってしまえば、やはり非常に心苦しいところがありますから。

臨床研究へ移る際の判断基準

司会　よく山中先生がおっしゃっている、臨床研究をするときに、どういう状況だったらやってもいいのか。そこには、今のような、倫理的な課題だけではなくて、安全性の課題があると。安全性というのは倫理の一つだとは思いますが、この点についでは、たびたび、悩みがあるとおっしゃっていたと思います。ゲノム編集のような技術が出てきて、どんどん加速度的に技術が進もうとしている中で、臨床研究を行う場合の倫理的な課題はいかがでしょうか。

山中　臨床研究については、例えば理化学研究所の高橋政代先生が、「私たちは、ライト兄弟が最初に飛行機を飛ばしたような心境です」とおっしゃっており、それぐらいの覚悟でされていると思うんです。ただ、ライト兄弟は自分の命をかけてやっておられたんですが、臨床研究は、医師生命はかけているかもしれないですが、医師自身は命をかけていなくて、実際にリスクを負われるのは患者さんですので、さらに責任が重いと思うんですね。でも、最初の一歩を踏み出さない限り、いつまでたっても進歩しないですから、本当にいつ一歩目を出すかという判断は、倫理的、科学的に両方あって、どれだけ安全性と有効性が期待、担保されているかという科学的観点と、リスクゼロということはあり得ないですから、本当に患者さんにリスクを負ってもらっていいのかという倫理的観点のバランスでされるべき。いや、全然答えになっていないんですけれども、本当に難しい。科学的には今でもできそうなものも幾つかあるんですが、やはり慎重さを常に求められていますね。

司会　臨床研究に踏み出す場合には、そういう安全性もあれば、社会としての倫理をどう考えるといったこともあり、複雑な要素が絡んでくるとは思います。

島薗　そのあたりについて、国際的に、この領域は臨床研究に踏み込んでいいんだというようなことが、科学者同士で、あるいは倫理学者も入ったほうがいいと思いますが、討議する場というのを、設ける必要はないでしょうか。先ほど、二〇一五年ですか、会議が開かれたという話もありましたが。

司会　ゲノム編集について？

島薗　ええ。もっと恒常的にそういうタイプの会議を開いていく必要があるんじゃないかなという気がするんですけれども、い

臨床研究
本書所収、高須直子「iPS細胞研究の現状と展望」参照。

かがでしょうか。

山中　半年経てば技術がぐっと進歩しますから、一年前、二年前の議論というのは、もう時代おくれになってしまいます。倫理的な問題もそうですし、すべての場面でそうですね。常にアップデートしていかないと。今問題になっているあまりに高額の医薬品等も、どんどん価格は迅速に改定していかないといけません。だから、純粋な科学だけの問題では多くの場合、なくなってしまっています。

科学者は、競争のせいもあり、常にできるだけ世界中の情報を集めて、乗りおくれないようにとしているんですけれども、これからは、科学を取り巻く社会、一般市民の方、そして、その技術でベネフィットを得るかもしれない患者さんやご家族の方、文系の研究者の方も含めて、その周辺の議論も常にアップデートしていかないと、すぐ時代おくれになってしまうと思います。それぐらい、今、科学技術のスピードも速くなり過ぎていて。

司会　とめようもないですよね。

山中　とめようがないです。

司会　科学技術の進み方が速いのはいいと言えばいいんだけれど、ということですね。

島薗　特定領域が速いので、本当に科学全体が進んでいると言えるのかどうかというのは、またいろいろな評価ができるんじゃないかと思いますね。ですので、本当に人間が自然に対して、あるいは生命に対して、広い知見を深めていくということになっているのかどうかというようなことは、考えていい。つまり、ある領域のスピードが速いと、全体的な視点が弱まってしまうということがあり得るというふうに、生命科学については素人ですが、そういうこともあるんじゃないかと思います。

未来を予測しないと議論が無効になる

山中　僕は一九八七年に医学部を卒業したんですが、そのころに二五年後のちょうど今ごろに科学がどうなっているかという未来予想を読んだ覚えがあります。その中では、もうがんは克服されていると書いてあったのですが、全然当たってないんですね。今の爆発的なゲノム解析技術、ゲノム編集技術ですとか、ＩＴ関係のことは誰も予想していなかったんです。でもよく考えると、コンピューターがこんなに進んだのは、アポロ計画がものすごく後押ししたと思いますし、ゲノム解析技術はヒトゲノム計画で進んだものですから、何ていうか、アメリカの国策でこうなっているんだなと思って。そうなると、次を予想したいと思うと、今アメリカは何をしているのかなと。次を予想しないと、どこまでやっていいかよく議論できない。生命倫理の議論も、現在の知識だけで判断しても、一〇年後、二〇年後に社会が変わっていると、ころっと変わってしまう。

司会　アメリカですかね、やはり今後も牽引するのは。

島薗　中国が出てきています。

山中　そうなんです。今まではアメリカだったんですが、これからはアメリカというよりは中国ですね。

島薗　中国になると、基本的な発想はむしろ、日本人から見ると、西洋人よりわかりやすいところもあるので、日本の役割が新たに出てくるんじゃないかという気もしますけどね。

山中　中国の方というのはどんどんやりますよね。ゲノム編集にしても。

司会　やりますよね。

アポロ計画
アメリカ航空宇宙局（ＮＡＳＡ）による人類初の月への有人宇宙飛行計画。一九六一年から一九七二年にかけて実施され、六回有人月面着陸に成功した。

ヒトゲノム計画
ヒトのゲノムの全塩基配列を解析するプロジェクト。一九九〇年にアメリカのエネルギー省と厚生省によって三〇億ドルの予算が組まれて発足し、各国の協力を得て二〇〇三年に完了した。

山中　そうなると、ほかの国がやらなくても、中国でどんどん進んでしまって、失敗もいっぱいされるでしょうけれども、成功例も出てくると、結局ほかの国はそれをみてえらいこっちゃと。

司会　そうですよね。そうなりますよね。

島薗　ヒト胚研究も、二〇〇五年二月に国連で議論したんですね。このときは、先進国はクローン胚の研究を進めていいということだったけれども、国連総会レベルですと反対の国がずっと多いです。科学技術の先進国が賛成している。中南米とかアフリカとか、イスラム圏は、どうして進めなきゃいけないのかわからないと。この時はクローン胚研究の是非だけを問うたのですが、だんだん生命操作についてそういう声が大きくなってくるのではないか。先進国がそういうふうに、科学技術をどんどん進めて人々が幸せになるかというと、そうでもない。そういう人類レベルでの常識というか、良識というか、そういうものが将来育ってくる可能性もあるんじゃないかと勝手に思っています。

今日は、山中先生からｉＰＳ細胞研究やゲノム編集の倫理問題についてお考えを伺い、それがたいへん重要であり、早くしっかりと取り組まなくてはならないというお考えを伺えたのは、とても心強いことですね。

山中　取りとめもない話をしまして申しわけないです。

司会　大変面白い、興味深い話を伺えました。ありがとうございました。

第1部

幹細胞研究の現場から

iPS細胞研究の現状と展望

高須直子
京都大学iPS細胞研究所副所長
基盤技術研究部門教授・部門長
医療応用推進室室長

一　iPS細胞の誕生から現在まで

二〇〇六年、生命科学分野における一つの歴史的な研究報告が発表された。それまで分化した細胞を未分化の状態に戻すことは不可能または非常に困難だと思われていたが、たった四種類の転写因子によって、マウスの体細胞から高い増殖性や分化能を持つES細胞（Embryonic Stem Cells）に類似した未分化細胞を作製することに成功したのである［Takahashi and Yamanaka 2006］。この細胞はiPS細胞（induced Pluripotent Stem Cells）と名付けられ、細胞を初期化する転写因子は発見者の名前から通称山中因子と呼ばれることになった。翌年の二〇〇七年にはヒトの線維芽細胞から世界で初めてヒトiPS細胞が樹立された

〔Takahashi *et al.* 2007〕。それまで研究が進んでいたＥＳ細胞については、ヒトになる可能性のある胚を壊して使用するという倫理上の問題、そして他人の細胞を用いることによる拒絶反応の問題が存在していたが、ｉＰＳ細胞はこれらＥＳ細胞が直面していた課題を解決できる研究成果として大きな関心を集めることとなった。

その画期的な発見から一一年になるが、その間、ｉＰＳ細胞に関連する研究は目覚ましい発展を遂げてきた。発見当初は初期化因子の導入にレトロウイルスベクター等が使用されていた。しかしながら、これらのウイルスが宿主細胞の遺伝子に組み込まれる際に細胞増殖やがんに関連する遺伝子の近辺に挿入されると、遺伝子発現を活性化して腫瘍を発生させる危険性が懸念されていた。この腫瘍リスクを低減化するため、現在では宿主細胞への取り込みの危険性が少ないエピソーマルプラスミド〔Okita *et al.* 2011〕やセンダイウイルスをベクター[1]として用いる方法が採用されているほか、合成改変ｍＲＮＡ（Synthetic Modified mRNA）〔Warren *et al.* 2010〕等といった新しい手法も開発されている。

ｉＰＳ細胞の応用が期待されている分野として、創薬と再生医療がある。創薬に関しては、ｉＰＳ細胞から対象疾患を再現する疾患モデル細胞を確立することが基本となる。開発初期に疾患モデル細胞での有効性を調べることで、治療薬の候補となる様々な化合物を効率的に絞り込むことが可能となる。また、ｉＰＳ細胞から正常な分化細胞を作製することにより、有効性だけでなく安全性の評価にも活用できる。これら疾患モデル細胞や正常モデル細胞を作製するためには今まで複雑な遺伝子操作が必要とされる場合もあったが、ゲノム編集と呼ばれる簡便かつ正確で応用性の高い遺伝子改変技術が開発された。この革新的なゲノム編集技術をｉＰＳ細胞に組み合わせることによって、ｉＰＳ細胞を利用した創薬研究が飛躍的に加速することが期待されている。

再生医療については、既にヒトを対象としたｉＰＳ細胞由来製品の臨床試験が実施されている。二〇一四年九月、滲出型の加齢黄斑変性（AMD：Age-related Macular Degeneration）に対する世界初のｉＰＳ細胞由来の網膜色素上皮細胞（ＰＲＥ細胞：Retinal Pigment Epithelium Cells）シートの移植手術が日本で実施された。ＡＭＤとは、ＰＲＥ細胞の障害で生じた新生血管からの出血等により視細胞の機能が損なわれる疾患であり、失明の原因ともなっている重篤な疾患である。本臨床研究はｉＰＳ細胞由来のＰＲＥ細胞の安全性の確認を主な目的として実施された。第一症例目の結果は術後一年経過時点で良好と評価されており、その後も追跡調査が行われている。他の症例の組み入れについては、再生医療等の安全性の確保等に関する法律が新たに施行され当初の研究期間が満了したこともあり、一時被験者の募集が終了された。その後研究体制を整備して再び開始する準備が進められ、二〇一七年三月末には、他家移植用のｉＰＳ細胞ストックを用いた新たな臨床研究として再開されるに至っている。

その一方でｉＰＳ細胞由来製品の臨床応用に向けては様々な課題が残されている。安全性に対する十分な評価が必要とされており、中でもｉＰＳ細胞由来の移植細胞の腫瘍化について、その管理及び評価をどう考えるかが問題となっている。未分化なｉＰＳ細胞の残存や、培養・分化誘導過程におけるゲノムの不安定化が腫瘍化の原因として考えられているが、現時点においてはその評価方法が確立していない。発がんに関与する遺伝子変異が造腫瘍性に与える影響ついても未知な部分が多い。現在の技術ではｉＰＳ細胞由来製品の造腫瘍性リスクを完全になくすことは困難であるが、評価時点の科学的水準に照らして適正な試験を実施した上で、当該製品が持つリスクとベネフィットを勘案し、必要とされる安全性を確保するこ

1　ベクター：遺伝子組み換えに用いられる核酸分子。

とが求められる。

二　再生医療用iPS細胞ストックに関する様々な倫理的課題についての検討

1　iPS細胞ストックのドナー

iPS細胞研究所（以下、CiRA）は、二〇三〇年までの目標の一つとして「再生医療用iPS細胞ストック」の構築を進めている。iPS細胞ストックは自分の細胞を移植する「自家移植」と異なり、他人の細胞を移植する「他家移植」で用いるものである。そのため、出来るだけ免疫拒絶反応のリスクを減らし、かつ相対的に多くの人への移植を可能とするために、CiRAでは、免疫反応に関与する分子である「HLA」をホモ接合体で有する健康な人（以下「HLAホモドナー」と称する）の末梢血または臍帯血から、iPS細胞ストックを作製している。

HLAとは、ヒトの主要組織適合遺伝子複合体であるヒト白血球型抗原（Human Leukocyte Antigen）の略で、白血球だけでなく、ほぼ全ての細胞に分布しており、ヒトの免疫に関わる重要な分子として働いている。自分の持っている型と異なるHLA型の人から細胞や臓器の移植を受けると、体が「異物」と認識し、免疫拒絶反応が起こるため、細胞や臓器を移植する際にはHLA型をできるだけ合わせることが重要である。HLA型は、血液型と異なり非常に多様で、数万通りの組み合わせがあると言われている。そのため、自分と完全に一致するHLA型の人を見つけるのは、数百〜数万人に一人の確率と言われている。

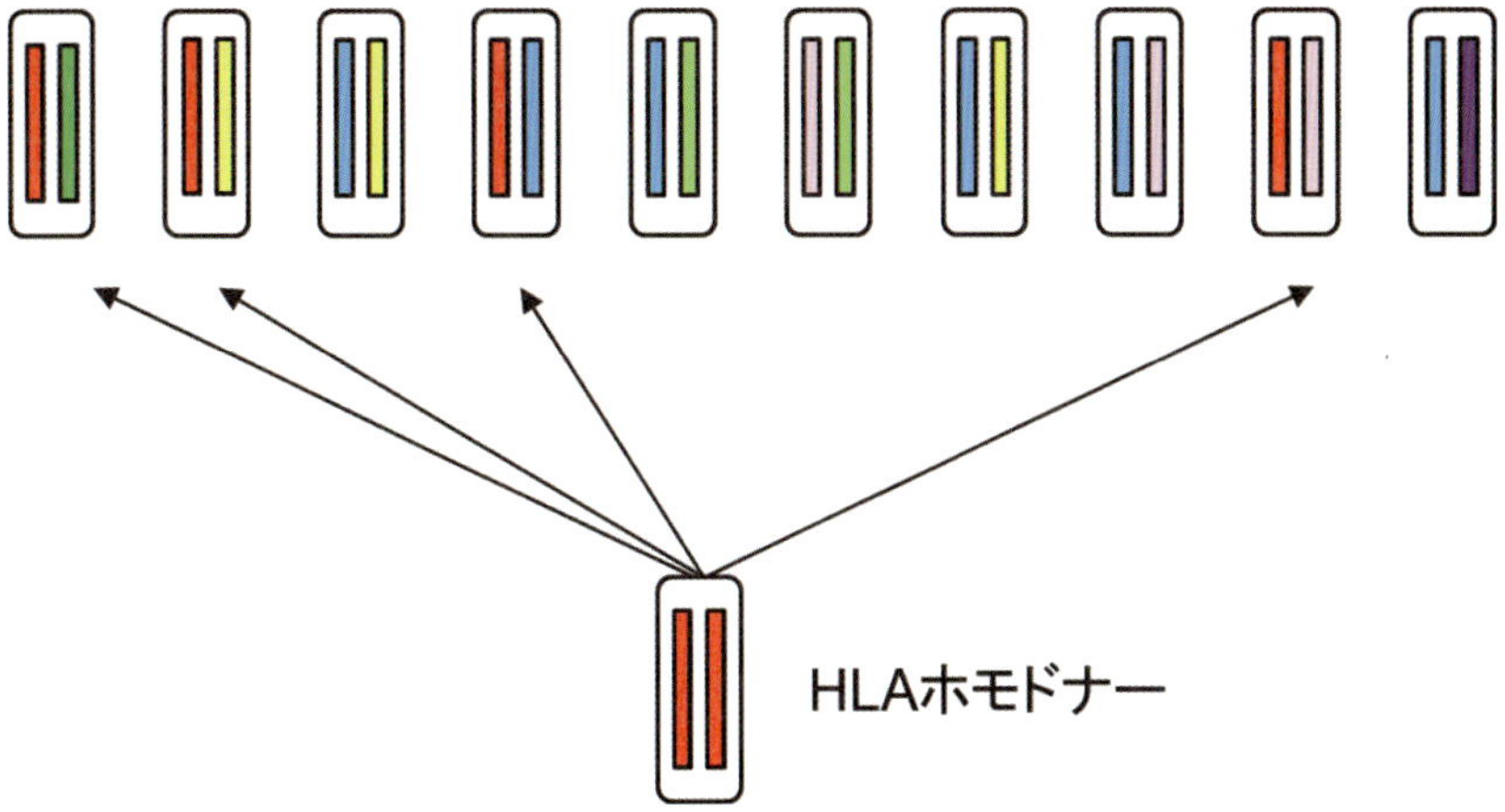

図１　HLA ホモドナーの有用性

ｉＰＳ細胞ストックを数万通り作ることは不可能であるため、できるだけ少数のストックで多くの人に適用可能とする必要がある。そのために重要なのが「ＨＬＡホモ」である。「ＨＬＡホモ」とは、父親と母親から同じＨＬＡ型を受け継いだ場合を指す。図１では父方のＨＬＡと母方のＨＬＡをそれぞれ一本の棒で示しているが、図中、下側の赤いＨＬＡ型をホモで有する人の細胞は、父方か母方のどちらか片方に赤いＨＬＡ型を持つ人全てに、異物と認識されず受け入れられるため、適用範囲が広い。

例えば日本人に最も高い頻度（最頻度）のＨＬＡ型をホモで有する人の細胞は、統計学的に日本人の約一七％に適用できるとされている。さらに最頻度から第一〇位まで（一〇種類）を揃えれば日本人の約五〇％に、また第七五位まで（七五種類）を揃えれば日本人の約八〇％に適用できるとされている。ＣｉＲＡでは出来るだけ多くの日本人に対応できるｉＰＳ細胞ストックを構築できるように、ＨＬＡホモドナーの確保に努めているが、ＨＬＡ型の頻度が下位になるにつれＨＬＡホモドナーの存在頻度が低くなるため、ドナー確保は難航しているのが現状である。

ＣｉＲＡのｉＰＳ細胞ストックは、構築後、様々な医療機関や大学（以下、「分化機関」という）に提供され、提供先で心筋や神経といった様々な細胞に分化誘導され、移植に用いられる。二〇一六年一二月末現在、ＣｉＲＡのｉＰＳ細胞ストックの提供数は八機関（一〇プロジェクト）である。最近では海外から提供を希望する問い合わせもあり、今後もますます利用機関が増えることが予想される。ドナーの観点からは、日赤血小板献血ドナーや骨髄バンクドナー等と比べて、ｉＰＳ細胞ストックのドナーの血液由来の他家移植用ｉＰＳ細胞ストックとして提供されるため、格段に受領者（recipient）の数が多いのが特徴であり、その適用範囲の広さゆえに倫理面でも十分な配慮が必要である。以下、ｉＰＳ細胞ストックのＨＬＡホモドナーに対する倫理面での対応について概説し、合わせて課題について論じる。

２　ドナーリクルート

ｉＰＳ細胞ストックプロジェクトでは、ＨＬＡ型ハプロタイプＡ、Ｂ、ＤＲの三座を適合させることを前提にドナーリクルートを進めている。国内最頻度のＨＬＡ型三座は、データ上約八・四％の頻度で発現しており、試算の上ではこのＨＬＡ型をホモで保有するドナーは、数百人に一人存在するとされている。従って最頻度のＨＬＡホモドナーを探すのみでも数百人の母集団が必要となる。さらに日本人の約八〇％に適用するＨＬＡホモドナーを探すには、何十万人という母集団が必要となる。これだけ多くの人をＣｉＲＡが一般公募し、医師による説明・同意取得、およびＨＬＡ検査を行うことは到底不可能である。そこで現在、ＨＬＡ検査を必須としている国内事業に連携させて頂き、ドナーリクルートを進めている。具体的には、日本赤十字社（以下、日赤）、骨髄バンクおよび臍帯血バンクのご協力を得て、（１）血小板成分献血者、（２）骨髄バンク新規登録者、および（３）臍帯血バンク提供者をドナー候補者としてドナーリクルートを実施している。このうち二〇一六年四月からスタートした前記（２）の骨髄バンク新規登録者を例に取り、実際のドナーリクルートについて説明する。

本来ＨＬＡ型は骨髄移植ドナーとして登録することを目的に検査され、その目的にのみ利用される情報であるところ、我々は「ｉＰＳ細胞ストック研究への利用」という別目的のためにＨＬＡ情報を利用させて頂く。そのためドナーリクルートの最初のステップとして、ｉＰＳ細胞ストック研究への協力のためにＨＬＡ情報を利用することに対して同意を得る必要がある。具体的には、骨髄バンク登録時に配布している冊子『チャンス』に掲載された「再生医療用ｉＰＳ細胞ストックへの協力について」を読んで頂いた上で、『チャンス』に綴じ込まれた「骨髄バンクドナー登録申込書」に設けられたチェック欄において、登録情報（ＨＬＡ情報・氏名・連絡先）をｉＰＳ細胞ストック研究に利用することに了承する旨、チェックして頂くことにより、最初の同意を得る。次に、この同意頂いた人の中からＨＬＡ型をホモで有するドナー候補者に対して、登録情報を管理している日赤からｉＰＳ細胞ストック研究に関する案内文書を送付して頂く。以降もＣｉＲＡ側からドナー候補者に参加を依頼するようなことは一切行っていない。我々は案内文書の発送先を知ることもなく、ＣｉＲＡに設置された専用電話もしくは専用メールアドレスに、ドナー候補者が自らの意思で連絡して下さるのを待ち、決して強制にならないように配慮している。

以上のような、一段階目に『チャンス』での意思表示、二段階目に日赤からの案内文書受け取り後にＣｉＲＡに連絡、という二段階の「オプトイン」によるリクルート方法では、ドナー候補者からの返事を待つばかりで、なかなかＨＬＡホモドナーが集まらないのが現状である。このままでは、このｉＰＳ細胞ストック事業の終了予定である平成三四年度末までに日本人の大半をカバーするＨＬＡホモドナーを見つけることは極めて困難である。一方で登録情報を「オプトアウト」で利用することは、個人情報保護の観点から難しいと考えられる。今後少しでも多くのHLAホモドナーを見つけるために、ドナー候補者から「協力してもよい」という意思表示を今より簡便に確認できる新たな手法を検討していく必要がある。

3　ドナーへの説明・同意取得

ドナー候補者自らの意思でCiRAへiPS細胞ストックに協力してもよいとご連絡頂いた場合、京大病院もしくは、東京の研究協力施設である海上ビル診療所にお越し頂き、医師とコーディネーターによる研究の目的や参加の流れなどの詳しい説明を聞いて頂く。

ここでは、直接研究に携わっている研究者が同意取得を行うことによる心理的圧力がかかることのない様、医師だけでなく第三者的立場にある臨床研究コーディネーターに積極的にドナー候補者の対応にあたってもらい、研究内容についてドナー候補者に十分に納得頂いた上で、文書による同意を取得している。

説明文書に含まれる項目のうち、特に「作製したiPS細胞ストックが治療や研究に利用されること」、「国内外、営利・非営利を問わず配布されること」、「iPS細胞ストック由来の細胞が患者さんに移植される可能性があること」、「iPS細胞ストック由来の細胞が製品化され販売される可能性があること」、「知的財産権やiPS細胞等の所有権はCiRAにあること」、「ドナーに利益が発生しないこと」などの項目について十分な説明を行っている。また、作製したiPS細胞ストックは前記のように国内外、営利・非営利を問わず、あらゆる分化細胞のソースとして利用される可能性があるため（ただし生殖細胞への分化は想定していない）、ドナーの同意撤回の機会も最大限に配慮しており、実際の移植医療への利用が開始された後でも同意撤回可能としている。この場合、iPS細胞ストックを含む、ドナー由来の全ての

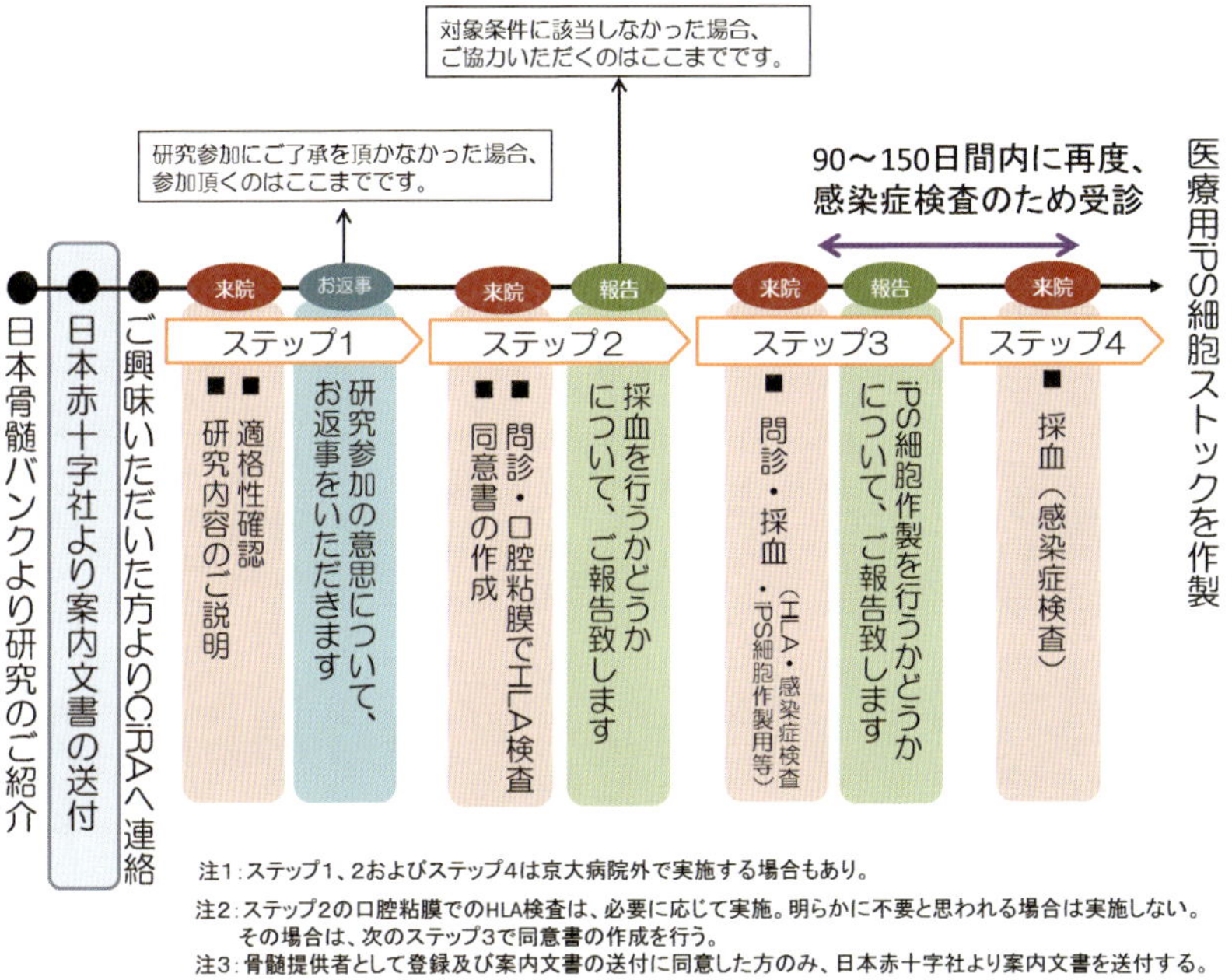

図2　HLA ホモドナーの iPS 細胞ストック研究協力の流れ

細胞と付随情報は廃棄される。ただし、（1）実際に特定の患者への細胞治療に用いることが決まった場合、および（2）製薬企業などから製品として販売されることが決まった場合は、患者に対する治療への影響が大きいことから、対象となる治療や製品の使用については中止することが出来ない。

4　匿名化によるドナーのプライバシー保護

図2に、骨髄バンク新規登録者の方にドナー候補者となって頂いた場合の研究協力の流れを示した。最少来院回数は二回であり、その場合は一回目の来院でステップ1から3、すなわち同意取得、問診、およびiPS細胞作製用・感染症検査用・HLA検査用合わせて一〇〇mL程度の採血を行う。二

回目の来院でステップ4、すなわちウインドウピリオド後の感染症検査用に数mLの採血を行う。

以上のステップにおいて取得した問診情報や各種検査結果、血液、作製されたiPS細胞やその解析結果については、採血を実施した医療機関とCiRAとで、異なる匿名化番号で管理を行っている。まず京大病院等医療機関において、医師や臨床研究コーディネーターは、氏名に代わる被験者識別コードとして付与した「シングルコード」にて管理・運用を行う。次に医療機関からCiRAへ血液を持ち込む際に、シングルコードを再符号化した「ダブルコード」にラベルを貼り替え、CiRA内ではダブルコードで管理・運用を行う。氏名とシングルコードの対応表は、ストックプロジェクトにおいて医師や研究者として直接関与することのない「個人情報管理者（医師免許保有者）」が管理し、またシングルコードとダブルコードの対応表は、CiRA内の情報を統制する情報管理室にて管理している。万一iPS細胞ストック由来の細胞の移植を受けた患者に有害事象が起こった場合でも、ドナーに遡及できる体制をとりつつ、一方で万一どちらかの対応表が漏えいしてしまった場合でも、すぐにドナー個人に辿り着くことのないよう二重の匿名化でプライバシーを担保している。

5 分化機関への試料および情報提供

iPS細胞そのものの品質は、iPS細胞ストックのユーザーである分化誘導を行う機関（以下、分化機関）の研究者にとって、患者の安全性に大きな影響を与える可能性があるため、非常に重要な情報となる。平成二八年六月に厚生労働省から通知された「特定認定再生医療等委員会におけるヒト多能性幹細胞を用いる再生医療等提供計画の造腫瘍性評価の審査のポイント」[2]においては、当該委員会の審査のポイントとして、臨床利用を目的とした原材料となる多能性幹細胞、および最終加工物である分化細胞において、核型異常（Conventional または G-Band）や腫瘍関連遺伝子（Cosmic census + Shibata list）の変異等を確認することが推奨されている。ＣｉＲＡではｉＰＳ細胞のみならず、ｉＰＳ細胞の評価の指標とするため、ドナー血液の全ゲノム解析も行っている。ただし分化機関へドナー血液の全ゲノム解析結果を提供することは行っておらず、ｉＰＳ細胞における遺伝子変異情報のみを提供している。しかしながら、ｉＰＳ細胞ストックは永続的に使用される可能性があるため、未だ予期しえないリスクを考慮して、遺伝子解析情報を提供する際には細心の注意を払っている。解析データをハードコピーして提供することは、ネットを介して提供するよりも情報漏えいのリスクが減り安全な方法に思えるが、ハードコピー自体を紛失するリスクがあるため適切な方法ではない。そのためＣｉＲＡでは、国内の研究者へは、大学共同利用機関法人国立情報学研究所が整備する学術情報ネットワーク（SINET: Science Information NETwork）、または電気通信事業者法に基づく認可を受けた電気通信事業者が提供する広域通信網（WAN: Wide Area Network）という、ユーザーを限定したクローズドな通信環境を利用して情報提供を行っている。さらに情報を受け取る分化機関側もクローズドな環境に設置された専用のパソコンで、限られた閲覧者のみが入退記録をつけて閲覧することをお願いしており、これらの内容を共同研究契約書に明記している。昨今の個人情報保護法の改正により、ゲノムデータが個人識別符号に該当することになり、情報提供に際しては更なる慎重さが要求されることになる。また今後、海外へｉＰＳ細胞ストックの提供を行う際には、提供先の国の規制がどの程度厳格なものであるか確認した上でＣｉＲＡが責任をもって提供する必要がある。国内の研究機関のようにＳ

2　在医政研発〇六一三第三号別添「特定認定再生医療等委員会におけるヒト多能性幹細胞を用いる再生医療等提供計画の造腫瘍性評価の審査のポイント」（平成二八年六月一三日）参照。

ＩＮＥＴを経由することもできないため、どのような形で解析情報を提供するかは今後の大きな検討課題の一つである。

6 ドナーへの検査結果の返却

ｉＰＳ細胞ストックドナーには適格性判定に必要な検査として、血液でのＨＬＡ型検査や感染症検査を行っている。また作製したｉＰＳ細胞ストックに遺伝子変異がないことを確認するために遺伝子解析や核型解析を実施している。ただし、ここで得られた結果をドナー本人へ伝えることは行っていない。ドナーにとって健康上の利益があると判断した場合（例えば感染症に罹患し治療を要するような場合）は、感染症検査結果はお知らせするが、ＨＬＡ型の結果や遺伝子解析結果、核型解析結果はお知らせしていない。その理由としては、遺伝子解析等で「腫瘍関連遺伝子」と呼ばれている遺伝子（例えばCosmic censusや柴田リスト登録遺伝子など）[3]に変異があった場合でも、がんが発症するとは限らないため、「腫瘍関連遺伝子に変異がある」という情報を伝えることによる、その後のドナーの精神的ダメージを考えると、現時点でお伝えすべきではないという判断である。近い将来、解析データの蓄積等により腫瘍関連遺伝子の変異とがんの発症との因果関係が明らかになれば、遺伝子診断の専門家に相談の上、ドナーへ結果を開示することを考慮する必要がある。現在、永続的に使用される可能性があるｉＰＳ細胞ストックということで、ｉＰＳ細胞作製用の血液を提供頂いた後もドナーと連絡がとれるよう、研究参加カードをお渡しし、念のためドナーが引っ越した場合もできる限り連絡先をお知らせ頂くよう説明文書でお願いし、同意を得ている。また、「研究参加後に、こちらから、あなたのその後の健康状態についてお伺いすることがあるかもしれません」と説明し、再度ご連絡差し上げる可能性についても触れている。これは、ｉＰＳ細胞ストックから作製した細胞を移植した患者において、移植後に生じた体調不良が明らかにドナー由来の細胞が原因だった場合、その移植細胞とドナーの健康状態の因果関係を確認するためである。

三　おわりに

以上、iPS細胞ストックのドナーの倫理的側面に焦点を当てて、現状と問題点について解説した。

iPS細胞ストックドナーの方々には、完全に無償で研究にご協力頂いている。北は東北地方から南は九州まで、「再生医療研究の発展に」との善意のご意思のみで、遠路わざわざ仕事を休んで京大病院にお越し下さっている。既にいくつかのiPS細胞ストックの提供を開始しており、本年三月末には神戸中央市民病院で、CiRAのiPS細胞ストック由来の分化細胞（網膜色素上皮細胞）を用いた、初めての移植手術が実施された。ご協力頂いたドナーの方への感謝の意を少しでも形にすべく、今後の活動として、「何人の患者さんに役立てられた」、「どのような製品になった」などの情報発信を行うことで恩返しとし、引き続きドナーの方々のiPS細胞研究への関心を維持することにつなげたいと考えている。

参考文献

Okita K, *et al.* 2011 A more efficient method to generate integration-free human iPS cells. *Nature Methods*, 8:409-412.

3　在医政研発〇六一三第三号別添「特定認定再生医療等委員会におけるヒト多能性幹細胞を用いる再生医療等提供計画の造腫瘍性評価の審査のポイント」（平成二八年六月一三日）参照。

Takahashi K and Yamanaka S 2006 Induction of Pluripotent Stem Cells from Mouse Embryonic and Adult Fibroblast Cultures by Defined Factors. *Cell*, 126: 663-676.

Takahashi K, *et al*. 2007 Induction of Pluripotent Stem Cells from Adult Human Fibroblasts by Defined Factors. *Cell*, 131:861-872.

Warren L, *et al*. 2010 Highly Efficient Reprogramming to Pluripotency and Directed Differentiation of Human Cells with Synthetic Modified mRNA. *Cell Stem Cell*, 7: 618-630.

ブタに由来する臓器・組織の移植医療への応用と課題

長嶋比呂志
明治大学バイオリソース研究国際インスティテュート所長
明治大学農学部発生工学研究室教授

重症臓器不全や難治性疾患に苦しむ患者の救済法として、再生医療への期待が高まっている。細胞移植や細胞シート移植等の画期的な治療法が開発されつつあるが、末期臓器不全などの重症患者には、臓器移植の適応が必要となる。しかし、臓器移植医療には、絶対的ドナー不足という大きな課題が存在する。この課題の解決策の一つとして、遺伝子改変したブタの臓器を移植に用いる研究が進められ、最近では霊長類への異所性心臓移植後の生着日数が九〇〇日を超えた例が報告されるようになった［Mohiuddin *et al.* 2016］。

また近年には、多能性幹細胞から移植医療に利用可能な臓器や組織を作製する研究が、様々なアプローチによって進められるようになった。しかし、複雑な三次元構造や機能を有するヒト臓器を、人工的な培養環境下で構築することは非常に困難であると予想されている。これに対して、発生過程の動物胎仔の体内環境を利用して、ヒトの多能性幹細胞由来の臓器を発生させるコンセプトが提唱されている［Rashid *et al.* 2014, Wu *et al.* 2016］。多くの哺乳動物がヒトと共通する臓器の種類や臓器形成のメカニズムを備えていることに着目し、それらをヒトの臓器再生に利用しようという発想である。

その他に、ブタの胎仔臓器を用いたヒト化臓器の作製がある。異種臓器を移植に用いる発想を拡大し、ブタの胎仔臓器原基をヒトの多能性幹細胞とキメラ化し、最終的にはヒト細胞によって構成された臓器（ヒト化臓器）に再構築しようという試みである。このアプローチでは、ブタ由来のヒト化臓器原基あるいはヒト化胎仔臓器を患者に移植し、体内で発達させることによって、最終的に必要な機能を獲得させるという段階を踏むことになる。

本稿では、ブタを利用した異種臓器移植やヒト臓器・組織の作製に関する研究の概要を紹介し、それらの倫理的課題について考察したい。

一　ブタをドナーとする異種移植

ブタの臓器や組織を採取し、ヒトへの移植に用いるのが異種移植のコンセプトである［Yang 2007］。つまり、ヒトの臓器・組織の代替として、ブタのものを利用するというのが基本的な考えである。異種動物であるブタの臓器や組織をヒトに移植した場合、当然様々な拒絶反応が生じることになる。拒絶反応を回避する方策としては、ブタ臓器・組織の特性を、遺伝子改変によって修正することが有望視されている。

具体的には、ブタの異種抗原性に関与する遺伝子（α1、3-ガラクトシルトランスフェラーゼやシチジン一リン酸n-アセチルノイラミン酸水酸化酵素など）［Miyagawa *et al.* 2015］の破壊や、ブタにヒトの遺伝子（補体制御因子遺伝子など）を発現させることが、異種拒絶反応の抑制に有効であると確認されている［Miyagawa *et al.* 2010］。

現時点までの研究成果を踏まえて異種移植の将来像を見通すと、多重的に遺伝子改変されたブタの臓器が、移植後数年程度機能することが担保された段階で、臨床応用が実現するかと思われる。劇症肝炎や重症心不全など、患者の生命が危機にさらされるような症例では、短期間に限定した異種移植の臨床応用もあり得るかもしれない。

1型糖尿病治療を目的とするブタ由来膵島の移植は、既に海外で臨床治験が行われており、異種移植の中で最も実用化に近い［Matsumoto *et al.* 2016］。現時点で進行中の臨床応用形態は、免疫隔離膜に収容したブタ膵島を患者に移植するものである。

二　動物体内の発生的空間を利用してヒト多能性幹細胞に由来する臓器を作る

動物体内にヒトの多能性幹細胞に由来する臓器や組織を作り出す方策として、胚盤胞補完という技術が提唱されている［Rashid *et al.* 2014, Wu *et al.* 2016］。特定の臓器の形成を妨げる遺伝子操作を施したブタ胚に、ヒトの多能性幹細胞を注入してキメラ胚を作るという戦術である。初期発生段階からブタ胚の中にヒトの多能性幹細胞が共存する状態（異種間のキメラ状態）を作り、その状態を胎仔期まで継続させることができれば、発達できないように仕掛けられた臓器の形成過程が、外来性のヒト細胞によって置き換わる現象が期待できるというのが、胚盤胞補完法の発想である。動物体内の発生的空間を利用する臓器再生技術ととらえることができる。

このような発想の根拠となるのは、膵臓形成が阻害されるように遺伝子操作されたマウス（Pdx1遺伝子ノックアウトマウス）の体内に、ラットのｉＰＳ細胞に由来する膵臓を作りだした研究である［Kobayashi *et al.* 2010］。この研究では、Pdx1遺伝子ノックアウトマウス胚にラットのｉＰＳ細胞を注入することで、マウスの膵臓発生をラットの細胞で完全に置き換えることに成功した。この成果が示す事は、発生過程の動物体内に臓器の欠損のような空き空間（empty developmental niche）が存在すると、そこに外来性（異種由来であっても）の細胞が入り込んで、本来そこにあるべき組織や臓器を形成し得る（とってかわる）可能性があるということである。

この研究成果によって、動物の体内に異種動物の臓器を作らせることができるという原理が証明された。次に、移植医療に利用できるような大きさと質（機能）を持ったヒト臓器を動物体内に作らせるにはどうすれば良いのか、ということが課題となる。用いるべき動物の選択に関して、ヒトの体格に比較的近く、生理・解剖学的特長がヒトに近いブタは、最も有望な候補動物であると考えられる。遺伝子改変やクローニング等の先端技術がブタにおいて発達していることも、この選択を後押しする要素である。

そこで我々は、特定の臓器を持たないブタの開発に取り組み［Matsunari *et al.* 2013］、これまでに膵臓、腎臓、肝臓などを持たないブタ（胎仔期で致死となるものも含めて）の作出に成功した。さらに、これらの表現型を持つ胚にブタの初期胚細胞を注入してキメラ胚を形成する操作を行うことで、遺伝子改変ブタの体内に外来性細胞に由来する膵臓、腎臓、肝臓などを作り得ることを確認した。つまり、マウスやラット

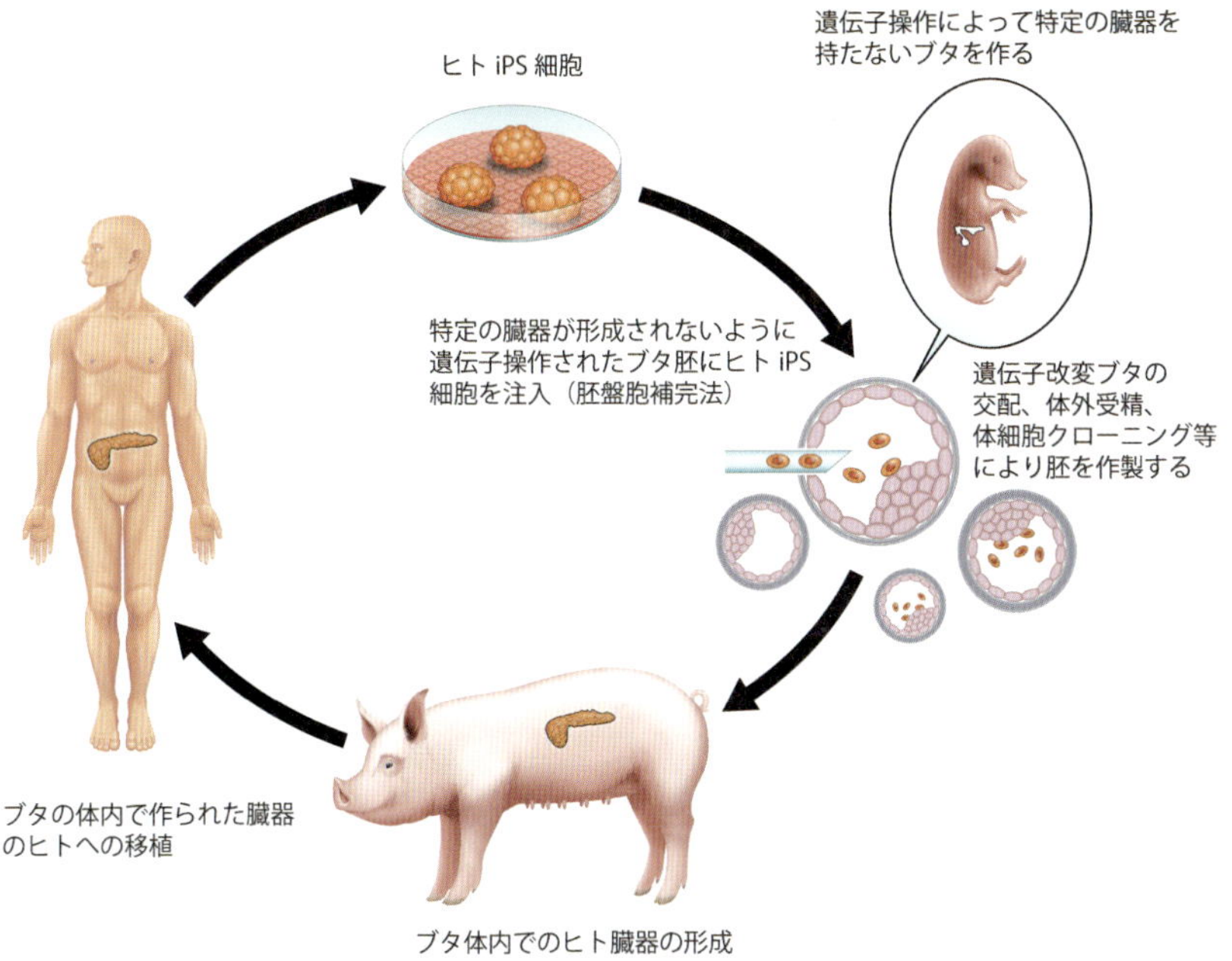

図１　ブタの体内にヒトの臓器を作り移植医療に用いる構想：胚盤胞補完による方法

という小型動物で成立した胚盤胞補完による臓器作製を、ブタという大型動物にスケールアップして行い得る可能性が示されたことになる。今後は、ブタの体内に異種動物、特にヒト（霊長類）の臓器や組織を形成させ得るかが研究の焦点となる。実際の研究においては、以下のアプローチが考えられる。

１　動物性集合胚を経由する方法

方法の概略は図１に示す通りである。特定の臓器や組織を形成しないように遺伝子操作されたブタ胚に対して、ヒトの多能性幹細胞を注入する。ヒト細胞を移植されるブタ胚、すなわちホスト胚の発達段階（胚ステージ）は、初期分割期〜胚盤胞期が想定される。これらの胚は、交配した遺伝子改変雌ブタから採取されるか、あるいは体外受

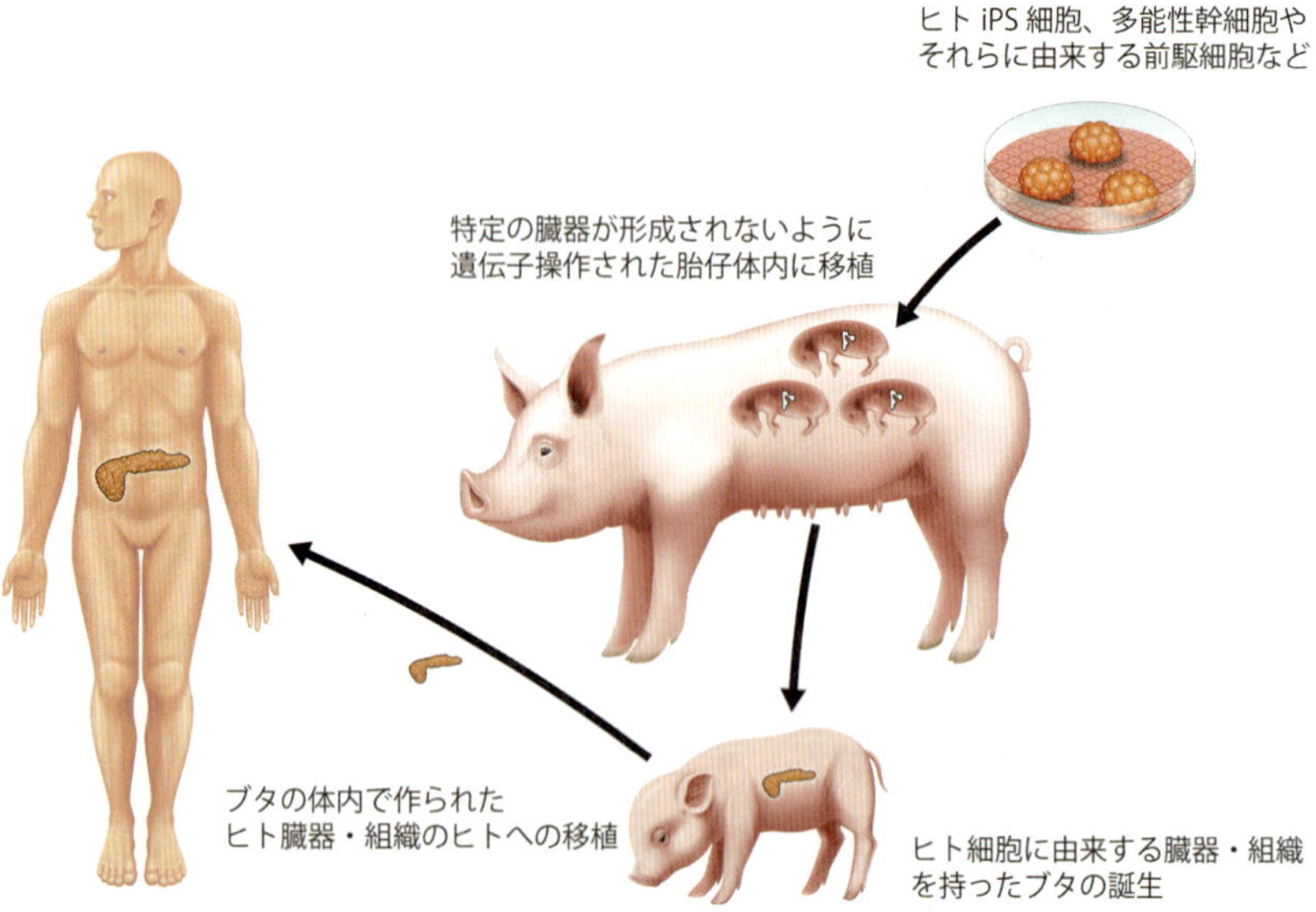

図２　ブタの体内にヒトの臓器を作り移植医療に用いる構想：胎仔を利用する方法

精や体細胞クローニングなどの発生工学技術によって獲得される。

ブタ胚にヒト細胞を注入した段階で、それらは動物性集合胚、つまり異種間（ブタとヒト）のキメラ状態の胚と見なされる。動物性集合胚の中に存在するヒト多能性幹細胞は、初期発生期には未分化な多能性を保ちつつ、胚全体の細胞分裂、細胞増殖にシンクロして自身も増殖し、さらに胚発生のプログラムに沿って分化することが求められる。それによって、動物性集合胚が着床期さらに器官形成期の胎仔に発達した時に、ヒト細胞が臓器や組織の構築に寄与する可能性が生じる。ブタ体内で進行する器官形成へのヒト多能性幹細胞の寄与が十分な場合には、ヒト由来の細胞で構築された臓器や組織の形成が期待される。

2　ブタ胎仔にヒト多能性幹細胞を移植する

遺伝子操作により、特定の臓器や組織を持たないブタの胎仔を作出することが出来ることは、既に述べた通りである。そのような仕掛けを持ったブタの胎仔にヒトの多能性幹細胞や組織前駆細胞を移植し、欠失している臓器・組織をヒト細胞で置き換えるという発想もある（図2）。胎仔発育過程おける臓器や組織の欠損スペースに、移植されたヒト細胞が調和的に取り込まれ、定着・増殖することが出来れば、ブタ体内におけるヒト臓器・組織の形成が期待される。この方法では、受胎後の胎仔に直接介入するので、動物性集合胚を借り腹の子宮に移植するという操作は不要となる。

生命維持に不可欠な臓器や組織の欠失や形成不全は、胎生致死や極端な胎仔発育遅延を招来する。しかし、例えば膵臓のような、胎仔の生命維持に必須ではない臓器を欠失させた胎仔は出産に至ることが出来る（生後は血糖コントロールと消化が出来ないために死亡する）ので、胎仔期の介入は可能である。肺、眼球、皮膚、骨格筋・靱帯、骨など多くの臓器・組織が、ヒト細胞での置き換えの対象になると考えられる。最近では、ヒトｉＰＳ細胞から in vitro で（試験管内で）臓器原基や組織の一部を作製し得るようになった［Takebe *et al.* 2013］。これらの人工臓器原基をさらに成長させるための環境としても、ブタ胎仔を利用し得る可能性がある。

3　ブタ胎仔を利用するヒト化臓器作製と移植

発達途上にある動物の胎仔臓器や臓器原基をヒトへの臓器移植に利用する研究も進められている（図3）。その具体例が、腎臓原基（後腎）を利用する〝ヒト化〟腎臓作成の試みである。腎臓形成期のラット胎仔

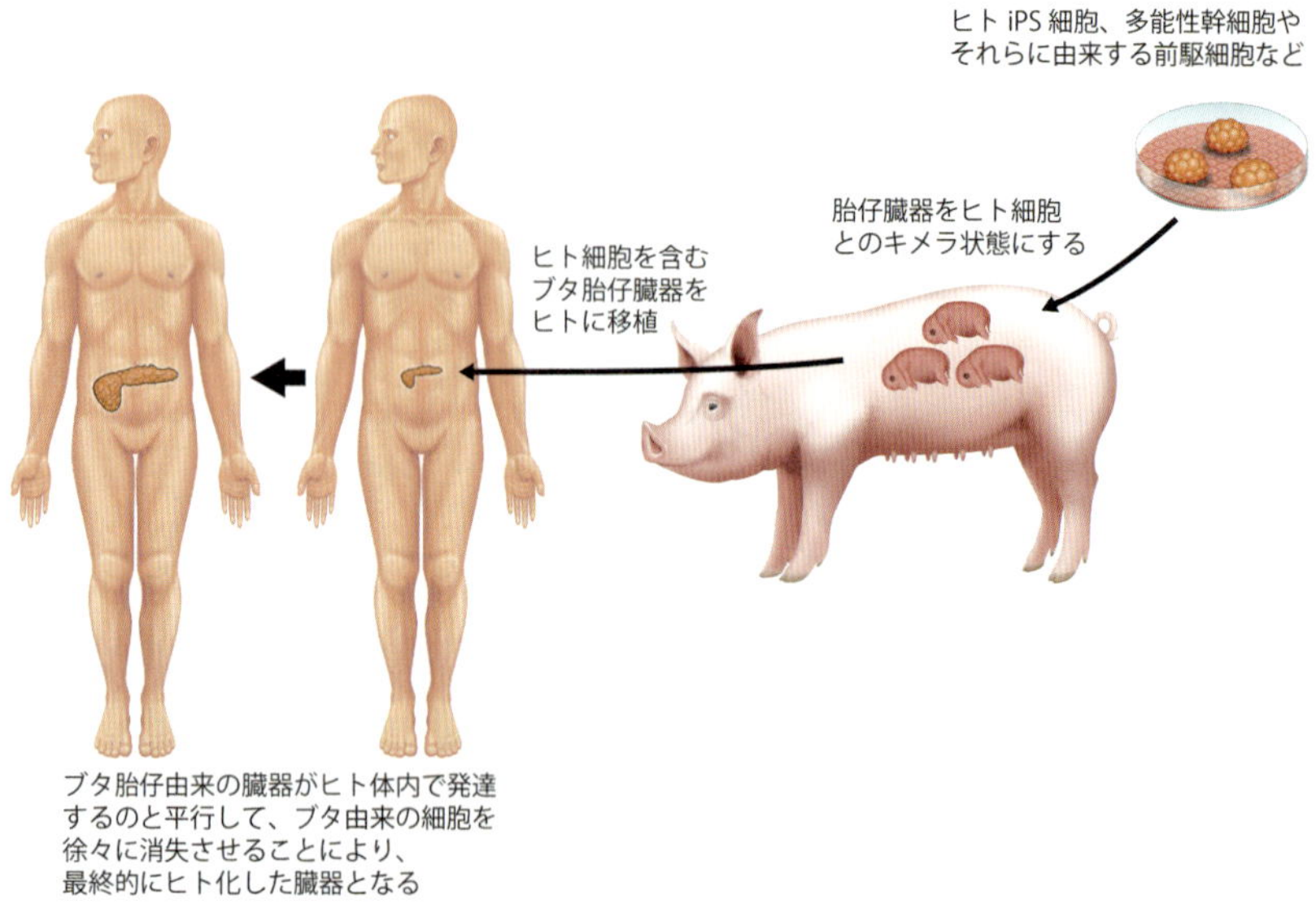

図3　ブタの胎仔臓器を原材料とするキメラ臓器を移植医療に用いる構想：ヒト化臓器

の体内にヒトの間葉系幹細胞を移植すると、それらが腎臓形成過程に取り込まれ、部分的にヒトの細胞で構築されたラットの胎仔腎臓が形成されることが確認されている［Yokoo *et al.* 2005］。このような原理を利用し、ヒト由来細胞が占める割合を一〇〇％に近づけていくことが、動物の胎仔臓器を利用したヒト化臓器作製のねらいである。今後の研究は、ブタの胎仔の利用が焦点となるであろう。ブタの胎仔臓器（原基）にヒトの多能性幹細胞を取り込ませ、ヒト化臓器に誘導するコンセプトは、多くの臓器に適用し得る可能性がある（図3）。

　この方法では、ヒトに移植されるのは胎仔臓器である（図3）。ヒト多能性幹細胞を取り込んだブタ胎仔臓器が、ヒト（患者）体内で発育して、やがて機能的なヒト化臓器となることが想定されている。移植時点ではヒト・ブタのキメラ状態である臓器を、完全なヒト化臓器に導くためには、ブタの細胞を徐々に取り除いていく工夫が必要となる。細胞死の誘導や細胞増殖の抑制によって、目的を達成出来る可能性は高い。また、臓器や組織の種類によっては、移植後に脈管や導管の接続等の外科的処置の追加を必要とする場合があろう。

我々はクローンブタ胎仔の腎臓原基(後腎)を、同一遺伝的背景の成体クローンブタの腹腔内に移植して発育させることに成功した実績を持つ[Yokote *et al.* 2015]。胎仔由来の腎臓は成体の体内に生着して発育し、移植後五週間程度でさかんに尿を産生した。それ以後は、尿の貯留のために腎組織が傷害された。しかし、尿を排出させる外科的処置を講じることによって、腎臓の機能をより良好に保つことができた。

三　ブタに由来する臓器・組織の移植医療への応用に伴う倫理的課題

ブタを臓器移植医療のプラットフォームに用いることには、様々な技術的課題と同時に倫理的課題が存在する(表1)。

異種移植の臨床応用に際しては、ブタが持つかもしれない未知の病原体が、臓器移植を受けた患者に感染するリスクへの配慮、対策が必要である。このことは、ブタの体内でヒト細胞に由来する臓器を作った際にも共通する課題である。ブタからヒトへの感染のリスクは、個々の患者の範囲を越えて、社会全体の安全に関わる問題となる。移植を受けた患者を長期間に渡って追跡調査することは、予期せぬ感染症の発症を検知する有効な方策だが、それには患者の協力が不可欠である。換言すれば、異種動物由来の臓器や組織の移植という医療を受け入れた事に伴い、受益者である患者自身が、社会の安全のための責務を負う

表1　ブタに由来する臓器・組織の移植医療への応用に伴う倫理的課題の整理

倫理的課題	各倫理的課題を内包する技術・方法	解決方法
未知の病原体のブタからヒトへの感染リスク	A, B, C, D	ドナーブタの衛生管理患と患者の長期追跡
遺伝子改変ブタの臓器・組織を体内に受け入れる患者の感情	A	患者の個人的了解に任せてよい 偏見の排除は必須
ブタ・ヒトキメラ胚のブタ子宮への移植と胎仔発育、キメラ個体の出産	B	胎仔の解析によって問題発生を明確化する
ブタ体内でのヒト脳神経細胞・生殖細胞の形成の可能性	B, C	ヒト由来細胞の分化・発生運命の制御
ブタ胎仔の臓器・組織を体内に受け入れて発育させる患者の感情	D	ブタ由来細胞を順次排除する
臓器・組織採取のためのブタの犠牲	A, B, C, D	犠牲の最小化を目指し、ドナーブタを他の用途にも有効利用する

A: 異種移植
B: 動物性集合胚を経由する方法
C: ブタ胎仔へのヒト多能性幹細胞の移植
D: ブタ胎仔臓器を利用するヒト化臓器作製

という論理と倫理観を、社会に定着させることが重要であろう。

次に、動物性集合胚を経由する方法やブタ胎仔にヒト多能性幹細胞を移植する方法の倫理的課題に焦点を当てる。ヒトに由来する細胞や組織を体内に持つ動物（ACHMs: Animals containing human materials）［Abbott 2011］を作出する研究においては、ブタ体内でヒトの生殖細胞や脳神経細胞が形成される可能性が、生命倫理上の焦点となる場合が多い。そのため、動物性集合胚のブタ子宮への移植は我が国では認められていない（二〇一六年一二月現在）。この問題は、ヒト細胞の発生運命を制御することで、解決し得る可能性がある。我々の研究では、雄のホスト胚を雌のドナー細胞で補完した場合、外来性細胞から生殖細胞は形成されなかった。XX染色体をもつ雌細胞からは精子が形成されないことが、その理由であると考えられる。このことは、ヒト多能性幹細胞を用いた胚盤胞補完において、ブタ体内でのヒト生殖細胞の形成を制御するための一つの方策を示している。

また最近 Kobayashi ら［Kobayashi *et al.* 2015］は、胚盤胞補完法において外来性細胞を内胚葉器官にのみ分化させる方策を示した。このような様々な知見の集積によって、異種キメラ形成に関する様々な課題が、ひとつずつ解決していく事に期待したい。

ブタ胎仔にヒト多能性幹細胞を移植する方法においても、内包される倫理的課題は基本的に同じである。しかし、特定の臓器や組織の形成を目的として、分化誘導した前駆細胞をブタ胎仔体内に移植した場合は、基本的にはヒトの生殖細胞や脳神経細胞が作られる可能性は低い。これらの細胞が作られていないことを胎仔発育の初期段階で確認することで、問題の発生は未然に防ぐことができるだろう。仮に、ブタの脳や生殖腺内にヒトの細胞が混在する状態が生じた場合、そのことによって実際にどのような問題が生じるかについては、科学的で冷静な議論が必要であろう。

ブタを利用して作られた臓器・組織の臨床応用に際してのもう一つの倫理的課題は、人のために動物の命をどこまで犠牲にしてよいのかという問題であろう。人の生命・生活の質の維持や向上のために、動物実験や家畜を含む様々な動物の利用が不可欠である。人のために動物を犠牲にする営みの最たるものは、食用への動物の利用であろう。実験動物の使用をなるべく抑制することは、既に世界的な風潮であるが、倫理的な観点から食用家畜の数を減らそうという意識は、まだ社会の共通認識となっているようには思えない。

医療や研究目的の動物利用も、食用への利用も、人のために動物を犠牲にしている点では根本的に同じである。家畜化された動物は、ヒトが利用できない野草（牧草）などを、動物特有の消化生理を介して、ヒトが利用出来る栄養（肉や乳）に転換する役割を果たしている。そのような役割に加えて、近い将来にはヒトのために臓器を作る役割をも、家畜が担うことになるかもしれない。そういう時代には、人のための動物の犠牲について、医療者、研究者、患者がそれぞれの立場で考えることが求められるはずだ。一人の患者が生きるために、何匹までの動物の犠牲なら許されるのか、などという問いかけに答えのあろうはずがない。

人が豊かに生きるために動物を犠牲にせざるを得ない時代にこそ、自分を取り囲むあらゆるものによって自分が生かされていることに、日々感謝する姿勢を持ちたいものである。

引用文献

Abbott, A. 2011 Regulations proposed for animal-human chimaeras. *Nature,* 475: 438.

Kobayashi, T., M. Kato-Itoh, and H. Nakauchi 2015 Targeted organ generation using Mixl1-inducible mouse pluripotent stem cells in blastocyst complementation. *Stem Cells Development,* 24: 182-189.

Kobayashi, T., T. Yamaguchi, S. Hamanaka, M. Kato-Itoh, Y. Yamazaki, M. Ibata, H. Sato, Y.S. Lee, J. Usui, A.S. Knisely, M. Hirabayashi, and H. Nakauchi 2010 Generation of rat pancreas in mouse by interspecific blastocyst injection of pluripotent stem cells. *Cell,* 142: 787-799.

Matsumoto, S., A. Abalovich, C. Wechsler, S. Wynyard, and R. B. Elliott 2016 Clinical Benefit of Islet Xenotransplantation for the Treatment of Type 1 Diabetes. *EBioMedicine,* 12: 255-262.

Matsunari, H., H. Nagashima, M. Watanabe, K. Umeyama, K. Nakano, M. Nagaya, T. Kobayashi, T. Yamaguchi, R. Sumazaki, L. A. Herzenberg, and H. Nakauchi 2013 Blastocyst complementation generates exogenic pancreas in vivo in apancreatic cloned pigs. *Proceedings of the National Academy of Sciences of the United States of America,* 110: 4557-4562.

Miyagawa, S., A. Yamamoto, K. Matsunami, D. Wang, Y. Takama, T. Ueno, M. Okabe, H. Nagashima, and M. Fukuzawa

2010 Complement regulation in the GalT KO era. *Xenotransplantation,* 17: 11-25.

Miyagawa, S., H. Matsunari, M. Watanabe, K. Nakano, K. Umeyama, R. Sakai, S. Takayanagi, S. Takeishi, T. Fukuda, S. Yashima, A. Maeda, H. Eguchi, H. Okuyama, M. Nagaya, and H. Nagashima 2015 Generation of alpha1,3-galactosyltransferase and cytidine monophospho-N-acetylneuraminic acid hydroxylase gene double-knockout pigs. *Journal of Reproduction and Development*, 61: 449-457.

Mohiuddin, M. M., A. K. Singh, P. C. Corcoran, M. L. Thomas, 3rd, T. Clark, B. G. Lewis, R. F. Hoyt, M. Eckhaus, R. N. Pierson, 3rd, A. J. Belli, E. Wolf, N. Klymiuk, C. Phelps, K. A. Reimann, D. Ayares, and K. A. Horvath 2016 Chimeric 2C10R4 anti-CD40 antibody therapy is critical for long-term survival of GTKO.hCD46.hTBM pig-to-primate cardiac xenograft. *Nature Communications*, 7: 11138.

Rashid, T., T. Kobayashi, and H. Nakauchi 2014 Revisiting the flight of Icarus: making human organs from PSCs with large animal chimeras. *Cell Stem Cell*, 15: 406-409.

Takebe, T., K. Sekine, M. Enomura, H. Koike, M. Kimura, T. Ogaeri, R. R. Zhang, Y. Ueno, Y. W. Zheng, N. Koike, S. Aoyama, Y. Adachi, and H. Taniguchi 2013 Vascularized and functional human liver from an iPSC-derived organ bud transplant. *Nature,* 499: 481-484.

Wu, J., H.T. Greely, R. Jaenisch, H. Nakauchi, J. Rossant, and J. Belmonte 2016 Stem cells and interspecies chimaeras. *Nature*, 540: doi:10.1038/nature20573.

Yang, Y-G, and M. Sykes 2007 Xenotransplanattion: current status and a perspective on the future. *Nature Reviews Immunology,* 7: 519-531.

Yokoo, T., T. Ohashi, J. S. Shen, K. Sakurai, Y. Miyazaki, Y. Utsunomiya, M. Takahashi, Y. Terada, Y. Eto, T. Kawamura, N. Osumi, and T. Hosoya 2005 Human mesenchymal stem cells in rodent whole-embryo culture are reprogrammed to contribute to kidney tissues. *Proceedings of the National Academy of Sciences of the United States of America,* 102: 3296-3300.

Yokote,S., H. Matsunari, S. Iwai, N. Yamanaka, A. Uchikura, H. Fujimoto, K. Matsumoto, H. Nagashima, E. Kobayashi, and T. Yokoo 2015 Uterine excretion strategy for stem cell-generated embryonic kidneys. Proceedings of National

Academy of Science *of the United States of America*, 112: 12980-12985.

ヒト生殖細胞作製研究とその倫理的課題

斎藤通紀
京都大学大学院医学研究科機能微細形態学分野教授
科学技術振興機構斎藤全能性エピゲノムプロジェクト研究総括
京都大学物質―細胞統合システム拠点連携主任研究者
京都大学iPS細胞研究所研究員

一　生殖細胞とはどのような細胞か？

卵子や精子、それらの起源となる細胞のことを生殖細胞と呼ぶ。卵子は母親の、精子は父親の遺伝情報を子孫に伝える役割をする細胞だ。卵子と精子が融合すると（受精）、母親と父親それぞれの遺伝情報を継承した受精卵が形成される。受精卵は全く新しい組み合わせの遺伝情報を獲得した細胞で、胚・胎児・新生子へと発生する。ヒトを含む動物の細胞の中では、生殖細胞だけがこうした能力を有し、地球上に現存する生命の進化も生殖細胞を介してなされてきた。生殖細胞は新しい生命の誕生に必須の細胞で、生命の連続性を保証する。

生殖細胞がうまく形成されないとどうなるのか。最も直接的には、子供をつくることが出来ない不妊になる。卵子や精子が形成されても、その中で遺伝子や遺伝子の働きを制御する情報（エピゲノム情報）に異常が起こると、そうした生殖細胞に由来する子供は遺伝病もしくはエピゲノム異常症を有することになる。最近では、肥満などの代謝疾患を有する父親の精子にはエピゲノム情報の異常が起きやすく、その結果、子供も同様の代謝疾患に罹患しやすくなるといったことも報告されている［Heard and Martienssen 2014］。生殖細胞は医学的にも極めて重要な細胞であることは明らかである。

二　生殖細胞研究と医療

生殖細胞に関する医療の中で最も顕著なものは、体外授精による不妊の治療であろう。体外授精とは、卵子と精子を培養ディッシュ上で受精させ、得られた受精卵・胚を培養し、母体に戻して産子を得る技術である。一九七八年に、イギリスの発生生物学者 Robert Edwards 博士と産婦人科医 Patrick Steptoe 博士が、卵管の異常により自然妊娠が出来ない夫婦に適用し、世界で初めて成功した［Steptoe and Edwards 1978］。この成功には、一九〇〇年代の半ば以降発展したマウスなど齧歯類を用いた授精・胚培養の技術や、排卵を誘発する内分泌学的研究の発展が大きな貢献を果たした。当時は、生命の始まりを人間が操作することに対して、カトリック教会を中心に強い反発があり、世界的に大きな論争となったが、その後、体外授精技術・胚培養技術、内分泌学や関連する人工生殖技術が格段の発展を遂げ、現在までに、これら技術の適応により世界中で五〇〇万人以上が誕生し、日本を含む先進国では二—三％の新生児がこれら技術により生まれている［Gearhart and Coutifaris 2011］。このように体外授精による不妊治療は広く受け入れられ、この基盤を築いた功績により、Robert Edwards 博士は二〇一〇年にノーベル生理学・医学賞を受賞している。

さらに、齧歯類を用いた授精・胚培養の技術、関連する顕微操作技術の発展は、胚盤胞からの胚性幹細胞（ＥＳ細胞：embryonic stem cells）の樹立や［Evans and Kaufman 1981］、生殖細胞発生過程で付与されるエピゲノム情報の顕著な例としてのインプリントの発見［McGrath and Solter 1984, Surani *et al.* 1984］、体細胞核の卵子への移植によるクローニング技術の確立［Campbell *et al.* 1996］、そしてこれら研究に基づく人工多能性幹細胞（ｉＰＳ細胞：induced pluripotent stem cells）の樹立へとつながった［Takahashi *et al.* 2007, Takahashi and Yamanaka 2006］。生殖細胞の研究は、不妊治療に代表される医療技術のみならず、ＥＳ細胞やｉＰＳ細胞を用いた将来の広範な医療技術開発の基盤となっていることがわかる。

三　生殖細胞作製研究とはどのような研究か？

それでは生殖細胞を作成する研究とはどのような研究なのだろうか。マウスを用いた研究から、ＥＳ細胞やｉＰＳ細胞は、胚盤胞に注入すると、生殖細胞を含む体を構成する全ての細胞に分化出来ることが知られており、多能性幹細胞と呼ばれている。これら多能性幹細胞を出発点にし、培養ディッシュ上で、発生の順序に従って卵子や精子の作製を目指す研究が生殖細胞作製研究だ［Saitou and Miyauchi 2016］。生殖細胞作製研究では、旺盛に増殖する多能性幹細胞を起点とし培養ディッシュ上で大量の生殖細胞が誘導されることが期待されるので、生殖細胞の発生過程の解析が容易になりその理解が促進されること、それに伴い不妊や遺伝病の発症機構の解明が進むこと、これまで研究が困難であったエピゲノム異常症の解析に道筋がつくこと、様々な動物種から樹立した多能性幹細胞を起点とすることで、それらの生殖細胞形成機構の差異や遺伝情報の多様性の生成機構の解明・進化の分子基盤の研究が進むこと、など医学的・生物学的に多岐に渡る研究が発展する可能性が拓ける。マウスの多能性幹細胞を用いた生殖細胞作製研究はこの数年で飛躍的に進展し、培養ディッシュ上で卵子や精子幹細胞が誘導出来るようになった。また、マウスの研究に基づき、ヒト多能性幹細胞を用いた研究もその端緒についている。

四　生殖細胞発生機構の概要

生殖細胞の発生機構は主にマウスを用いて詳細な研究がなされてきた［Saitou and Miyauchi 2016］（図1）。受精卵は、卵割を経て、外部に栄養外胚葉と呼ばれる細胞を、内部に未分化な細胞塊を形成し、発生三・五日目には、胚盤胞と呼ばれる構造を呈する。栄養外胚葉は母体（子宮）への着床に伴い胎盤を構成する細胞に分化し、内部細胞塊は原始内胚葉と呼ばれる細胞とエピブラスト（胚体外胚葉：epiblast）と呼ばれる細胞に分化する。エピブラストの一部は、発生六・〇日目頃、周囲の細胞からのシグナルにより、生殖細胞の起源となる始原生殖細胞（PGCs：primordial germ cells）への分化を開始する。同じ時期に、エピブラストの残りの細胞は体を構成するあらゆる細胞への分化も開始する。始原生殖細胞が形成される段階では、まだ卵巣や精巣の原器（生殖巣）は作られておらず、面白いことに、始原生殖細胞は将来生殖巣が作られる場所に向かって移動を開始し、発生一〇・〇日目頃から、形成されつつある生殖巣に生着し、発生一

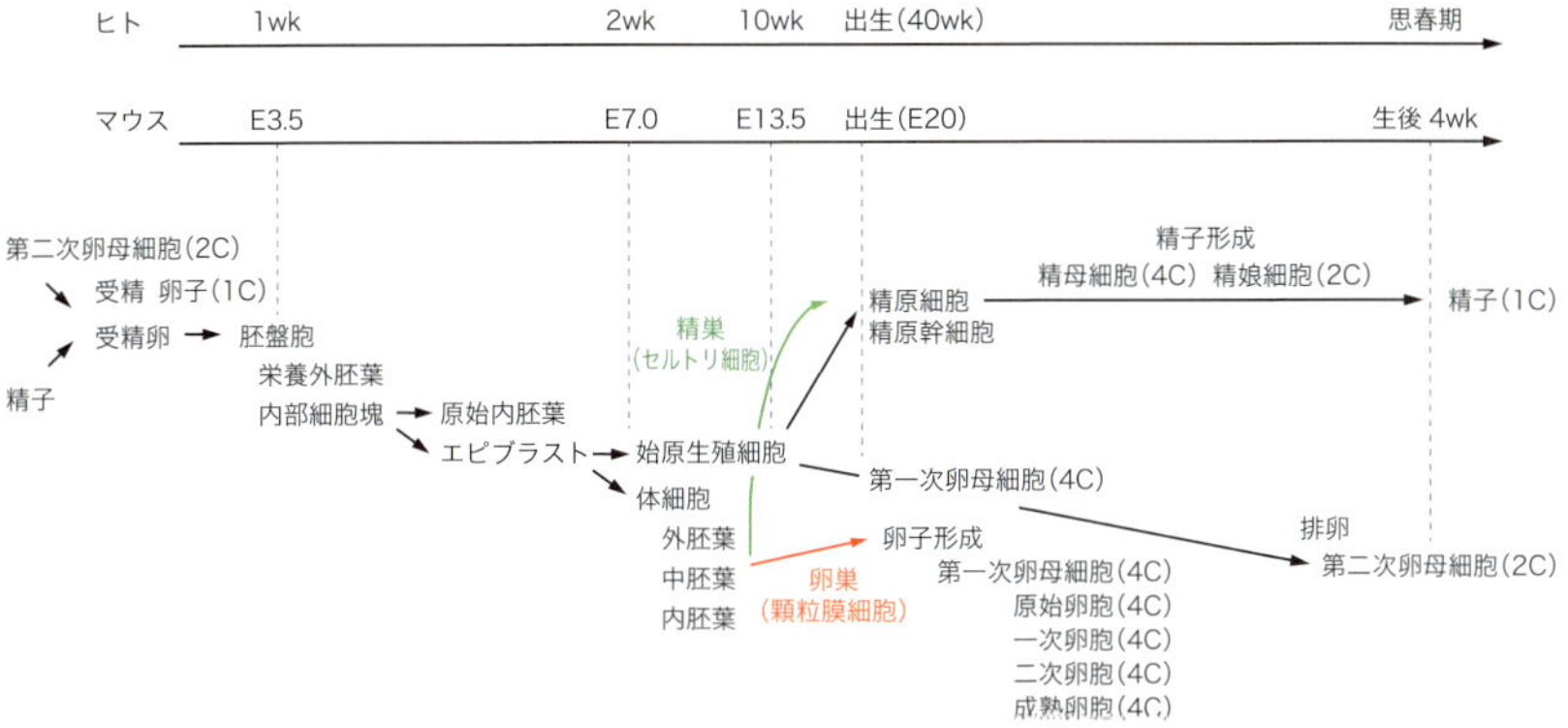

図１　生殖細胞の発生過程の概要

ヒトおよびマウスにおける生殖細胞の発生過程の概要。詳細は本文参照。
wk: 週、E: 発生日数、C: 相同染色体の数　通常の細胞は母親・父親に由来する２本ずつ（2C）の染色体を有する

三・五日目頃までその中で盛んに増殖する。重要なことに、この期間、始原生殖細胞は、インプリントを始めとする父母から受け継いだ遺伝子の働きを制御する情報を消去し（エピゲノムリプログラミング）、卵子にも精子にも分化できる状態になる。

胎児がメスの場合、発生一一・五日目頃から生殖巣は卵巣への分化を開始する。始原生殖細胞は、卵巣を構成する体細胞（顆粒膜細胞と呼ばれる細胞）等からのシグナルの影響で、発生一三・五日目頃から、卵母細胞への分化と減数分裂を開始する。減数分裂は生殖細胞のみが行う特殊な細胞分裂で、父母それぞれから受け継いだ染色体（遺伝情報を収納する単位）を複製した後に組み換え、続く二度の分裂で最終的に一倍体（通常の細胞は父母それぞれの染色体を有する二倍体）の細胞（卵子や精子）を形成する分裂様式だ。マウス胎児は発生二〇日目頃に分娩され、新生児の卵巣内で、卵母細胞は一層の顆粒膜細胞に取り囲まれた原始卵胞（第一次減数分裂の複糸期という状態で停止）という構造を形成する。生後四週頃までに、卵胞は、一次卵胞、

二次卵胞、成熟卵胞と成熟し、性成熟する生後六週以降、ホルモン刺激に応じ、卵胞の成熟と成熟卵胞の排卵が起こるようになる。卵母細胞は卵胞成熟過程でメス型のエピゲノムを獲得する。排卵とともに卵母細胞は第一次減数分裂を完了、さらに受精することで第二次減数分裂を完了し、受精卵になる。

一方、胎児がオスの場合、発生一一・五日目頃から生殖巣は精巣への分化を開始する。始原生殖細胞は、精巣を構成する体細胞（セルトリ細胞）等の影響で、発生一三・五日目頃から、分裂を停止し、生後五日目までに精原細胞へと分化する。この期間に精原細胞はオス型のエピゲノムを獲得する。精原細胞は増殖を再開し、第一次精子形成過程に入って減数分裂を行い、精母細胞、精娘細胞、精子細胞、精子へと分化・成熟し、生後四週目ころに精子が初めて形成される。一方で、精原細胞の一部は精原幹細胞へと分化する。精原幹細胞は自己複製と精子形成を一生の間続ける細胞で、この細胞がオスの生涯に渡る精子形成を保証する。

以上はマウスを用いた研究で明らかになった知見だが、基本的にはヒトでも同様に生殖細胞の発生は進行する。ただしヒトでは卵子や精子が形成されるまでにマウスに比べ随分と長い時間がかかる［Saitou and Miyauchi 2016］（図1）。ヒト始原生殖細胞は発生の二週目頃に形成されると考えられている。ヒト始原生殖細胞も移動を行い、五週目頃から生殖巣に生着し、一〇週目頃まで盛んに増殖する。ヒト始原生殖細胞もこの期間にエピゲノムリプログラミングを行う。ヒト始原生殖細胞が卵母細胞や精原細胞への分化を開始するのは一〇週目以降だが、その分化過程は細胞ごとに不均一なようで、ある細胞は卵母細胞（もしくは精原細胞）への分化を開始するものの、ある細胞は未分化な始原生殖細胞として増殖を続ける、といった期間が長く、二〇週目頃までは女児においても男児においてもそのような状態が続くようである。新生女児では、ほとんどの生殖細胞は原始卵胞の状態、新生男児では、精原細胞に分化する前段階の前精原細胞と呼ばれる状態となる。これらの細胞は思春期に至り女子男子の性成熟が開始する前までいわば休止状態をとると考えられ、思春期以降、ホルモン刺激に伴い、成熟卵胞への成熟や精子形成を開始する。一方で、マウスでは成熟卵胞や精原細胞は生後において初めて形成されるが、ヒトでは、胎児期の後期において、成熟卵胞や精原細胞まで分化が進む事例も見られるようである。

五　マウス生殖細胞作製研究

マウス生殖細胞作製研究では、第一に、ＥＳ細胞やｉＰＳ細胞などの多能性幹細胞を、適切なサイトカイン[1]を用いて、エピブラストに似た細胞（エピブラスト様細胞：epiblast-like cells〔EpiLCs〕）に誘導する。次に、エピブラスト様細胞を、浮遊凝集培養という方法論と適切なサイトカインを用いて、始原生殖細胞に似た細胞（始原生殖細胞様細胞：PGC-like cells〔PGCLCs〕）に誘導する〔Hayashi *et al.* 2011〕（図２）。始原生殖細胞様細胞は、生殖巣に移動中の始原生殖細胞に似た遺伝子発現やエピゲノムプロファイルを有することがわかっている。オス多能性幹細胞から誘導されたオス始原生殖細胞様細胞は、生殖細胞を欠損したオス新生仔マウス（通常、Kitと呼ばれる遺伝子を欠損したマウスを使用する）の精巣に移植すると、その中で精子形成に寄与し、約一〇週間後に精子を形成した（図２）。これら精子は、顕微授精により卵子に授精させると健常な産仔に寄与した〔Hayashi *et al.* 2011〕。メス多能性幹細胞から誘導されたメス始原生殖細胞

1　Cytokine：免疫システムの細胞から分泌されるタンパク質で、標的細胞は特定されない情報伝達をするものをいう。

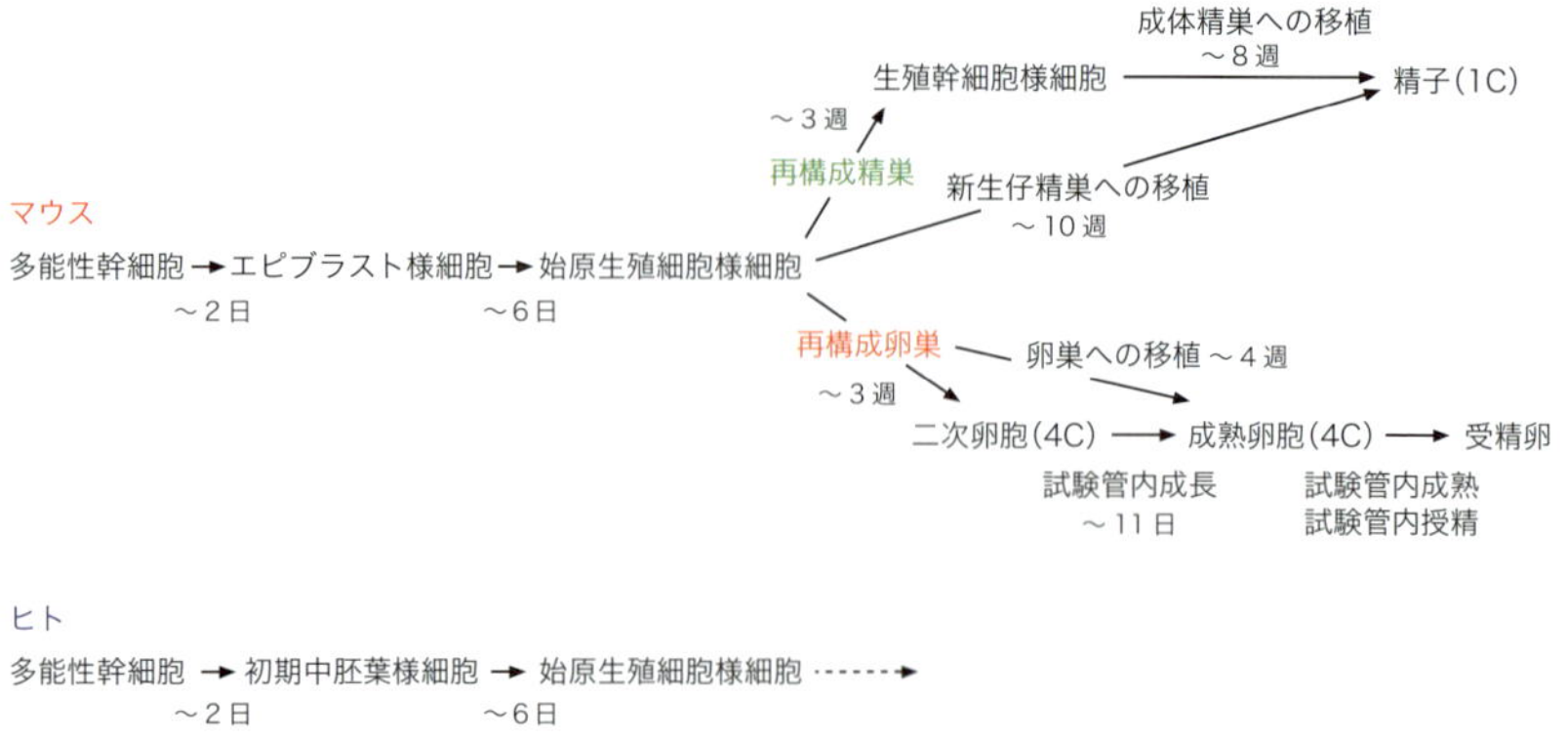

図2　生殖細胞作成研究の概要

ヒトおよびマウスにおける生殖細胞作成研究の概要。詳細は本文参照。それぞれの過程に要する日数を示す。C: 相同染色体の数　通常の細胞は母親・父親に由来する2本ずつ（2C）の染色体を有する。

様細胞は、メス胎児卵巣を構成する体細胞と浮遊凝集培養させるとその中にうまく取り込まれ、培養ディッシュ内で再構成された胎児卵巣様構造（再構成卵巣）に寄与する。再構成卵巣を培養すると、メス始原生殖細胞様細胞はその中でエピゲノムリプログラミングを完了し減数分裂に進行した。再構成卵巣を、免疫能を欠損するメスマウスの卵巣皮膜下に移植すると、四週間後には、メス始原生殖細胞様細胞は成熟した卵母細胞に分化し、それら卵母細胞を単離し、培養ディッシュ内で減数分裂を進行させ、授精させると、健常な産仔に寄与した［Hayashi *et al.* 2012］（図2）。これら研究結果は、多能性幹細胞から誘導された始原生殖細胞様細胞が卵子や精子の起源となる細胞として正しく機能することを示している。

実際に本方法論に基づいて誘導された大量の始原生殖細胞様細胞を研究に用いることで、生体を用いた研究では解析が困難であった生殖細胞誘導の転写・シグナル制御機構、エピゲノムリプログラミングの実態と分子機構などが解明された［Aramaki *et al.* 2013, Kurimoto *et al.* 2015, Nakaki *et al.* 2013, Shirane *et al.* 2016］。

マウス生殖細胞作製研究はさらに発展した。始原生殖細胞を含む胎児卵巣を気液平衡培養という特殊な培養法で三週間培養し、その後、本培養により二次卵胞にまで成熟した卵胞を解離し、適切なホルモンとともに培養することで成熟卵胞、さらにはそれらに由来する健常な産仔を誘導する方法論が開発された［Morohaku *et al.* 2016］。同様の方法論で、再構成卵巣を培養すると、始原生殖細胞様細胞は培養ディッシュ内で二次卵胞、続いて成熟卵胞に成熟し、それらに由来する健常な産仔が得られた。即ち、多能性幹細胞から始原生殖細胞様細胞を介し卵子産生に至る全ての過程が培養ディッシュ上で再現されたことになる［Hikabe *et al.* 2016］（図２）。

また、オス始原生殖細胞様細胞は、オス胎児精巣を構成する体細胞と浮遊凝集培養するとその中に取り込まれ、培養ディッシュ内で再構成された胎児精巣様構造（再構成精巣）に寄与する。再構成精巣を気液平衡培養で三週間程培養すると、始原生殖細胞様細胞は精原細胞に似た細胞に分化することがわかった［Ishikura *et al.* 2016］（図２）。マウスでは、精原細胞は、培養ディッシュ上で生殖幹細胞（GSCs：germline stem cells）として長期培養できることが知られている［Kanatsu-Shinohara *et al.* 2003］。再構成精巣内で、始原生殖細胞様細胞から誘導された精原細胞様細胞も、培養ディッシュ上で生殖幹細胞に似た細胞（生殖幹細胞様細胞：GSC-like cells〔GSCLCs〕）として長期培養できることがわかった。生殖幹細胞様細胞は、生殖細胞を欠損したオス成体マウスの精巣に移植すると、その中で精子形成に寄与し、約八週間後に精子を形成し、これら精子は健常な産仔に寄与した。これらの結果は、多能性幹細胞から始原生殖細胞様細胞を介し精原細胞／精原幹細胞が培養ディッシュ上で誘導できたことを示している［Ishikura *et al.* 2016］（図２）。

以上から、マウス生殖細胞作製研究はこの数年で格段の進展を遂げたことがわかる。一方で、多能性幹細胞から培養ディッシュ上で誘導された卵子のうち産仔に貢献するのはほんの一部であること、生殖幹細胞様細胞はエピゲノム異常を有し精子形成効率が低いこと、両細胞の誘導には胎児生殖巣体細胞との共培養が必須であること、など多くの問題点も残されている［Hikabe *et al.* 2016, Ishikura *et al.* 2016］。これらの点を解決していくことが今後の課題といえよう。

六　ヒト生殖細胞作製研究

ヒト生殖細胞作製研究では、第一に、ヒトｉＰＳ細胞を、初期の中胚葉と呼ばれる細胞に似た細胞（初期中胚葉様細胞：incipient mesoderm-like cells〔iMeLCs〕）に誘導する。次に、初期中胚葉様細胞を、浮遊凝集培養と適切なサイトカインを用いて、ヒト始原生殖細胞様細胞（hPGCLCs：human PGCLCs）に誘導する［Sasaki *et al.* 2015］（図２）。この他、特殊な状態で培養したヒト多能性幹細胞を起点に誘導する方法も報告されている［Irie *et al.* 2015］。ヒト始原生殖細胞様細胞は、その遺伝子発現様態から、形成された直後のヒト始原生殖細胞に近いことが示唆されている［Irie *et al.* 2015, Sasaki *et al.* 2015］。

ヒト始原生殖細胞様細胞を誘導する研究から、ヒトとマウスでは、始原生殖細胞の形成に重要な転写因子（遺伝子の発現を制御するタンパク質）が異なること、多能性幹細胞から始原生殖細胞様細胞に至るまでの誘導過程に様々な差異があること、が明らかになってきた［Irie *et al.* 2015, Sasaki *et al.* 2015］。ヒトとマウスでは、同じ始原生殖細胞をつくるのにも、少なくとも一部には異なる機序を用いている、というこれまで知られていなかった事実がこの研究から明らかになった。

マウスの多能性幹細胞は子宮への着床前のエピブラストに近い細胞であることがわかっていたが、ヒトに近い霊長類であるカニクイザルを用いた研究から、ヒトやカニクイザルの多能性幹細胞は着床後一週間ほどたった状態のエピブラストに近い細胞であることがわかったのである［Nakamura *et al.* 2016］。また、マウスの始原生殖細胞はエピブラストに誘導されるが、驚いたことに、カニクイザルの始原生殖細胞は、後に胎児を包む膜となる、羊膜と呼ばれる組織から誘導されることがわかった［Sasaki *et al.* 2016］。始原生殖細胞が誘導される時期の羊膜はエピブラストから分化した直後の状態で、エピブラストに似た特性を残していることも示されている。ヒト多能性幹細胞からヒト始原生殖細胞様細胞が誘導される過程に関しては、カニクイザル等を用いた研究と合わせ、より詳細な解析が必要である。

ヒト始原生殖細胞様細胞を卵子や精原幹細胞・精子に誘導する研究は大変に重要だ。ヒトはマウスに比べて生殖細胞の発生に長い時間がかかること、卵胞の培養技術や精原幹細胞の培養技術が確立していないこと、胎児生殖巣体細胞を得ることが困難なこと、など多くの解決すべき課題があげられ、これらの課題を今後の研究で解決していく必要がある［Saitou and Miyauchi 2016］。

七　ヒト生殖細胞作製の倫理的課題

上述したように、ヒト生殖細胞作製研究が進めば、不明な点が多く残されているヒト生殖細胞の発生機構の解明が進むこと、ヒトの遺伝的多様性の生成機構の解明が進むこと、それに伴い不妊や遺伝病、エピゲノム異常症などの発症機構の解明が進むこと、など医学的・生物学的に多岐に渡る研究が発展すると期待さる。

それではヒト多能性幹細胞から卵子や精子が誘導された場合、それらの機能を検証するため、それらを授精させ、ヒト胚の作製を行う、という研究はどうだろうか。技術が発展し、多能性幹細胞から誘導される卵子や精子が正常なものに近づけば、これらの細胞を用いてヒトの初期発生機構とその異常の研究を行うことが可能となる。これまでヒトの初期発生機構は、主に、不妊の治療や胚の遺伝子異常の検査のために人工授精により作製した胚の中で、実際に産子を得るためには使用せず凍結保存されている胚（余剰胚）を用いて進められてきた。ヒト多能性幹細胞から誘導した卵子や精子を授精させることが出来れば、こうした研究がさらに促進され、ヒトの正常な発生とその異常に関する知見がさらに深まる可能性がある。

一方で、こうした研究の役に立つということでヒト胚の作製をどんどん行って良いのか。また、そもそも、多能性幹細胞から誘導した卵子や精子を用いて作成されたヒト胚にはどのような倫理的価値が付与されるべきなのか。例えば、血液細胞から作成されたｉＰＳ細胞から卵子や精子が誘導され、それらからヒト胚が作成された場合、それらは通常の卵子や精子から作成されるヒト胚と同じと考えるべきなのか。

現在の日本の法令（平成一六年「ヒト胚の取り扱いに関する基本的考え方」）では、受精卵やそれに続く初期胚などヒト胚を「人の生命の萌芽」と位置づけ、人に準じる高い倫理的価値を付与し、研究材料として使用するために新たにヒト胚を作成することを原則として禁止している。それが例外的に許容されるのは、(1)他に治療法が存在しない難病等に対するヒトＥＳ細胞を用いた再生医療技術の基礎的研究のための人クローン胚の作成（人クローン胚からヒトＥＳ細胞を作成し、利用）、(2)生殖補助医療の向上に資する研究（基礎的研究）のためのヒト受精胚の新たな作成（作成したヒト受精胚自体を利用、研究後は廃棄）、の二つのうちのいずれかに当てはまる場合だ。これらの事例は、ドナーの同意のもと供給される人由来の通常の卵子および精子を使用することを前提としている。

一方で、多能性幹細胞などからの生殖細胞作成研究を規定する「ヒトES細胞の使用に関する指針」、「ヒト・iPS細胞又はヒト組織幹細胞からの生殖細胞の作成を行う研究に関する指針」（平成二二年）では、多能性幹細胞から誘導した卵子や精子を授精し、ヒト胚を作成することは禁じられている。これには、(1)こうした指針が作成された時点では、ヒト多能性幹細胞から卵子や精子を作成するのはまだまだ困難で現実的ではなかったこと、(2)技術が発展しヒト多能性幹細胞から卵子や精子が作成される場合、ドナーから得られる少数の卵子などを用いる場合と異なり、多数のヒト胚が新たに作成される可能性があり、より慎重な検討を行う必要がある、などの理由があった。現在関連する研究が急速に進みつつあり、研究から得られる利益を勘案すると、こうした指針を見直すべきではないか、という意見がある。実際に、研究の進展を受け、内閣府生命倫理専門調査会は、平成二七年九月九日に、「ヒトの幹細胞から作成される生殖細胞を用いるヒト胚の作成について」という中間まとめを発表し、関係研究のさらなる進展など研究の進む方向を見極めたうえで、さらに検討をすすめることが適当である、としている。

八　ヒト生殖細胞作成研究に関する諸外国の規制

ヒト生殖細胞作成研究に関する諸外国の規制はどのようになっているのだろうか。アメリカ・カリフォルニア州やイギリスでは、生殖細胞の作成、作成された卵子・精子を用いたヒト胚の作成はともに認められている。ドイツやフランス、スペインでは、生殖細胞の作成は認めるものの、それらを用いたヒト胚の作成は認めていないようだ。ヒト生殖細胞の作成に関してはどの国も認めているようだが、それらを用いたヒト胚の作成に関しては現在のところ国によって考え方が異なることがわかる（平成二七年九月九日内閣府生命倫理専門調査会「ヒトの幹細胞から作成される生殖細胞を用いるヒト胚の作成について」）。

イギリスは、体外受精とそれによる産子の作成を認める際に、発生一四日目に至らないヒト胚は、ヒト細胞ではあるが人とはいえず、人為的に作成・操作することが可能であると決定した。この考え方に基づくと、多能性幹細胞から作成された卵子・精子を用いてヒト杯を作成することは問題が無いことになる。一方で、通常のヒト発生が着床も含め進行する場合、発生一四日目頃までには原腸陥入という現象が起こり、中胚葉（血液、心臓、腎臓など）や内胚葉（腸管、肝臓、膵臓など）の形成が始まり、外胚葉（神経・皮膚など）の発生も進んで、ヒト胚がヒト胎児に近づいてくる。こうしたことから、イギリスを含め、どの国においても、作成したヒト胚を一四日を越えて培養することは禁じている。ところが、現在、イギリスでは、ヒト胚の培養研究においても進展が見られ、一四日を超える培養を可能とするべきではないかとの議論がなされつつある。ヒト初期胚を倫理的にどのように規定するかは、研究により生じる利益を勘案し、それぞれの国がしっかりとした議論に基づき決定していくべき事柄であることがわかる。

九　結語

ヒト生殖細胞作成研究はその端緒についたばかりだ。一方で、マウスをモデルとする研究から、ヒト生殖細胞作成研究の進めるべき方向性の大枠は示されており、世界的研究の動向からも、急速に発展する可能性がある。ヒト胚を「人の生命の萌芽」と位置づけ、人に準じる高い倫理的価値を付与する日本の考え方は素晴らしい考え方である。生殖細胞作成研究を開拓・リードしてきた日本において、多能性幹細胞に由来する卵子や精子を用いたヒト胚作成の意義・可否、それらにどのような倫理的価値を付与するかに関して多角的な検討・議論が進められることは大変に重要だ。私見としては、多能性幹細胞から誘導される卵子や精子に由来するヒト胚を、「人の生命の萌芽」と位置づけ、その作成研究は、平成一六年「ヒト胚の取り扱いに関する基本的考え方」にて許容されている、(2)生殖補助医療の向上に資する研究（基礎的研究）のためのヒト受精胚の新たな作成（作成したヒト受精胚自体を利用、研究後は廃棄）、の研究に相当すると考えられるので、研究機関の倫理委員会により研究の科学的妥当性を審査し、適切と判断される場合は許容する、という方向性をとるべきであると考える。

本稿による議論の範囲を超えるが、ヒト胚の培養を許容する期間に関しては今後改めて多角的な検討・議論をするに値する事項となると考えられる一方、多能性幹細胞から誘導される卵子や精子に由来するヒト胚の母胎への移植に関しては、科学的安全性の観点だけから考えても現時点では容認出来ない、と考えている。

参考文献

Aramaki, S., Hayashi, K., Kurimoto, K., Ohta, H., Yabuta, Y., Iwanari, H., Mochizuki, Y., Hamakubo, T., Kato, Y., Shirahige, K., *et al.* 2013 A mesodermal factor, T, specifies mouse germ cell fate by directly activating germline determinants. *Developmental Cell*, 27:516-529.

Campbell, K.H., McWhir, J., Ritchie, W.A., and Wilmut, I. 1996 Sheep cloned by nuclear transfer from a cultured cell line. *Nature*, 380: 64-66.

Evans, M.J., and Kaufman, M.H. 1981 Establishment in culture of pluripotential cells from mouse embryos. *Nature*, 292:

154-156.

Gearhart, J., and Coutifaris, C. 2011 In vitro fertilization, the Nobel Prize, and human embryonic stem cells. *Cell Stem Cell,* 8: 12-15.

Hayashi, K., Ogushi, S., Kurimoto, K., Shimamoto, S., Ohta, H., and Saitou, M. 2012 Offspring from oocytes derived from in vitro primordial germ cell-like cells in mice. *Science,* 338: 971-975.

Hayashi, K., Ohta, H., Kurimoto, K., Aramaki, S., and Saitou, M. 2011 Reconstitution of the mouse germ cell specification pathway in culture by pluripotent stem cells. *Cell,* 146: 519-532.

Heard, E., and Martienssen, R.A. 2014 Transgenerational epigenetic inheritance: myths and mechanisms. *Cell,* 157: 95-109.

Hikabe, O., Hamazaki, N., Nagamatsu, G., Obata, Y., Hirao, Y., Hamada, N., Shimamoto, S., Imamura, T., Nakashima, K., Saitou, M., *et al.* 2016 Reconstitution in vitro of the entire cycle of the mouse female germ line. *Nature,* 539: 299-303.

Irie, N., Weinberger, L., Tang, W.W., Kobayashi, T., Viukov, S., Manor, Y.S., Dietmann, S., Hanna, J.H., and Surani, M.A. 2015 SOX17 is a critical specifier of human primordial germ cell fate. *Cell,* 160: 253-268.

Ishikura, Y., Yabuta, Y., Ohta, H., Hayashi, K., Nakamura, T., Okamoto, I., Yamamoto, T., Kurimoto, K., Shirane, K., Sasaki, H., *et al.* 2016 In vitro derivation and propagation of spermatogonial stem cell activity from mouse pluripotent stem cells. *Cell Reports,* 17: 2789-2804.

Kanatsu-Shinohara, M., Ogonuki, N., Inoue, K., Miki, H., Ogura, A., Toyokuni, S., and Shinohara, T. 2003 Long-term proliferation in culture and germline transmission of mouse male germline stem cells. *Biology of Reproduction,* 69: 612-616.

Kurimoto, K., Yabuta, Y., Hayashi, K., Ohta, H., Kiyonari, H., Mitani, T., Moritoki, Y., Kohri, K., Kimura, H., Yamamoto, T., *et al.* 2015 Quantitative dynamics of chromatin remodeling during germ cell specification from mouse embryonic stem cells. *Cell Stem Cell,* 16: 517-532.

McGrath, J., and Solter, D. 1984 Completion of mouse embryogenesis requires both the maternal and paternal genomes. *Cell,* 37: 179-183.

Morohaku, K., Tanimoto, R., Sasaki, K., Kawahara-Miki, R., Kono, T., Hayashi, K., Hirao, Y., and Obata, Y. 2016 Complete in vitro generation of fertile oocytes from mouse primordial germ cells. *Proceedings of the National Academy of Sciences of the United States of America*,113: 9021-9026.

Nakaki, F., Hayashi, K., Ohta, H., Kurimoto, K., Yabuta, Y., and Saitou, M. 2013 Induction of mouse germ-cell fate by transcription factors in vitro. *Nature,* 501: 222-226.

Nakamura, T., Okamoto, I., Sasaki, K., Yabuta, Y., Iwatani, C., Tsuchiya, H., Seita, Y., Nakamura, S., Yamamoto, T., and Saitou, M. 2016 A developmental coordinate of pluripotency among mice, monkeys and humans. *Nature,* 537:, 57-62.

Saitou, M., and Miyauchi, H. 2016 Gametogenesis from pluripotent stem cells. *Cell Stem Cell,* 18: 721-735.

Sasaki, K., Nakamura, T., Okamoto, I., Yabuta, Y., Iwatani, C., Tsuchiya, H., Seita, Y., Nakamura, S., Shiraki, N., Takakuwa, T., et al. 2016 The germ cell fate of cynomolgus monkeys is specified in the nascent amnion. *Developmental Cell,* 39: 169-185.

Sasaki, K., Yokobayashi, S., Nakamura, T., Okamoto, I., Yabuta, Y., Kurimoto, K., Ohta, H., Moritoki, Y., Iwatani, C., Tsuchiya, H., *et al.* 2015 Robust in vitro induction of human germ cell fate from pluripotent stem cells. *Cell Stem Cell,* 17: 178-194.

Shirane, K., Kurimoto, K., Yabuta, Y., Yamaji, M., Satoh, J., Ito, S., Watanabe, A., Hayashi, K., Saitou, M., and Sasaki, H. 2016 Global landscape and regulatory principles of DNA methylation reprogramming for germ cell specification by mouse pluripotent stem cells. *Developmental Cell,* 39: 87-103.

Steptoe, P.C., and Edwards, R.G. 1978 Birth after the reimplantation of a human embryo. *The Lancet,* 2: 366.

Surani, M.A., Barton, S.C., and Norris, M.L. 1984 Development of reconstituted mouse eggs suggests imprinting of the genome during gametogenesis. *Nature,* 308: 548-550.

Takahashi, K., Tanabe, K., Ohnuki, M., Narita, M., Ichisaka, T., Tomoda, K., and Yamanaka, S. 2007 Induction of pluripotent stem cells from adult human fibroblasts by defined factors. *Cell,* 131: 861-872.

Takahashi, K., and Yamanaka, S. 2006 Induction of pluripotent stem cells from mouse embryonic and adult fibroblast cultures by defined factors. *Cell,* 126: 663-676.

第2部

iPS細胞研究所上廣倫理研究部門から

iPS細胞の責任ある研究・イノベーションに向けたコミュニケーション

八代嘉美
京都大学iPS細胞研究所
上廣倫理研究部門特定准教授

一　はじめに

二〇一四年九月一二日、理化学研究所発生・再生科学総合研究センターと先端医療振興財団・先端医療センター病院において、世界ではじめてのiPS細胞由来細胞をヒトへと移植する手術が行われた。二〇〇六年にマウス2で、二〇〇七年にヒト3で樹立されたiPS細胞は長足の進歩を遂げ、ほんの一〇年足らずで臨床研究が開始された。

山中らのiPS細胞樹立の報告は、我が国の再生医療研究にとって大きな追い風となった。高齢化社会の進展もあり、その報告は社会からは大きな期待を集め、二〇一三年に再生医療を推進するために新しい法律が制定され、薬や医療機器の品質や安全性について定めていた薬事法においても再生医療や遺伝子治療に関わる整備が行われるなど、法制度でも大きな変革へとつながっている。とりわけ、「再生医療」という文言が法律名に入ることは世界でも珍しい例とされ、かねてより新しい医療技術を取り入れるスピード感の乏しさが指摘されてきた我が国の医療行政の大きな変化とされる。

しかし、新規の医療技術の導入に関しては、「倫理的・法的・社会的課題（ELSI: Ethical Legal and Social Issues）」の存在を無視することはできない。それは、患者・被験者の権利・身体をどのようにして保護するのか、という問題であり、これまでの生命倫理、医療倫理のなかの中核をなしてきた領域といえる。加えて、iPS細胞やES細胞のような多能性幹細胞を用いる研究では、第一部で長嶋や斎藤が述べたヒト・動物キメラの作成、多能性幹細胞由来の生殖細胞樹立の可能性など、いうなれば「生命のありかた」に迫る問題も論じられている。こうした問題は、技術が成熟するためには今少しの時間が必要であるために、早急な回答が必要ではなくとも、研究の深化や医療への応用の可能性のためには、棚上げしておくことの出来ない問題である。そして、このような問題は決して専門家のみが決める問題ではなく、非専門家、いわば社会との意見の交換によるコンセンサスの形成が必要である。本稿では、そうした意見交換の基盤としての「コミュニケーション」について考察を行う。

二　科学のコミュニケーションと「責任ある研究・イノベーション」

生命科学は、「生命とはどのような原理で構成されている現象なのか」を知るための研究分野であり、基本的には他の科学と同様に、「役に立つ」ことだけを目的としたものではない。ただし、私たち人間を支えているのも、そして私たちを取り巻いている様々な動植物も「生命」であり、先端の技術や発見が社会の問題の解決策や病への治療という形に還元されることは少なくなく、医療と地続きでもある。また、「科学」というものが成立する以前の宗教や社会的慣習に基盤をなす古典的な生命理解を大きく変革させた原動力の一つは、進化論によるヒトの特殊性の否定や有機物の合成のような生命科学の進歩であり、既存の価値観、ひいては専門家ではない一般社会との摩擦が繰り返し立ち現れてきた領域ということもできる。

そうした中で、「責任ある研究・イノベーション（RRI: Responsible Research and Innovation）」と呼ばれる科学研究の在り方が注目を集めている。ＲＲＩは、「先見性」、「省察性」、「包摂」、「応答可能性」という四つの軸を中心とする理論的枠組みで構成される概念であり［Owen *et al.* 2012, Owen *et al.* 2013, Stilgoe *et al.* 2013］、「現在における科学とイノベーションの集合的な管理を通じた未来に対するケアを意味する」とされる。すなわち、現在の研究活動と、それがもたらす知識について社会と共有し、そのコンセンサスを基盤に未来へのインパクトを洞察しながら再帰的に研究を進めていくことを求めている［Stilgoe *et al.* 2013］。ＥＵの科学技術政策の枠組みである Horizon 2020は、七年間の研究費総額七七〇億ユーロに及ぶ巨大なプロジェクトである。その八つの基幹プログラムのうち、一つがＲＲＩを基盤とする「社会と共にある／社会のための科学」で、その研究費は四・六二億ユーロ（約六〇〇億円）が割り当てられ、すでに欧米の科学技術政策ならびに科学技術社会論において存在感を示している［von Schomberg 2011, EU Commission 2011, Sutcliffe 2011］。

こうした知識共有の基盤の歴史を振り返ると、例えば英国は、古い伝統を持ち、一八六〇年にファラデーがろうそくを題材に六回の連続講演を行ったのがその起源とも言われている。現在の科学コミュニケーションの出発点となったのは、一九八五年に王立協会のボドマー委員会が「科学の公衆理解（PUS: Public Understanding of Science）」という報告書をまとめ、科学の啓蒙活動、いわゆる科学コミュニケーションの取り組みの必要性を指摘したことにある［Bodmer 1985］。この報告書の論旨によれば、「一般市民は科学や技術の知識が欠如しており、専門家が正しい知識をわかりやすく伝えることが重要だ」と考えていた。つまり、原子力発電や遺伝子組換え作物などに対する人々の不安や反対の源泉は、科学や技術に対する無知に基づくものであり、正しい知識を授ければ不安や反発はなくなるだろう、という考え方であった。現在はこうした考え方は「欠如モデル（deficit model）」と呼ばれている。

欠如モデルには一面の真理はあるが、「科学的に常識だ」と思われていることを押し付けるだけという側面がある。つまり、市民が現実の科学・技術に対して持つ感情への配慮やに欠けた考え方であり、市民の中にある暗黙知への敬意に欠く考え方でもあった。加えて、一九九六年三月には、それまで人にとっては安全だとされてきたＢＳＥ（牛海綿状脳症）が人にも感染する可能性があることを英国政府が認めたことにより、科学や専門家、政府に対する英国民や欧州市民の信頼は大きく損なわれた。このような背景の中で、イギリスのジャーナリスト、ダンカン・ダラスらがはじめたのが、「サイエンスカフェ」という活動だった。つまり、本来の「サイエンスカフェ」とは、科学にとってネガティブな状況で、敢えて出て行く行為だったといえる［中村　二〇〇八］。

我が国においても近年、科学研究に参画する者が社会に情報発信を行うことが強く求められるようになっており、「科学技術基本計画」においてもそうした記述をみることができる。前述した再生医療推進法において「国民の理解を得ること」と明記されているのもこうした流れの一つであろう。「科学技術基本計画」とは、科学技術の振興に関する施策の総合的かつ計画的な推進を図るための基本的な計画で、今後一〇年程度を見通した五年間の科学技術政策を具体化するものとして、政府が策定している。現在は、平成二八年八月に閣議決定された「第五期科学技術基本計画」が遂行されており、「第六章 科学技術イノベーションと社会との関係深化」において、政策の企画立案及び推進への国民参画の促進、科学技術コミュニケーションの促進を目指すことが明記され、以下の通り記されている。

第三期基本計画以降、科学技術コミュニケーションを政策的に誘導してきたこともあり、サイエンスカフェなど研究者が自ら参画して行うアウトリーチ活動の取り組みが広まった。その一方で、東日本大震災やそれに伴う原子力発電所事故、近年の研究不正の発生等により、科学技術と社会との関係が問われるようになってきている。今後は、アウトリーチ活動の充実のみならず、科学技術イノベーションと社会との問題について、研究者自身が社会に向き合うとともに、多様なステークホルダーが双方向で対話・協働し、それらを政策形成や知識創造へと結び付ける「共創」を推進することが重要である。［内閣府　二〇一六］

すなわち、研究の現場に対しては、科学技術が社会に支持されるなかで推進されるような方向性が求められている。具体的には、適切なインフォームド・コンセント取得、研究機関および研究プロジェクトに設置された倫理審査委員会による審査など研究開始時点の取り組みのほか、成果を社会へ応用する際の国民の不安や誤解の予測とその解消などによって、科学研究が社会から信頼を獲得することの必要性が指摘されているのである。

三　意識調査にみる再生医療研究者と社会との認識の相違

諸法律が制定されるに至り、再生医療の臨床研究や応用を行うために迅速に整備しなければならないＥＬＳＩ課題についてはそれなりに俎上にのりつつあるが、「生命のありかた」により深く関わる問題についてはどうであろうか。筆者らが実施した意識調査では、非専門家と再生医療学会会員それぞれに再生医療にまつわる様々な質問をしている。前掲の通り、コミュニケーション活動の推進が称揚されてきた一方で、コミュニケーション活動を巡る「一般の人々の関心事項」と「研究者側の伝えたい事柄」の差異といった、効果的なコミュニケーション活動を行うための基盤的情報の収集は十分に行われてきたとは言い難い状況にある。幹細胞・再生医療研究がＥＬＳＩ課題に密接に関係するということはすでに述べた通りであるが、そうした領域のコミュニケーションにおいては、このような差異の有無、あるいは関心の違いの実態について敏感でなければならないだろう。

加えて、コミュニケーションの主体として期待される研究者側にとっての、コミュニケーション参加における障壁などの分析なくして、より積極的な参加を促すことは難しい。すなわち、「再生医療と社会」の間における今後のより良いコミュニケーションのためには、一般の人々の関心事の勘所と、研究者側の関心とコミュニケーション活動の実態を包括的に捉えて進める必要がある。このような背景から、本調査では、一般の人々と研究者、それぞれの関心事を明らかにすると共に、両者の間の関心と意識の差異について検討することを中心的な目的とした。

本調査の基本的な質問構成については表1にまとめた。本調査では、後述する「動物性集合胚に関する研究への意識」のほか、本稿では触れないが、「知りたい事柄」／「伝えたい事柄」、「再生医療が受容される上で重要だと思う事柄」、「サンプル提供に際して重要視する事柄」、「再生医療三法の認知度」、「日本のクリニックで幹細胞投与（再生医療）と称する行為が行われ、患者さんが亡くなられた事件についての認知度」、「再生医療に関するマスメディア報道の影響力」についての一般モニターと研究者の意識の比較を念頭に質問票を構成している。また、研究者のより良いコミュニケーション参加のために、コミュニケーション活動への参加動機・障壁・参加促進方策についての分析を併せて行っている。

最初に基礎情報として、一般モニターにおける「再生医療」の推進に関してのアンケートを実施している。再生医療の研究に関して、二〇一二年も支持する、どちらかといえば支持するを合わせて七八・四％と非常に高いものであったが、二〇一五年においても七八・八％と高い支持のまま維持されていた。また、再生医療研究に血液や皮膚といったサンプルを提供することについても、二〇一二年は五三・二％が同意すると回答していたものが、二〇一五年では六〇・七％と、その数字はさらに高いものとなっていた（図1）。

このように、非専門家層においても、再生医療研究については全体的に高い支持を受けていることは示されている。しかし、こうした総論的な質問から、各論的な内容へと質問が移ることによって賛成の割合が高いとはいえ、第一部で長嶋が述べているように、彼らが東京大学の中内啓光らとともに行っている動物細胞とヒト細胞による集合胚および個体作成の計画のように、生命観に触れる問題となると、再生医療研究者とそれ以外との乖離が大きいということが詳らかになる。長嶋らは、ヒト多能性幹細胞を用いた立体臓器構築が発展途上であることから、標的とする臓器構築のマスター遺伝子をノックアウトした大型動

表１　再生医療研究者と一般社会の意識の差の可視化

・一般モニター：「知りたい事柄」などを質問
・研究者側：「伝えたい事柄」「一般の人々がどう考えていると思うか」を質問

質問の種類	一般モニター	研究者
再生医療について	認知度、実現時期など	認知度、実現時期など
再生医療についての関心	知りたい事柄	伝えたい事柄
ELSI・動物性集合胚を巡る認識	受容性・懸念事項	受容性・懸念事項
再生医療を巡る社会的・制度状況	再生医療三法、幹細胞医療事故	再生医療三法、幹細胞医療事故
コミュニケーション活動について	×	障壁、動機、参加推進策
情報ソース／メディア利用について	メディア利用状況	メディア利用状況
メディアの社会的影響力について	自分たちや世論はメディアの影響をどう影響を受けていると思うか?	一般の人々や世論は　メディアの影響をどう受けていると思うか?
回答者属性	年齢・性別・学歴・収入・宗教・etc	

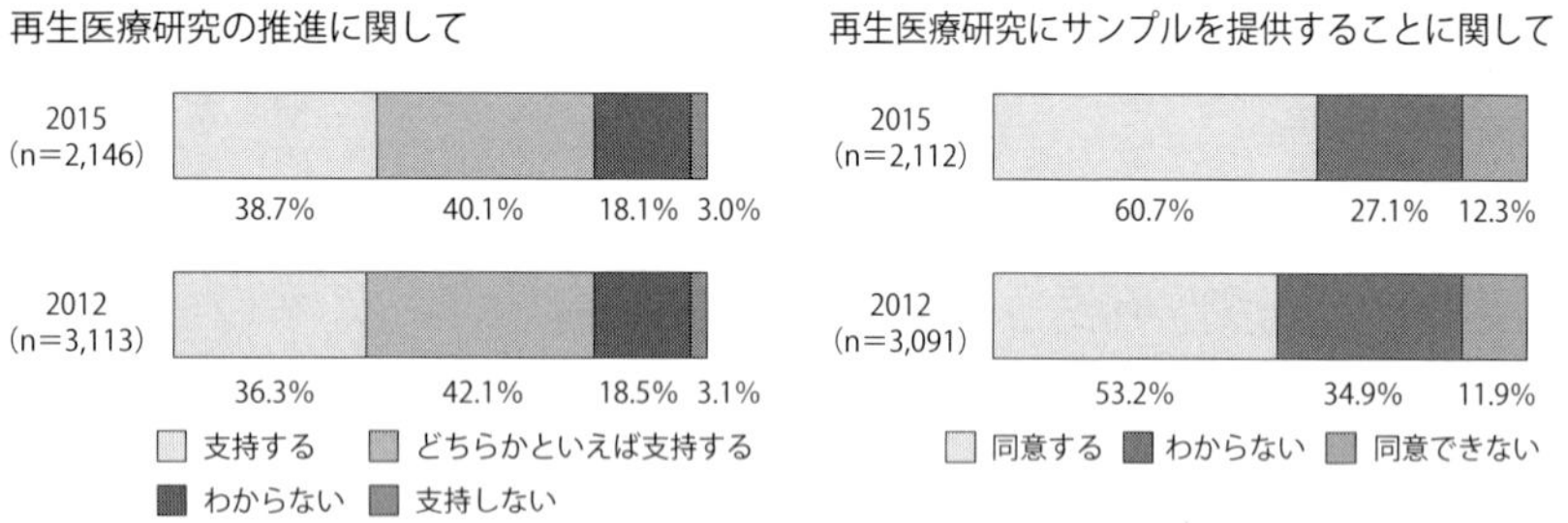

Cell Stem Cell 19: 152-153. 2016 より引用、改変

図１　再生医療研究に関する一般市民の態度

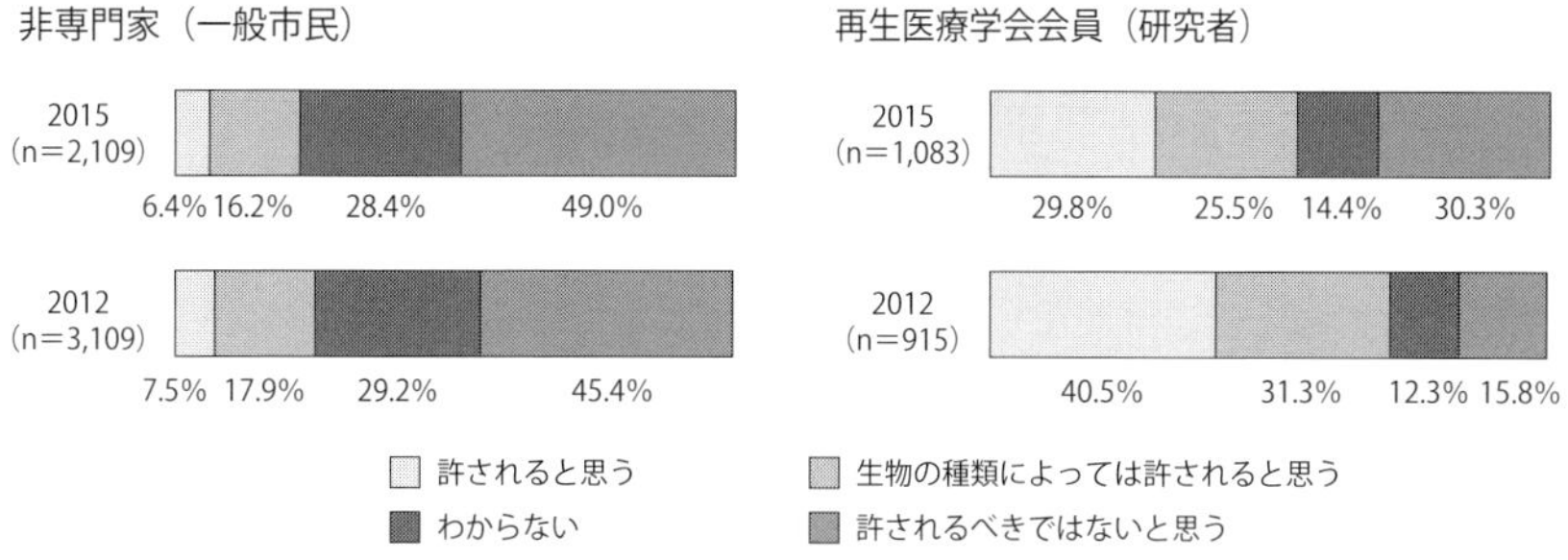

Cell Stem Cell 19: 152-153. 2016 より引用、改変

図２　臓器作製目的のヒト－動物キメラ胚作製への態度

物と、ヒト多能性幹細胞との異種キメラ作成によって打破しようと試みている。すでにマウス・ラット間でのキメラ作出に成功しているほか、ヒト細胞を持つヒツジ胎児の作出にも成功したと述べている。現状の日本の特定胚指針においては、ヒトと異種動物のキメラ胚を作製することは認められていない。だが、アメリカでは、動物胚側をホストにする限りにおいて、霊長類胚を用いないなどの条件を満たせばキメラ個体作出研究は許容されている。こうした現状を踏まえ、日本も異種キメラ胚を動物胎内に移植することについて、容認する方向であったが［総合科学技術会議生命倫理専門調査会　二〇一五］、世界の現状等の見極めなどもあり、指針等の改正には至っていない。

本調査において、臓器移植を目的としたキメラ動物の作成について質問したところ、学会員では「問題ない、許される」、「許される場合もある」というキメラ個体作成容認の意見は七一・八％にのぼり、「許されない」とするのは一五・八％にすぎないが、非専門家で見ると、容認する立場は二五・四％、許されないとする立場は四五・四％にのぼるなど、その意識の差は歴然となる。この傾向は二〇一五年でも大きくは変わらず、非専門家では賛成が二二・六％、反対は四九・〇％であり、研究者ではそれぞれ五五・三％、三〇・三％という状況である［Inoue, Shineha and Yashiro 2016］。

また、イギリス医学アカデミーによる「ヒトの物質を含有する動物」プロジェクトにおいての調査結果では、ヒトの健康改善・疾病治療を目的とした研究であることを条件に、ヒトと動物の遺伝物質の混合を伴う研究を支持する意見が多数であったが、外見や脳、生殖機能が人間のような動物を作ることについては懸念が多いという結果がある［The Academy of Medical Sciences 2011］。

四　生殖細胞研究とコミュニケーション

一方、iPS細胞の倫理的な問題点として、各種メディアでは生殖細胞を樹立することや、それらから個体を生み出すことを禁忌として指摘することが多い。こうした研究としては京都大学の斎藤通紀がiPS・ES細胞を由来として、始原生殖細胞様細胞から卵子産生に至る全ての過程を培養ディッシュ上で再現し、最終的には正常な個体を作出したことが報告されている［Hikabe *et al.* 2016］。ヒトでもこうした研究は行われており、ケンブリッジ大学のアジム・スラニーらがヒトES細胞を用いて、始原生殖細胞様の細胞を誘導することに成功している［Irie *et al.* 2015］。

もちろん技術的な未熟さゆえの危険性は存在しており、はじめての応用に際して個体が被るであろう不利益を考えれば、性急な推進は認めるべきではない。しかし、疾患研究として不妊をとらえた場合、in vitroで（試験管内で）iPS細胞由来の成熟した生殖細胞を作出する方法の確立は急務といえるだろう。現況においてはマーカーの発現をControl群と比較することで確認するのみであるが、実際に受精させてみることによって生じる現象を観察することが、もっとも確実な確認方法であることは言を俟たない。スラニーらの結果によれば、マウスとヒトでは動員される遺伝子群が大きく異なっていることも示されており、日本国内においても受精研究が容認されることが期待される。

同一の遺伝情報を持つ個体を生み出し、個体の唯一性や生命の一回性という問題を侵犯するクローンと違い、減数分裂という過程を経て生み出されるiPS細胞由来の生殖細胞はクローンとは本質的に異なるものである。しかし、新聞をはじめとするメディアにおいて、iPS細胞を作出することについて、クローンと同一視して報道されることが少なくなく、科学的な議論を阻害するだけでなく、倫理面からの議論でも、本質的に許容されないものが何なのかを見出すことを困難にしている。

一般に、キリスト教に基づく生命倫理観は厳しいといわれ、日本がiPS細胞研究で世界に先んじられたことは、日本における宗教的規範が緩やかであるため、といった言説も存在するが、キメラ胚の作出や生殖細胞作成といった研究や、ヒトES細胞研究については、実はキリスト教国であるイギリス、アメリカよりも、日本のほうが厳しいルールを課せられている現況は存外知られていない。

しかし、我々の研究の結果からは、一つの傾向が見出されている。図3に示すように、二〇一二年当時の調査で、ヒト胚を用いる研究についての調査を実施しており、「よい」、「場合によってはよい」と答える非専門家は合わせて六一・二%に達している。一方で、一九九九年に野村総合研究所が実施した調査では、ヒト受精卵研究に対して「自由に利用して構わない」が二・五%、厳しい条件の下なら良いとするのが四〇・五%であり、四三・〇%にすぎない［野村総合研究所　一九九九］。調査に関する諸条件が異なるために一概に論ずることはできないが、一三年間の間に、ヒト胚を利用する研究について肯定的な考え方が非専門家の間にも浸透してきたと考えることができるように思われる。翻ってみると、ヒト胚、中でも

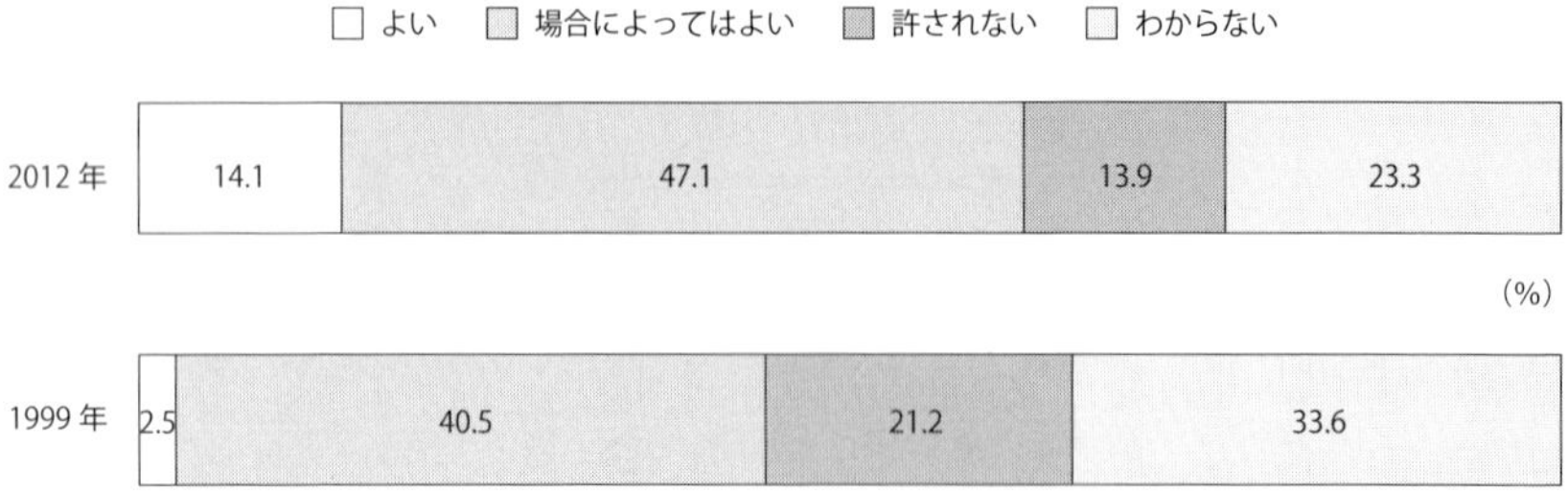

図３　ヒト胚を用いる研究についての態度の推移

2012 年は筆者らの調査結果、1999 年のデータは「ヒト胚性幹細胞及びクローン技術等の研究開発動向及び取り扱いに関する意識調査」より引用。

ＥＳ細胞を用いる研究については、規制も含めてその取り扱いは徐々に変化してきているということができる。

我が国では、一九九八年に当時の科学技術会議生命倫理委員会内に設置されたヒト胚研究小委員会での議論、またその結果二〇〇一年に告示・施行された「ヒトＥＳ細胞の樹立及び使用に関する指針」の内容が樹立のみならず使用研究にも国と機関の二重審査が課せられるなど非常に厳しいもので、アメリカ、イギリスとくらべて研究が困難であった。また、生命科学の重要な接点の一つを臨床研究とすると、二〇〇六年までは、わが国には幹細胞の臨床応用に関する指針が無く、当時存在した様々な臨床研究に関する指針においてもこれを含めることは困難であった。どの程度の安全基準を満たすべきか、あるいはクリアしなければならない倫理的な問題は何かなどの様々な混乱が生じていた。

このような状況を改善し、再生医療を健全な形で発展させていくために、厚生科学審議会科学技術部会ヒト幹細胞を用いた臨床研究の在り方に関する専門委員会が発足し、ガイドライン作成のための検討が行われた。約三年間の様々な議論を経た結果、二〇〇六年九月に「ヒト幹細胞を用いる臨床研究指針」（ヒト幹指針）が施行されるに至った。注記しておく点として、ヒト幹指針の対象は当初組織幹細胞に限定され、胚性幹細胞（ＥＳ細胞）や死亡胎児由来幹細胞に関しては規程がなかった。これらの細胞については、社会の価値観に対応するという観点から、臨床応用への道は閉ざされていたといってい い。だが、ｉＰＳ細胞の出現等によって状況は変わり、二〇一三年一〇月に改正された新しいヒト幹指針においては、ＥＳ細胞の臨床研究に関する細則が削除され、ＥＳ細胞を用いた臨床研究にも道が開かれることとなった。そして、現在の法制下では、ＥＳ細胞を用いた臨床研究についても行うことが可能である。

前述のキメラ動物も含め、こうした生命科学による新しい、そしていままで存在しなかった生命のありかたに対する違和感の源泉がどこにあるか、といった問題については様々な議論がある。ＥＳ細胞でいえば、ヒトの生命の出発点ともいえる胚に由来するゆえに大きな論争の的となっていた。キリスト教の価値観では、詩篇やイザヤ書、ルカによる福音書などの解釈から、人の命は受精した瞬間に宿るとされ、研究自体が許容できないとする意見は、カトリックにおいて顕著であるが、プロテスタントの功利主義的観点では、現在病に苦しむ、あるいは将来苦しむ人を救けることにつながるのであれば研究を行うべきと解釈することもできる。ただ、前述のような、我が国における意識の動きについて考えれば、研究者が社会からの要請に応じ、自らの価値観を披瀝したり、新聞などのメディアで科学的な意義などについて情報発信を続けることにより、一定の信頼を勝ち得たということもできるのではないだろうか。研究者は自らが社会から何を付託されて研究を行っているか、その付託を維持し、増進していくためには何をなすべきか。決してそれを忘れてはならないのである。

五　おわりに

再生医療研究のように、かつての遠い未来が、臨床研究というレベルまで近づいてきた今日において、そうした研究と一般社会との関係も否応なく意識する段階へと入っている。ゲノム編集や、抗体医薬、in vivo direct conversion（ある細胞を生体内で他の種類の細胞へと転換させること）など、様々な医療技術という形となって、私たちの手の届くところにきているのである。本稿で触れた動物性集合胚や生殖細胞はその一部でしかない。生命科学に携わる研究者は、ＥＬＳＩ問題については専門家に任せれば良い、ということではなく、実際に研究に携わる研究者一人ひとりが自分自身で考え、研究の現場と社会はどのような関係性を構築するかを考えるべきである。誰かに御仕着せられたものは、結局のところ現実味には乏しく、実効性に乏しいものでしかない。

一般的に、ＥＬＳＩ問題を考えるということは、科学研究に対する「赤信号」や「ブレーキ」というイメージがつきまとい、科学の側からは顔をしかめるひとも少なくない。しかし、生命科学分野におけるＥＬＳＩは、事故を防ぎ、円滑な交通を確保するための「信号機」、あるいは「交通ルール」である、と考えるべきである。インフォームド・コンセントや科学的合理性など、様々な条件を満たせば、赤信号が黄色にかわっていく。そして社会からの理解を得ることができれば、青信号へと変えることができるのである。

一方で、伝統的な宗教観や哲学に基づく生命観は多様であり、単一のものを強制することは避けるべきである。しかし、専門知を社会に提供することができなければ、いつまでたっても価値観の変革をつくりだすことはできない。研究者は、「なぜいけないのか、本当に許されないことなのか」について、社会が考える材料を提供し、広く議論を喚起していかなければならない。また、非専門家の側も、そうした問題から目をそらすのではなく、主体的に議論に参加できるようになるべきである。生病老死はだれのもとにでも訪れるものであり、いつ自分が「当事者」になっても、おかしくはないのである。

参考文献

【和文】

総合科学技術会議生命倫理専門調査会　二〇一五『動物性集合胚を用いた研究の取扱いについて』(二〇一五年八月一日).

内閣府　二〇一六『第五期科学技術基本計画』(http://www8.cao.go.jp/cstp/kihonkeikaku/5honbun.pdf).

中村征樹　二〇〇八「サイエンスカフェ—現状と課題—」『サイエンス・コミュニケーション　科学技術社会論研究』第五号、玉川大学出版部、三二—四二頁.

野村総合研究所　一九九九『ヒト胚性幹細胞及びクローン技術等の研究開発動向及び取り扱いに関する意識調査』

【欧文】

Bodmer, W. 1985 *The Public Understanding of Science*. London: Royal Society.

EU Commission 2011 DG Research Workshop on Responsible Research & Innovation in Europe (http://ec.europa.eu/research/science-society/document_library/pdf_06/responsible-research-and-innovation-workshop-newsletter_en.pdf).

Hikabe, O., Hamazaki, N., Nagamatsu, G., Obata, Y., Hirao, Y., Hamada, N., Shimamoto, S., Imamura, T., Nakashima, K., Saitou, M., *et al.* 2016 "Reconstitution in vitro of the entire cycle of the mouse female germ line." *Nature*, 539:299-303.

Inoue, Y., Shineha, R., and Yoshimi, Y. 2016 "Current public support for human-animal chimera research in Japan is limited, despite high levels of scientific approval." *Cell Stem Cell,* 19:152-153.

Irie, N., Weinberger, L., Tang, W.W., Kobayashi, T., Viukov, S., Manor, Y.S., Dietmann, S., Hanna, J.H., and Surani, M.A. 2015 "SOX17 is a critical specifier of human primordial germ cell fate." *Cell,* 160:253-268.

Owen, R., Macnaghten, P., and Stilgoe, J. 2012 "Responsible research and innovation: From science in society to science for society, with society," *Science and Public Policy,* 39(6): 751-760.

Stilgoe, J., Owen, R., and Macnaghten, P. 2013 "Developing a framework for responsible innovation," *Research Policy,* 42(9):1568-1580.

Sutcliffe, H. 2011 A Report on Responsible Research & Innovation (http://ec.europa.eu/research/science-society/document_library/pdf_06/rri-report-hilary-sutcliffe_en.pdf).

The Academy of Medical Sciences 2011 *Animals containing human material*. London: The Academy of Medical Sciences.

von Schomberg, R. 2011 "Prospects for Technology Assessment in a framework of responsible research and innovation", in M. Dusseldorp and R. Beecroft (eds). *Technikfolgen abschätzen lehren: Bildungspotenziale transdisziplinärer Methoden,* Wiesbaden: Vs Verlag, pp.39-61.

人－動物キメラ胚研究における脳のヒト化の問題

澤井努
京都大学iPS細胞研究所
上廣倫理研究部門特定研究員

一　はじめに

現在、動物体内で人に移植可能な臓器を作製しようとする「人－動物キメラ胚研究」が進められている。[1]「人－動物キメラ」とは、人（＝ドナー）の細胞、組織、臓器を、動物（＝ホスト）が胚、胎仔、個体のいずれかの段階で導入し、作出されるキメラ状態の動物個体の総称である。なお、本稿で用いる「人－動物

1　本書では、実際に人－動物キメラ胚研究に従事している長嶋比呂志（明治大学）が、研究内容を分かりやすく解説しているので、科学的な側面に関してはそちらを参照されたい。

キメラ胚」とは、人の細胞（iPS細胞やES細胞）を動物の胚に導入し、作製される人と動物のキメラ状態の胚を指し（日本ではこの胚を「動物性集合胚」と呼ぶ）、「人－動物キメラ」とは、当該胚から作出される動物個体を指す。

日本において人－動物キメラ胚研究は、「ヒトに関するクローン技術等の規制に関する法律」（平成一二〔二〇〇〇〕年制定）、および同法に基づく「特定胚の取扱いに関する指針」（平成一三〔二〇〇一〕年制定、平成二一〔二〇〇九〕年改正：以下、特定胚指針）によって規制が行われている。具体的には、特定胚指針において、移植用臓器の作製という研究目的に限定して、人－動物キメラ胚の作製が認められており[2]、作製に当たっては文部科学省への届出が必須となっている。

二〇〇〇年初頭に当該研究に関する指針が制定されていたが、研究が進み始めたのは、二〇一〇年七月に中内啓光（東京大学・スタンフォード大学）が文部科学省に研究計画の届出を行い、受理されて以降である。これが契機となり、二〇一二年に内閣府の生命倫理専門調査会が、当該研究の規制の在り方に関する議論を開始し、翌二〇一三年八月には、現行の規制を見直すことが適当とする見解をまとめることとなった〔内閣府 二〇一三〕。さらに、同見解を受けて、現在、文部科学省の特定胚等研究専門委員会が、指針改正を視野に議論を行っている。

ところで、二〇一七年一月に開催された特定胚等研究専門委員会（第九八回）の参考資料（「動物性集合胚の取扱いに係る倫理的・法的・社会的観点からの整理」）には、次のような記述が見られる[3]。

諸外国の規制等を踏まえ、いずれの研究目的についても、脳や生殖細胞の作成を対象とする研究や、取り扱う動物胚や移植先の動物の種類を霊長類とする研究については、当面の間禁止することも含め

て慎重に検討していく必要がある［文部科学省　二〇一七ａ：二］

まず補足しておかなければならないが、同委員会は、人－動物キメラ胚研究に関する倫理的・法的・社会的観点からの議論に先立って、二〇一三年一二月から二〇一六年一月の間に、「動物性集合胚の取扱いに関する作業部会」（以下、作業部会）を設置し、当該研究に関する科学的観点からの調査・検討を行った。[4] そして、作業部会は、最終的な報告書（「動物性集合胚の取扱いに係る科学的観点からの調査・検討の結果について」）の中で、当該研究が移植用臓器の作製だけでなく、多能性幹細胞の分化能の検証、疾患メカニズムの解明、新たな治療法の開発、さらに創薬研究にも科学的意義があるという考えを示している［文部科学省　二〇一六ａ］。つまり、引用箇所における「いずれの研究目的についても」という記述は、こうした多様な研究目的を指している。そして、当該研究の目的が上述のいずれであれ、脳や配偶子を作製する研究や霊長類（の胚や個体など）の利用は、「当面の間禁止することも含めて慎重に検討」するとしているのである。

しかし、特定胚等研究専門委員会（第九七回）の配布資料（「動物性集合胚の取扱いに係る、今後、科学的観点も含めた総合的な検討が必要な論点（案）」）には、今後、検討が必要な論点として、次の点が挙げられ

2　人－動物キメラ胚の取扱期間は、原始線条の発現、または当該胚の作製後一四日までとされている［文部科学省　二〇〇九：三］。

3　「特定胚等研究専門委員会」（旧特定胚及びヒトＥＳ細胞等研究専門委員会）の議論は全て、（http://www.lifescience.mext.go.jp/council/council008.html）で閲覧可能である。

4　「動物性集合胚の取扱いに関する作業部会」の議論は全て、（http://www.lifescience.mext.go.jp/council/council013.html）で閲覧可能である。

ている。

> 上記研究目的において、脳、生殖細胞、皮膚（、その他臓器）等の作成を目的とすることについて、科学的合理性及び社会的妥当性は認められるか［文部科学省　二〇一七a 5］

この論点（人－動物キメラ胚研究において人の脳や配偶子を作製することに科学的合理性・社会的妥当性があるのか）は、たとえわずかであったとしても、将来的に当該研究を実施する可能性があることを示唆していると言えるであろう。引用箇所にある「上記研究目的」とは、「多能性幹細胞の分化能検証、非臨床モデル動物の作成」のことである［同上］。なお、当該研究においてヒト多能性幹細胞が動物の脳や生殖細胞系列に分化し、影響を及ぼすことは、「動物のヒト化」（humanization of animals）と呼ばれている。

ともあれ、前掲の参考資料に「諸外国の規制等」という記述があるように、現在、各国で人－動物キメラ胚研究（の特に、動物のヒト化と霊長類の利用）に関する規制が行われている。例えば、アメリカでは、二〇一五年九月に国立衛生研究所（National Institutes of Health: 以下、ＮＩＨ）が、人－動物キメラ胚研究（動物の初期胚にヒト多能性細胞を導入するような研究）に対する連邦政府の助成を一時停止するという判断を下した［NIH 2015］。その後、二〇一六年八月に「ヒト幹細胞研究に関するガイドライン」［NIH 2009］の改正案を示し、パブリック・コメントも募集したが、二〇一七年六月末時点で指針改正には至っていない（すなわち、助成の一時停止は解除されていない）。同指針の改正案を見る限りにおいて、現行の規制は、動物のヒト化の中でも特に、脳のヒト化を懸念していることが窺える［NIH 2016］。

また、イギリスでは、二〇一一年にイギリスの医科学アカデミー（Academy of Medical Sciences）が、人の組織を含む動物（animals containing human materials: 以下、ＡＣＨＭ）を用いた研究に関して、動物（の特に、脳、配偶子、容姿）のヒト化に考慮した勧告をまとめた［AMS 2011］。その後、二〇一六年一月には内閣府が、同勧告をＡＣＨＭ研究の規制に反映している［U.K. Home Office 2016］[6]。

　このような動物のヒト化を背景にした規制などが、特定胚等研究専門委員会（第九八回）の参考資料の記述に結びついているものと思われる。そして、特定胚等研究専門委員会（第九七回）の資料には、（今後、実際に検討されるかどうかは分からないが、）上述の論点が挙げられているのである。諸外国が規制しているので自国も規制するというのは協調的な態度として評価できる。しかし、それだけでは日本が動物のヒト

---

5 この論点は、二〇一六年一二月に開催された特定胚等研究専門委員会（第九六回）の配布資料（「今後、科学的観点も含めた総合的な検討が必要な論点（案）」）の修正版であると思われる。第九六回の資料には、次のように書かれている。

　一般国民が「「ヒト及び動物」の要素が渾然一体となって交じり合うイメージの個体」となり得るとの懸念がある、脳神経細胞、生殖細胞（、その他臓器）等の作成を目的とすることは認められるか［文部科学省　二〇一六ｂ］

また、この配布資料については、特定胚等研究専門委員会（第九六回）で次のように説明されている。

　倫理的・社会的な観点の検討が終わった後に、今後、科学的観点も含めた総合的な検討が必要となる論点の案として、現在イメージしているもの、全くの素案ではございますけれども、これら論点が必要になってくるのではないかと事務局として考えているものを示させていただいておるものでございます［文部科学省　二〇一六ｃ：三四］

6 他にも例えば、アメリカの科学アカデミー（NAS: National Academy of Sciences）や国際幹細胞学会（ISSCR: International Society for Stem Cell Research）のガイドラインが、動物のヒト化、特に脳と配偶子のヒト化に言及している［NAS 2010; ISSCR 2016］。

化の問題をどのように捉え、今後、この問題にどう向き合っていくのかは不明なままであろう。その意味で、同委員会が、当該研究において人の脳や配偶子を作製することに科学的合理性・社会的妥当性があるかどうかという論点を上げていることは注目に値する。

以上のような背景を踏まえ、本稿では、今後行われるかもしれない議論を先取りし、人－動物キメラ胚研究における動物のヒト化の倫理性を論じることにしたい。ただし、紙幅の関係上、動物のヒト化の中でも、とりわけ懸念の大きい脳のヒト化の問題に焦点を当てる。[7] 本稿の具体的な手順は次の通りである。まず、脳のヒト化を分類することによって、問題の所在を明確化する（「二」）。次いで、脳のヒト化の正否を考察し（「三」）、その上で、今後の脳のヒト化を伴う研究への含意を述べることにしたい（「四」）。

なお、本論に入る前に、人－動物キメラ胚研究をめぐる倫理議論の前提を確認しておかなければならない。それは、人－動物キメラ胚研究の倫理的問題が議論される際、多くの場合、（大型類人猿〔Great Apes〕を除く）感覚のある動物（sentient animals）の研究利用が前提されているということである。つまり、原則として、動物の研究利用は道徳的に許容されている（もっとも、動物の福祉に考慮することが条件である）。そこで本稿でも、動物（大型類人猿を除く）の研究利用は目的・条件次第で許容されるという立場を取り、議論を進めることにしたい。

二　脳のヒト化とその分類

ここでは、脳のヒト化が問題になる局面を把握するために、構成要素と能力の観点から概念の整理を行いたい（表1参照）。構成要素とは、脳がどの種（species）の細胞によって構成されているかであり、能力とは、脳がどの種（species）の能力をどの程度有しているか、というものである。

まず、脳の構成要素に注目すれば、当該研究を通して作出される人－動物キメラの種類としては、次の三つが考えられるであろう。

・脳が人と動物の細胞で構成されているもの（キメラ①〜③）

・脳が完全に人の細胞で構成されているもの（キメラ④〜⑥）

・脳が動物の細胞のみで構成されているもの（キメラ⑦）

表1　脳のヒト化とその分類

	構成要素	能力	問題点＊
キメラ①	人+動物	動物	A
キメラ②	人+動物	人と同等	A、B
キメラ③	人+動物	動物以上	A、B
キメラ④	人	動物	A
キメラ⑤	人	人と同等	A、B
キメラ⑥	人	動物以上	A、B
キメラ⑦	動物	動物	なし

＊
A. 人－動物キメラの脳（の全体、または一部）が人の細胞で構成されていること
B. 人－動物キメラが人と同等、または動物に本来備わっている以上の能力を持つこと

7　人－動物キメラが人の配偶子を持つことの倫理性については、哲学者のCésar Palacios-González（キングス・カレッジ・ロンドン）が議論を行っている（Palacios-González 2015b; 他には、法学者・生命倫理学者のHenry Greelyが当該問題について論じている［Greely 2011］）。Palacios-Gonzálezは、人の配偶子を産出する人－動物キメラを作出することに反対する議論が説得的ではないことを論証した上で、目的・条件次第ではそのようなキメラ動物を作出すべき強力な理由があると主張する。本稿では当該問題に対する筆者の見解を述べる余裕はないため、稿を改めて論じることにしたい。

この時、脳のヒト化が問題になる可能性があるのは、ヒト多能性幹細胞が脳細胞に分化し、その結果、人－動物キメラの脳に多少なりとも人の細胞が含まれる場合である（場合によっては、ヒト多能性幹細胞が脳細胞に全く分化しないということも考えられる）。一般的に、人－動物キメラ胚研究における脳のヒト化の問題は能力の問題と関わるが、中には、人－動物キメラの脳が人の細胞で構成されているから許容されないと主張する者もいるであろう。[8] しかし、人－動物キメラの脳に人の細胞があるから不正であるという主張は説得力に欠ける。そのため、（能力の問題とは関係なく）構成要素の観点から脳のヒト化が許容されないという立場を取るのであれば、それがなぜ問題になるのかを論じなければならない。

次に、能力の観点から脳のヒト化の問題を整理してみよう。人－動物キメラ胚研究の結果、人－動物キメラが持つかもしれない能力は、次の三つに分類できる。

・人と同等の能力（キメラ②、⑤）
・動物に本来備わっている以上の能力（キメラ③、⑥）
・能力はそのまま（キメラ①、④、⑦）

この三つの中で脳のヒト化が問題になる可能性があるのは、人－動物キメラが人と同等、または動物に本来備わっている以上の能力を持つ場合である。一方で、人－動物キメラの脳（の全体、または一部）が人の細胞で構成されていたとしても、能力は変わらないことも考えられる。この時、先述の通り、（能力の問題とは切り離して）人－動物キメラの脳が人の細胞で構成されていることそれ自体を許容できないと主張する者がいるかもしれないが、逆に能力が変わらなければ許容されると考える者もいるであろう。もちろんそのどちらでもなく、構成要素と能力、両方の観点からこのような研究は不正だと主張する者もいるかもしれない。

ここであらかじめ断っておかなければならないが、本稿で「能力」と述べる際、自己意識、高次の認知能力、理性、快苦を感じる能力など、一般的にわれわれが人を人として特徴づける特性を想定している。しかし本稿は、その能力が具体的に何を意味するのかについては明言しないし、そのような能力の特定を意図していない。と言うのは、これまでのところ、人を人として特徴づける能力については〔例えば、中絶〔胎児の道徳的位置づけ〕やヒトES細胞研究〔ヒト胚の道徳的位置づけ〕をめぐる倫理議論において盛んに議論されているが、〕意見の一致を見ておらず、今後も議論の余地があるからである。また、その能力に関して合意が得られたとしても、当該研究を通して作出した人－動物キメラが、その能力を持つかどうかを検証することは困難かもしれない〔例えば、作業部会の報告書には、「導入したヒト細胞からヒトの思考が生み出されたのかどうか、検証することは不可能」と記されている〔文部科学省　二〇一六a：一三〕〕。筆者には、今後、このような能力の検証技術が開発されるのかどうかを予測することはできないが、脳のヒト化を問題にする以上、この点についても検討していく必要があろう。

以上を踏まえれば、脳のヒト化の問題において検討すべきは、次の四点であると言える。

8　現在、人－動物キメラの脳にヒト多能性幹細胞が分化することを回避するための方法が模索されている。例えば、ES細胞やiPS細胞などの多能性幹細胞を、脳に分化する外胚葉ではなく、内胚葉系前駆細胞に分化誘導した上で、動物の胚に注入するという方法である［Masaki *et al.* 2016］。今後、この方法が確立されれば、内胚葉系の臓器〔膵臓、肝臓、肺など〕に限定して人の臓器を作製することが可能になるかもしれない。

・人－動物キメラの脳の一部が人の細胞で構成されている（構成要素）
・人－動物キメラの脳の全体が人の細胞で構成されている（構成要素）
・人－動物キメラが人と同等の能力を持つ（能力）
・人－動物キメラが動物に本来備わっている以上の能力を持つ（能力）

従来、人－動物キメラ胚研究において争点となってきたのは、人の臓器（例えば、膵臓や肝臓）を作製しようとした結果、ヒト多能性幹細胞が脳細胞にも分化してしまい、意図せず人－動物キメラの脳の一部が人の細胞で構成されるような場合である（表1ではキメラ②、③）。他方、これまでのところほとんど考慮されていないのが、当該技術を用いて膵臓や肝臓を作製するのと同じ方法で、意図的に脳の全体が人の細胞で構成されている人－動物キメラを作出するような場合である（表1ではキメラ⑤、⑥）。特定胚等研究専門委員会（第九七回）の資料に上がっている論点は、後者も視野に入れたものであるように思われる。

したがって「三」では、「脳のヒト化」の問題を「人－動物キメラの脳（の全体、または一部）が人の細胞で構成されていること」と「人－動物キメラが、人と同等、または動物に本来備わっている以上の能力を持つこと」に分け、両者の倫理性を分析哲学的に考察することにしたい。なお本稿では、脳のヒト化をめぐる宗教的・文化的な見方を扱う紙幅の余裕がないため、この点については別稿に譲る。

三　脳のヒト化の倫理性

1　人‐動物キメラの脳（の全体、または一部）が人の細胞で構成されていることの問題

脳のヒト化が不正なのは、「人‐動物キメラの脳（の全体、または一部）が人の細胞で構成されている」からだと主張する者は少なからずいるであろう。しかし、先述の通り、なぜそれが不正なのかという問いに対して、「動物の脳に人の細胞があるから」と述べるだけでは説得力に欠ける。したがって、もし構成要素の観点から脳のヒト化が不正だと主張するのであれば、その主張を正当化する理由が必要になるであろう。以下では、人‐動物キメラ胚研究に対する代表的な反論を取り上げ、それが上述の主張を擁護する理由として十分かどうかを検討したい（併せて、澤井［二〇一七］を参照されたい）。

哲学者の Jason Robert（アリゾナ州立大学）と Françoise Baylis（ダルハウジー大学）は、人‐動物キメラ胚研究において種の境界線を越えること（crossing species boundaries）の倫理性を論じた［Robert and Baylis 2003］。彼らによれば、多くの人にとって人と動物のキメラを作出することは許容されないという。なぜなら、多くの人が種の境界は明瞭であり、その境界線を越えることは不正だと考えているからである。そのような人は、例えば、「神を演じている」、「自然ではない」、「道徳的タブーを犯している」などと批判する。しかし、Robert と Baylis は、このような見方が神、自然さ、道徳的タブーを共有しない者にとっては必ずしも説得的でないと指摘する。その上で、人‐動物キメラ胚研究が不正なのは、それによって道徳的混乱

（moral confusion）が生じるからだと主張する（彼らは人－動物キメラ胚研究の賛否を論じているわけではなく、道徳的混乱に訴える議論が当該研究に対する反論として最も妥当だと考えている）。

この議論は多くの批判を浴びることとなった（例えば、Bok 2003; Haber and Benham 2012）。中でも、哲学者のHilary Bok（ジョンズ・ホプキンス大学）は早くに、道徳的混乱に訴える議論の問題点を三つ指摘した。それは、①道徳的に許容されないキメラ研究があるとしても、キメラ研究一般が道徳的に許容されないというわけではない、②混乱が望ましい状態ではないとしても、混乱一般が許容されないというわけではない、さらに③人がホモ・サピエンスという種に属しているという理由だけで、人が道徳的配慮の対象になり、動物がその対象から外れるというのは議論の余地がある、というものである［Bok 2003］。つまり、道徳的混乱に訴える議論は、人と動物のキメラを作製することに反対する上で十分説得的とは言えないのである。

また、人－動物キメラ胚研究に対してはしばしば、人間の尊厳（human dignity）、または人間性の尊厳（humanity's dignity）の観点からも批判がなされる。これらの議論では、人間（人間性）の尊厳という概念が何を意味するのか、またどのような場合に人間（人間性）の尊厳が冒されると考えるのかが鍵となる。これまでのところ、初期の論者である遺伝学者のPhillip Karpowicz（ウィンザー大学）とその同僚の論稿［Karpowicz *et al.* 2004, 2005］を参照軸として、人間の尊厳に関する議論は蓄積されてきたと言える（例えば、de Melo-Martin 2008; Mackeller and Jones 2012）。[9] Karpowiczらの考えでは、人－動物キメラ胚研究の正否は、当該研究によって人間の尊厳に関わる能力が付与されるかどうかに依存する。つまり、人間の尊厳に関わる能力が付与される可能性のある行為、すなわち、人－動物キメラの脳に人の細胞が含まれることは許容されないということになる。

しかしPalacios-González は、Karpowicz らの議論（をはじめ、それ以降の人間〔人間性〕の尊厳をめぐる議論）が全て説得的ではないと言う［Palacios-González 2015a］。例えば、人間の尊厳を規定する能力を動物に付与するような研究を行うことは、人間の尊厳を冒すことになるという Karpowicz らの主張に対して、仮に人－動物キメラが精神能力（mental capacities）を獲得したとしても、それによって誰かの尊厳が冒されることはないと批判する。むしろ当該動物は、精神能力を獲得することによって尊厳を持つと言うのである。彼はそのような能力を持つ人－動物キメラを作出することの正否に言及していないが、少なくとも、もし精神能力を持つ人－動物キメラが作出された場合には、われわれが人を道徳的に配慮するように、当該動物も同じように配慮しなければならないと述べている［Palacios-González 2015a: 493］。

これらの議論を踏まえれば、いずれの反論も、動物の脳に人の細胞があるから脳のヒト化は不正であるという主張を擁護するには十分ではないと言えるであろう。脳のヒト化に対しても、「神を演じている」、「自然ではない」、「道徳的タブーを犯している」などの批判は起こり得るだろうが、先述の通り、それらは全ての人にとって説得的な批判にはならない。また、道徳的混乱の観点からの批判に対しては、Bok の指摘が同様に当てはまるであろう。つまり、脳（の全体、また一部）が人の細胞で構成されている人－動物キメラを作出することが不正である場合があるとしても、それが一切許容されないというわけではないし、そもそも「脳のヒト化」を問題にすること自体が人間中心主義的な考え方であるとも言える。さらに、人間（人間性）の尊厳の観点から見れば、脳のヒト化の問題はそもそも、能力の問題と切り離して議論す

9 当初、Karpowicz らは人間の尊厳に関わる能力を、道徳的選択を行う、また自身の行為に責任を持つ能力、すなわち、心理的能力（psychological capacities）と規定していた［Karpowicz *et al.* 2004: 333］。しかし後に、この能力については明確な合意がないと述べている［Karpowicz *et al.* 2005: 122］。

ることはできないのである。

以上の議論を基に、脳（の全体、または一部）が人の細胞で構成されている人－動物キメラを作出することが不正ではないと結論しているわけではない（後述するように、能力の観点から見れば、脳のヒト化が道徳的に許容されない場合がある）。あくまでこの段階で言いたいのは、「脳のヒト化が不正なのは、脳に人の細胞があるから」という主張が説得力に欠けるということ、また上述の倫理議論も脳（の全体、または一部）が人の細胞で構成されていることを批判する上で十分な理由になっていないということである。

2 人－動物キメラが、人と同等、または動物に本来備わっている以上の能力を持つことの問題

それでは、人－動物キメラが人と同等の能力を持つこと、また動物に本来備わっている以上の能力を持つことの倫理性を論じていこう。まず検討したいのは、当該研究を通して、人－動物キメラが人と同等の能力を持つことの問題である。

われわれは、一般的に、人を（人以外の）動物と区別し、道徳的に配慮すべきであると考えている[10]。別の言い方をすれば、動物を殺すことは道徳的に許容される場合があるとしても、人を殺すことは道徳的に許容されないと考えている。結論を先取りする形になるが、人－動物キメラ胚研究における、人と同等の能力を持つ人－動物キメラを作出することの問題は、われわれが人を道徳的に配慮しなければならないと考える理由、また人を殺すことが道徳的に不正だと考える理由と関係している。

哲学者のトーマス・ダグラス（オックスフォード大学）やジュリアン・サヴァレスキュ（オックスフォード大学）は、人を殺すことが不正だとされる合理的な理由を簡潔にまとめている。彼らによれば、一般的に人を殺すことが不正なのは、人が精神能力を持っているからだという［Douglas and Savulescu 2009: 309］。

ここでの精神能力とは、具体的に、意識（consciousness）、自己意識（self-consciousness）、快楽や苦痛に対する感受性（sensitivity to feel pleasure and pain）、理性（rationality）などを指す［同上］。つまりわれわれは、意識、自己意識、快楽や苦痛を感じる感受性、理性などの能力を持つ存在を殺すべきではないと考えているのである。このような存在はパーソン（person）と呼ばれ、彼らのいう精神能力は人（＝パーソン）であることの要件だと考えられている。

さらにダグラスやサヴァレスキュは、精神能力の有無と人（パーソン）を殺すことの不正さの関係についても論じている（彼らの議論は、ヒト胚の道徳的位置づけに関して行われたものである）。具体的には、精神能力を持つ人（パーソン）を殺すべきではない理由は三つあると言う。

1　われわれは、ある存在Xを殺すことが不正であるかどうかを判断する際、Xが精神能力を有しているかどうかを基準にする。

2　ある存在Xが普通の人であれば持っている精神能力を持っていない場合、Xは権利や主張、利害関心を持たないと考える。

3　今後、人の意識などを動物に移植したり、ロボットにアップロードしたりするようなことが技術的に可能になり、実際にそのようなことが行われたとする。この場合、われわれは人の意識を持つ動物やロボットを殺すべきではないと考えるであろう。

10　人と（人以外の）動物という区別は必ずしも普遍的なものではない。われわれは、例えば、チンパンジー、ゴリラ、オランウータンなどの大型類人猿（Great apes）も他の動物と区別して、道徳的に配慮すべきだと考えている。それは、大型類人猿が道徳的に配慮するだけの能力を持つためである（例えばDeGrazia［2007］）。

これらの理由により、われわれは精神能力を持つ人（パーソン）を殺すべきではないと考えている[11]（ただし、精神能力を持つかどうかは殺人が不正であることの絶対的な根拠ではない。彼らは殺人が不正だとされる他の理由として、われわれが人の種の一員〔a member of human species〕であるから、われわれは価値ある将来〔valuable future〕を持っているから、またわれわれ人は神聖な生き物だから、を挙げている［Douglas and Savulescu 2009: 310］[12]）。そして、意識や自己意識などの精神能力は、脳機能、主に中枢神経の発達と関係している。

このような精神能力の有無と殺すことの不正さの関係を踏まえれば、人と同等の能力を持つ人－動物キメラに対して、不当に危害を加えたり、殺したりすることが不正である理由は自ずと明らかになる。つまり、人と同等の能力を持つ人－動物キメラには、道徳的に配慮されるべき、また殺されるべきではない理由があるのである（これまで「人と同等の能力」と述べてきたが、「人（パーソン）と同等の能力」と表現する方が正確であろう[13]）。この点からは、人（パーソン）と同等の能力を持つ動物を作出することの成否を論じることはできないが、少なくとも当該動物に対して不当に危害を加えたり、殺したりすることは不正だと言うことができる。なぜなら、人（パーソン）と同等の能力を持つ人－動物キメラを不当に扱うことは、人（パーソン）を不当に扱うことと同様に不正であるからである。

それでは、そもそも人（パーソン）と同等の能力を持つ動物を作出することの正否はどのように考えればよいだろうか。この点を論じる上で、動物のエンハンスメント（animal enhancement）をめぐる議論の中でサヴァレスキュが示した、当該動物にとってのエンハンスメント」（enhancement-for-self）という見方を参考にしたい［Savulescu 2011: 654］。彼は、エンハンスメントを次のように大まかに定義している。

Cという環境（Aが置かれる自然環境や社会環境）において、XがAの生活をより良いものにする可能

性が高いのであれば、XはAにとってエンハンスメントである［同上］

そして、動物に対する介入がエンハンスメントになるか、障害（disability）になるかどうか（すなわち、動物に対する介入が当該動物にとって良いかどうか）は、次の三つの点に依存すると言う。それは、①当該動物の福祉をどのように考慮するのか（有史以来、当該動物が誕生した試しがないため問題となる）、②当該動物は、短期的・長期的にどのような生物学的・心理的影響を被るのか（これは当該動物が置かれる文脈にもよる）、さらに③当該動物に適した自然環境や社会環境を提供できるのか（それは、当該動物がそこに存在するのが正しいと言えるような環境でなくてはならない）、に基づいた評価である。これらを人－動物キメラ胚研究の文脈に即して言えば、当該研究において人（パーソン）と同等の能力を持つ人－動物キメラを作出することの正否は、サヴァレスキュの提示する三点に基づいた評価に依存するであろう。つまり、当該研究を通して作出される人－動物キメラの福祉、生物学的・心理的影響、自然環境や社会環境などを道

11　能力の有無のみが、ある存在Xを道徳的に配慮するかどうかの基準であると考えることは、場合によって十分な能力を持たない人（例えば、新生児や重度の知的障害者、さらに脳死者や無脳症児）に不当に危害を加えたり、殺したりすることを正当化することにもつながりかねない。先述の通り、本稿ではどの能力が道徳的配慮に値するのかを明言するつもりはないが、人－動物キメラ胚研究における人－動物キメラの配慮を論じる際には、このような（一時的、または恒久的に）十分な能力を持たない、または能力を失っている人の配慮とも整合性を取る形で、「能力」を特定することが必要になるであろう。

12　（人を）殺すことの倫理性に関しては、例えば、McMahan［2002］やSinott-ArmstrongとMiller［2013］でも詳細に論じられている。

13　もっとも、能力の有無の観点から言えば、パーソン（person）は必ずしも人だけに限定されない［DeGrazia 2007］。

徳的に考慮できるかどうかが重要になる。

それでは、人－動物キメラが動物に本来備わっている以上の能力を持つ場合はどうであろうか。従来、人のエンハンスメント（human enhancement）の倫理議論で行われてきたように、本来であれば、動物の場合も、能力を向上させること、また生命に介入することそれ自体に関する倫理学的な考察が必要になるであろう。しかし、本稿ではそのような問いに答えるだけの余裕がないため、以下では次の問いに答えることにしたい。つまり、動物に本来備わっている以上の能力を持つ人－動物キメラを作出したり、研究利用したりすることは道徳的に許容されるか、というものである。

これまでの議論の流れでいけば、人（パーソン）と同等の能力さえ持たなければ許容されると主張する者がいるかもしれない。事実、（人－動物キメラ胚研究ではないが）人と動物のキメラ研究においては既に、胎児由来のグリア前駆細胞（glial progenitor cells）をマウスの脳に移植し、その結果、そのマウスの能力が向上したという報告もある［Windrem *et al.* 2014］。そのような中で、上記の問いに答えるためには、動物のエンハンスメントをめぐるサヴァレスキュの別の見方、すなわち、「人にとって利益になるエンハンスメント」（enhancement-for-human benefit）が参考になるであろう［Savulescu 2011: 655-656］。

彼によれば、動物のエンハンスメントを許容できるかどうかは、人にとっての利益が動物に対する苦痛に勝るかどうかによると言う。この時に重要なのは、論理的な一貫性（consistency）の観点から、動物のエンハンスメントを、動物の研究利用の一環として捉えるということである。われわれの多くは、動物の研究利用は道徳的に許容されると考えているが、それは、われわれ人が享受する利益（その背後にある人が抱える苦痛）と動物が被る苦痛を比較した場合、後者よりも前者を優先するだけの良い理由があると考えるためである。そしてサヴァレスキュは、移植用の臓器作製や疾患モデル動物を用いた研究が動物のエンハンスメンを正当化するだけの強力な理由になると言う（ただし、移植用臓器の作製や疾患研究のためであれば、どのような動物のエンハンスメントも許容できるというわけではなく、当該行為に対する賛否のバランスをとらなければならないとも指摘している）。

つまり、当該研究において、動物に本来備わっている以上の能力を持つ人‐動物キメラを作出したり、利用したりすることの正否をどう考えるかは、第一に道徳的配慮に値する能力が何で、当該動物がその能力をどの程度有しているかに依存している。その上で、動物の研究利用が許容されるという立場を取るのであれば、動物に本来備わっている以上の能力を持つような人‐動物キメラを作出し、研究利用することも目的・条件次第で許容されると言えるであろう。それが、もし当該動物を作出し、利用しなければ得られない研究目的であり、なおかつ他に代替手段がないのであれば、それをすべき理由になるのである（その目的が何であるかについては議論の余地があるであろう）。

四　脳のヒト化を伴う研究への含意

ここでは、「三」の議論を受けて、今後、いわゆる「脳のヒト化」を伴う研究をいかに進めていけばよいかを示唆したい。

まず、意図的に脳の全体が人の細胞で構成されている（すなわち、人の脳を持つ）人‐動物キメラを作出することについては、次の二種類の議論を曖昧にしたまま行うべきではないであろう。その議論とは、当該動物の配慮に関する議論、および当該動物を作出することの正否に関する議論である。前者に関しては、次の三点を検討する必要がある。

1　人を人として特徴づける能力は何か

2　人の脳を持つ人‐動物キメラがその能力を持っているかどうかをどのように検証するか

3　（もし人〔パーソン〕と同等の能力を持つ人‐動物キメラが生まれた場合、当該動物は道徳的配慮の対象となる可能性があるにもかかわらず、）脳の全体が人の細胞で構成されている人‐動物キメラを作出しなければならない理由があるのか

中には、人を人として特徴づける能力は特定されたとしても、人‐動物キメラがそのような能力を持つかどうかを検証するのは不可能だと反論する者がいるかもしれない。また、脳の全体が人の細胞で構成されている人‐動物キメラが獲得する能力は動物の種類によって左右されると主張する者もいるであろう[14]（本稿では全く扱わなかったが、人‐動物キメラ胚研究における人以外の霊長類〔non-human primates〕の利用についても別途議論が必要である）。しかし、不確実性が多い（逆に、確実なことが言えない）段階で、そのような人‐動物キメラを生み出すのであれば、当該動物は人（パーソン）と同等の能力を持つと推定し、人と同じように配慮するのが妥当である[15]。

その上で、次の三点（人〔パーソン〕と同等の能力を持たせることが、当該動物にとって良いことなのかどうかという観点）を通じて、そもそも人（パーソン）と同等の能力を持つ人‐動物キメラを作出することの正否についても議論しておく必要があるであろう。

1 人（パーソン）と同等の能力を持つ人－動物キメラの福祉をどう考慮するのか
2 当該動物はどのような生物学的・心理的影響を被るのか
3 当該動物に適した自然環境や社会環境を提供できるのか

結局、脳の全体が人の細胞で構成されている人－動物キメラを生み出した場合、当該動物が人（パーソン）と同等の能力を持つと仮定して道徳的に配慮し（不当に危害を加えず、殺さない）、なおかつ当該動物に適した環境を保証するとなると、もはやこのような動物の作出を正当化する理由などなさそうに思われる。このような直観に反する帰結を回避しようとするのであれば（少なくとも筆者の直観には反する）、意図的に脳の全体が人の細胞で構成されている人－動物キメラの作出をしないというのが賢明な判断であると言えよう。筆者自身、脳の全体が人の細胞で構成されている人－動物キメラを作出し、研究利用することと全てが不正であるとは考えていないが（例えば、動物の種類によって、たとえ脳の全体が人の細胞で構成されていたとしても、人と同等の能力を持つことは絶対にないと言い切ることができ、それを行うべき十分な理由もあり、さらに他に代替手段がない場合は許容されるかもしれない）、そうかと言って当該動物を積極的に作

14 既に指摘されているように、人以外の動物が人ほどの大きな脳を形成するには、時間的にも空間的にも大きな制約がある。また、例えば、ブタの妊娠期間（約三ヶ月）では、人と同等の能力を持つだけの脳構造が発達しないと言われている（例えば、Bourret *et. al.* [2016]）。

15 あるいは、本稿で論じてきた議論に反して、われわれが人を道徳的に配慮する理由は、人を特徴づける能力を持つからではないと主張することも可能である。しかし、そのような立場を取るのであれば、そもそも人－動物キメラ胚研究において脳のヒト化（人－動物キメラの脳が人の細胞で構成されていること、および当該動物の能力が人〔パーソン〕と同等になること）自体が問題にならないかもしれない。

出すべきだとも考えていない。

人－動物キメラ胚研究の結果、人－動物キメラの脳（の一部）が人の細胞で構成され、結果的に人と同等の能力を獲得してしまう可能性もあるであろう（その可能性は限りなくゼロに近いかもしれないが）。現在、「脳のヒト化」が問題となっているのは、意図的に人の脳を作製する場合というよりはむしろ、人の臓器（例えば、膵臓や肝臓）を作製しようとした結果、ヒト多能性幹細胞が脳細胞にも分化してしまい、意図せず人－動物キメラの脳が人と動物の細胞で構成されるような場合である。意図的であろうがなかろうが、もし人（パーソン）と同等の能力を持つ人－動物キメラが生まれたとすれば、当該動物に対して不当に危害を加えたり、殺したりしてはならない。したがって、このような帰結を回避するためには（また、回避するためにも）、当該研究におけるヒト多能性幹細胞の脳への寄与を段階的に検証していくべきである（また、人－動物キメラ胚研究を通してわれわれが享受するであろう利益を考慮すれば、そうすべき十分な理由がある）と言える[16]。

先に述べたように、脳が人の細胞で構成されている人－動物キメラを作出し、研究利用することが全て不正であるとは言えないであろう。われわれは、原則として、動物の研究利用が道徳的に許容されると考えている。それは必ずしも無条件に認められているのではなく、動物が被る苦痛とそれによってわれわれ人が得る利益が比較考量され、目的・条件次第で動物の研究利用が認められているのである。その意味では、動物に本来備わっている以上の能力を持つ人－動物キメラを利用しなければ得られないような目的があり、なおかつその目的を達成するための代替手段がない場合には、そのような研究は道徳的に許容されるであろう。

五　おわりに

従来、人‐動物キメラ胚研究における動物（の特に、脳、配偶子、容姿）のヒト化に対する懸念は大きく、各国は当該問題に考慮した規制を敷いている（日本も、諸外国の規制などを受けて、動物のヒト化に対して慎重な姿勢を取っている）。しかし、現在、当該研究の在り方を議論している文部科学省の特定胚等研究専門委員会の資料には、今後、検討すべき問題として、人‐動物キメラ胚研究において人の脳や配偶子を作製することに科学的合理性・社会的妥当性があるのかという論点が上がっている。これは一見、各国の議論や規制の流れに逆行するように見えるが、日本が動物のヒト化の問題をどのように捉え、今後、当該問題にどう向き合っていくのかを明らかにするためには重要な論点であろう。

動物の脳がヒト化すると聞けば、おそらく多くの人が不安や懸念を抱くであろう。これは当然の反応であると思われる。ただ、イメージや直観のみで議論を行うことは建設的な議論につながらないし、「脳のヒト化」という言葉は、一人歩きすれば、人‐動物キメラ胚研究に対して不必要に不安を煽り、懸念を増

16　二〇一七年五月、京都新聞に「霊長類の臓器、ブタで作製へ　iPSでキメラ研究開始」という記事が掲載された［京都新聞、二〇一七］。チンパンジーの臓器作製を目的に、チンパンジーのiPS細胞を用いたチンパンジー‐ブタキメラ胚研究を行うという記事である。同記事には先述の長嶋のコメント（「実験を通して霊長類の細胞がブタの細胞の脳にどのような影響を与えるか確かめられる」）も掲載されており、今後、人‐動物キメラ胚研究を進めていく上で重要な研究と位置づけられている。

大させることにもなりかねない。そのため本稿では、動物のヒト化の中でも、従来、特に懸念されてきた脳のヒト化の問題に焦点を当て、その倫理性を分析哲学的に考察した。まずは、脳のヒト化の何が問題になるのかを把握するため、同概念の分析を行った。そして、脳のヒト化の問題は、「人－動物キメラの脳（の全体、または一部）が人の細胞で構成されていること」（構成要素の観点）、および「人－動物キメラが、人と同等、または動物に本来備わっている以上の能力を持つこと」（能力の観点）に分けて検討する必要があることを確認した。

本稿の議論を踏まえれば、構成要素の観点から、人－動物キメラの脳（の全体、また一部）が人の細胞で構成されている状態を生み出すことそれ自体が（すなわち、脳（の全体、また一部）が人の細胞で構成されているから）許容されないと主張することは妥当ではない。しかし、能力の観点から見れば、人－動物キメラを作出すること、および当該動物の研究利用の是非は、当該動物が人と同等の能力を持つか、動物に本来備わっている以上の能力を持つかによって異なると言えよう。

もし人－動物キメラが人と同等の能力を持つ場合には、道徳的に配慮されるべき、また殺されるべきではない理由があるため、当該動物に対して不当に危害を加えたり、殺したりすることは不正ということになる。また、当該研究を通して人（パーソン）と同等の能力を持つ人－動物キメラを作出することの正否に関しては、われわれが当該動物の福祉、生物学的・心理的影響、自然環境や社会環境をどのように考えるかに依存すると言える。つまり、当該行為を行う前に、例えば、当該動物を道徳的に配慮できるかどうか、また当該動物に適した環境を保証できるのかなどを論じることによって、その正否を判断する必要がある。もっともこのような点は、本来備わっている以上の能力を持つ人－動物キメラを作出したり、研究利用したりすることがどのような場合であっても許容されないということを意味しない。動物の研究利用が目的・条件次第で許容されるように、当該動物を作出し、利用しなければ得られない研究目的があり、なおかつ他に代替手段がない場合には、当該研究は道徳的に許容されるであろう。

「二」でも述べたように、本稿では、人－動物キメラ胚研究における脳のヒト化に関して、宗教的・文化的な見方（必ずしも個別具体的な宗教・文化だけでなく、宗教的なもの、または宗教感覚のようなものも含む）は考慮していない。もしかすると、宗教的・文化的な観点からは、脳のヒト化はどのような場合であっても許容されないという主張も出てくるであろう（例えば、Degeling *et. al.*［2014］）。また、そのような宗教・文化の影響が強いコミュニティでは、本稿で論じたような研究は認められないという風潮が強まる可能性もある。ともあれ、最終的に「脳のヒト化」を伴う研究に対してどのような判断が下されるにせよ、多様な視点から当該問題の是非を議論しておく必要があろう。そして、本稿が、今後の議論の一助になれば望外の喜びである。

参考文献

【和文】
京都新聞　二〇一七「霊長類の臓器、ブタで作製へ　iPSでキメラ研究開始」（http://www.kyoto-np.co.jp/environment/article/20170512000018）.
澤井努　二〇一七『ヒト・iPS細胞研究と倫理』京都大学学術出版会.
内閣府　二〇一三「動物性集合胚を用いた研究の取扱いについて」（http://www8.cao.go.jp/cstp/tyousakai/life/kenkai/kenkai.pdf）.
文部科学省　二〇〇九「特定胚の取扱いに関する指針」（http://www.lifescience.mext.go.jp/files/pdf/30_226.pdf）.
文部科学省　二〇一六a「動物性集合胚の取扱いに係る科学的観点からの調査・検討の結果について」（http://www.lifescience.mext.go.jp/files/pdf/n1673_02.pdf）.

文部科学省　二〇一六b　「今後、科学的観点も含めた総合的な検討が必要な論点（案）」（http://www.lifescience.mext.go.jp/files/pdf/n1833_04.pdf）.

文部科学省　二〇一六c　「特定胚等研究専門委員会（第九六回）議事録（案）」（http://www.lifescience.mext.go.jp/files/pdf/n1833_r.pdf）.

文部科学省　二〇一七a　「動物性集合胚の取扱に係る、今後、科学的観点も含めた総合的な検討が必要な論点（案）」（http://www.lifescience.mext.go.jp/files/pdf/n1847_02.pdf）.

文部科学省　二〇一七b　「動物性集合胚の取扱いに係る倫理的・法的・社会的観点からの整理」（http://www.lifescience.mext.go.jp/files/pdf/n1883_12.pdf）.

【欧文】

Academy of Medical Sciences (AMS). 2011 Animals containing human material.（http://www.acmedsci.ac.uk/policy/policy-projects/animals-containing-human-material/）.

Bok, H. 2003 What's wrong with confusion? *The American Journal of Bioethics* 3 (3): 25-26.

Bourret, R., Martinez, E., Vialla, F., Giquel C., Thonnat-Marin A., and De Vos, J. 2016 Human-animal chimeras: Ethical issues about farming chimeric animals bearing human organs. *Stem Cell Research & Therapy* 7 (1): 87.

Degeling, C., Irvine, R., and Kerridge, I. 2014 Faith-based perspectives on the use of chimeric organisms for medical research. *Transgenic Research* 23 (2): 265-279.

DeGrazia, D. 2007 Human-animal chimeras: Human dignity, moral status, and species prejudice. *Metaphilosophy* 38 (2-3): 309-329.

de Melo-Martin, I. 2008 Chimeras and human dignity. *Kennedy Institute of Ethics Journal* 18 (4): 331-346.

Douglas, T., and Savulescu, J. 2009 Destroying unwanted embryos in research. *EMBO reports* 10 (4): 307-312.

Greely, H. T. 2011 Human/nonhuman chimeras: Assessing the issues. In *Oxford handbook of animal ethics*, eds. T. L. Beauchamp, and R. G. Frey, 671-698. Oxford: Oxford University Press.

Haber, M., and Benham, B. 2012 Reframing the ethical issues in part-human animal research: The unbearable ontology of inexorable moral confusion. *The American Journal of Bioethics* 12 (9): 17-25.

International Society for Stem Cell Research (ISSCR). 2016 Guidelines for stem cell research and clinical translation. (http://www.isscr.org/docs/default-source/guidelines/isscr-guidelines-for-stem-cell-research-and-clinical-translation.pdf?sfvrsn=2).

Karpowicz, P., Cohen, C. B., and Van Der Kooy, D. 2004 It is ethical to transplant human stem cells into nonhuman embryos. *Nature Medicine* 10 (4): 331-335.

Karpowicz, P., Cohen, C. B., and Van Der Kooy, D. 2005 Developing human-nonhuman chimeras in human stem cell research: Ethical issues and boundaries. *Kennedy Institute of Ethics Journal* 15 (2): 107-134.

Mackeller, C., and Jones, D. 2012 *Chimera's children: Ethical, philosophical and religious perspectives on human-nonhuman experimentation*. London: Bloomsbury.

Masaki, H., Kato-Itoh, M., Takahashi, Y., Umino, A., Sato, H., Ito, K., Yanagida, A., Nishimura, T., Yamaguchi, T., Hirabayashi, M., Era, T., Loh, K.M., Wu, S. M., Weissman, I. L., and Nakauchi, H. 2016 Inhibition of apoptosis overcomes stage-related compatibility barriers to chimera formation in mouse embryos. *Cell Stem Cell* 19 (5): 587-592.

McMahan, J. 2002 *The ethics of killing: Problems at the margins of life*. Oxford: Oxford University Press.

National Academy of Sciences (NAS). 2010 *Guidelines for human embryonic stem cell research*. Washington DC: The National Academy Press.

National Institutes of Health (NIH). 2009 National institutes of health guidelines on human stem cell research. (http://stemcells.nih.gov/policy/pages/2009guidelines.aspx).

National Institutes of Health (NIH). 2015 NIH research involving introductiuon of human pluripotent cells into non-human vertebrate animal pre-gastrulation embryos. (http://grants.nih.gov/grants/guide/notice-files/NOT-OD-15-158.html).

National Institutes of Health (NIH). 2016 Request for public comment on the proposed changes to the NIH guidelines for human stem cell research and the proposed scope of an NIH steering committee's consideration of certain human-animal chimera research. (https://www.federalregister.gov/documents/2016/08/05/2016-18601/request-for-public-comment-on-the-proposed-changes-to-the-nih-guidelines-for-human-stem-cell).

Palacios-González, C. 2015a Human dignity and the creation of human-nonhuman chimeras. *Medicine, Health Care, and*

Philosophy 18 (4): 487-499.

Palacios-González, C. 2015b Ethical aspects of creating human-nonhuman chimeras capable of human gamete production and human pregnancy. *Monash Bioethics Review* 33: 181-202.

Robert, J. S., and Baylis, F. 2003 Crossing species boundaries. *The American Journal of Bioethics* 3 (3): 1-13.

Savulescu, J. 2011 Geneticlly modified animals: Should there be limits to engineering the animal kingdom? In *Oxford handbook of animal ethics*, eds. T. L. Beauchamp, and R. G. Frey, 641-670. Oxford: Oxford University Press.

Sinott-Armstrong, A, and Miller, F. G. 2013 What makes killing wrong? *Journal of Medical Ethics* 39 (1): 3-7.

U.K. Home Office. 2016 Guidance on the use of human material in animals. (https://www.gov.uk/government/uploads/system/uploads/attachment_data/file/491496/Animals_Containing_Human_Material_Final_Guidance.pdf).

Windrem, M. S., Schanz, S. J., Morrow, C., Munir, J., Chandler-Militello, D., Wang, S., and Goldman, S. A. 2014 A competitive advantage by neonatally engrafted human glial progenitors yields mice whose brains are chimeric for human glia. *Journal of Neuroscience* 34 (48): 16153-16161.

〔最終アクセス日：二〇一七年七月一九日〕

謝辞 本研究は日本学術振興会の科学研究費（17K13843）の助成を受けて行われたものである。また、京都府立医科大学の赤塚京子氏には本稿の草稿を読んでいただき、多くのコメントをいただいた。記して謝意を表したい。

上廣倫理研究部門における研究活動と展望

藤田みさお
京都大学ｉＰＳ細胞研究所
上廣倫理研究部門准教授・部門長

一　はじめに

一九九八年、世界で初めてヒトＥＳ細胞の樹立の成功が報告された［Thomson *et al.* 1998］。ヒトＥＳ細胞はあらゆる細胞に分化する能力と増殖し続ける能力を持つ細胞である。病気等で機能しなくなった細胞を、ＥＳ細胞から作製した新しい細胞に置き換えることができれば、それまで根治の見込めなかった疾患にも治癒の可能性が生まれたため、ヒトＥＳ細胞研究は世界中から期待を集めることになった。だが、ヒトＥＳ細胞を樹立するには受精胚―子宮に戻せば一人の人として成長し得る存在―を壊さなければならず、その点が倫理的課題として指摘されていた。そうした中、二〇〇六年にマウス［Takahashi & Yamanaka

2006］から、二〇〇七年にはヒトの体細胞からｉＰＳ細胞が樹立されたことが報告された［Takahashi, *et al.* 2007, Yu, *et al.* 2007］。ＥＳ細胞と同じような能力を持ちながら、受精胚を壊さず作製できるため、当初はｉＰＳ細胞がＥＳ細胞の樹立に伴う倫理的課題を克服したとして、大いに注目された。

だが、ヒトｉＰＳ細胞の樹立が報告された数日後、文部科学省は科学技術・学術審議会の専門委員会を開いてその倫理的課題を検討することに決めた［読売新聞　二〇〇七］。ｉＰＳ細胞を利用すれば、理論上、一人の人間から精子と卵子を作製したり、それらを受精させたりすることも可能になるからである。二〇一〇年にはヒトｉＰＳ細胞をブタ等の動物の受精胚に移植し、ヒトと動物の細胞が混ざった胚を作製する研究―いわゆる動物性集合胚研究―が国内で初めて承認された［朝日新聞　二〇一〇］。動物性集合胚を動物や人の胎内に移植すれば、自然界には存在しない種の境界を越えた生物を作製することになる。そのため、こうした研究は国が定める「特定胚の取扱いに関する指針（以下、特定胚指針）」に従い実施することが求められている。ＥＳ細胞研究に伴う倫理的課題を克服したかに見えたｉＰＳ細胞研究も、このように倫理的課題とは決して無関係ではない。

筆者の所属する京都大学ｉＰＳ細胞研究所上廣倫理研究部門は、二〇一三年四月一日に設立された研究室である。ｉＰＳ細胞のような新しい科学技術が社会で信頼されながら根づいていくためには、一般市民の意識を把握したり、把握した社会意識を政策策定の場に反映させたり、倫理的課題の存在を社会で共有し、検討したりするプロセスが重要となる。当部門では質問紙やインタビューを用いた調査研究、実態調査を通じて社会意識や現状の把握を行い、倫理的課題に対する対処策を提言したり、一般の方々や研究者等さまざまな対象に向けた教育活動を行ったり、研究倫理審査の手続きを含む法令や指針の遵守に向けた活動に参画したりしている。本稿では、当部門のこうした活動の中から、筆者が関係した研究の一部を紹

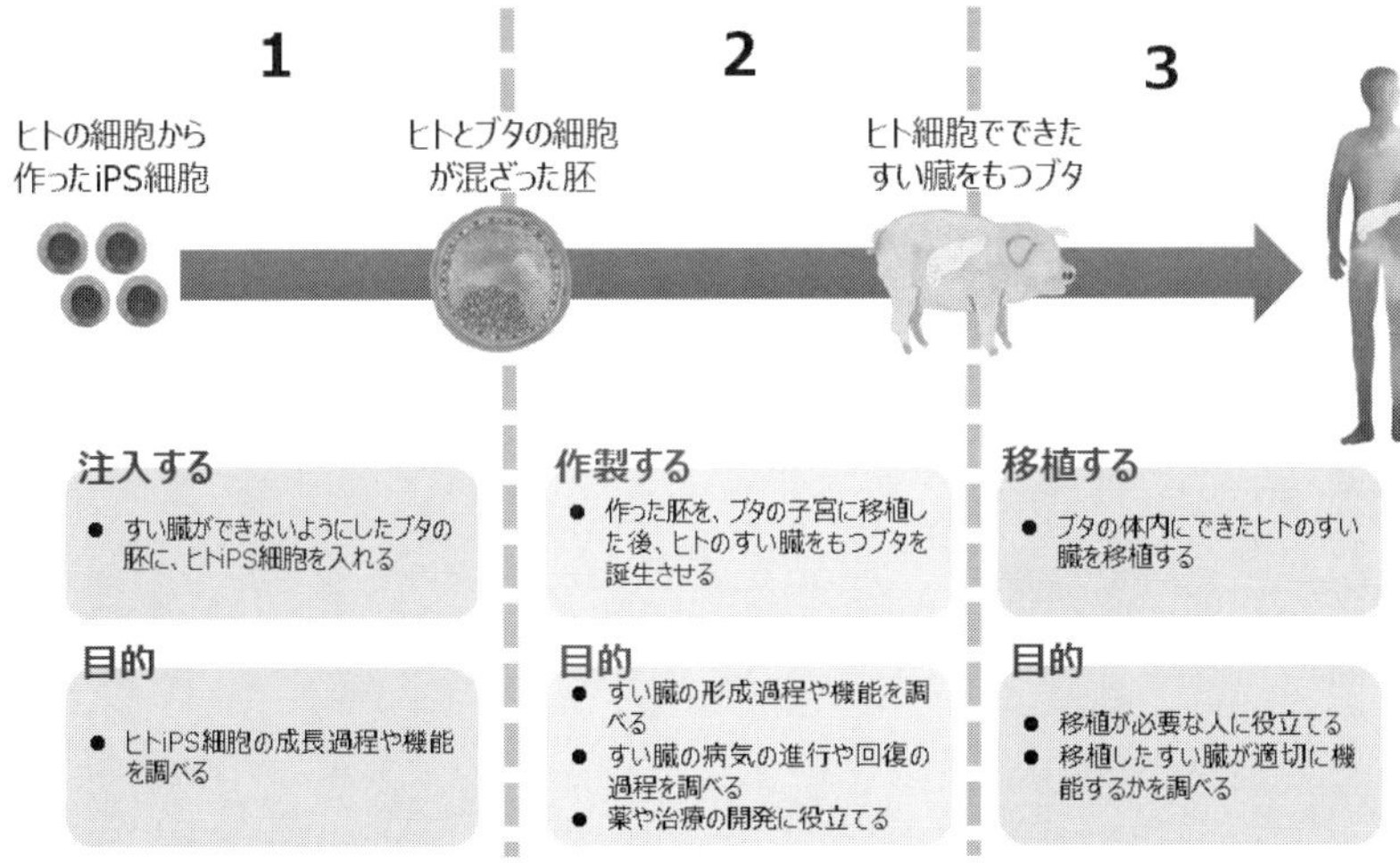

図１　動物性集合胚研究の例

介する。具体的には、動物性集合胚研究、人工生殖細胞の作製、自由診療による細胞治療の課題について概観し、最後に当部門設立から五年の総括と展望について触れたい。

二　動物性集合胚研究

動物性集合胚研究とは、ヒト－動物キメラ研究の一種である。例えば、すい臓ができないよう予め遺伝子操作したブタの受精胚にヒトｉＰＳ細胞を注入し、ブタの胎内に移植すると、ヒトの細胞でできたすい臓を持つブタの産生が理論上可能となる（図１）。移植臓器の不足を解決し得る有力な選択肢となるため、将来的な研究の発展が望まれている。移植に利用しないまでも、患者由来のｉＰＳ細胞を動物の受精胚に導入して、ヒトの疾患を再現させたモデル動物を作製したり、ヒト多能性幹細胞の分化能を検証したりできるため、基礎研究としての有用性が高いとも期待されている［文部科学省　二〇一六］。

ただ、当該技術の特徴は初期段階の動物胚に多能性の高いヒト幹細胞を入れる点にある。そのため、この技術を使って個体を作製した場合、当初意図した臓器以外の、例えば、脳神経細胞や生殖細胞の一部にヒトの細胞が寄与する可能性があると言われている［Stein 2015, Vogel 2015］。また、それが動物の体内でどの程度の割合を占めることになるのか定かではない。結果、動物の「ヒト化」を防止できるのかという問題が懸念されている。例えば、ヒトと同等の認知機能を持つ動物が産生された場合、その動物は従来の実験動物と同等に扱ってよいのか、ヒト精子を持つオスマウスやヒト卵子を持つメスマウスが交配する事態になってもよいのか、といった問いが生じる。こうした極端な事態にはならないと予測する研究者は多いものの［Stein 2015, Hyun 2013］、当該研究の増加に伴い、各国の規制状況にも昨今動きが見られるようになった。

二〇一五年九月、アメリカの国立衛生研究所は当該研究への資金援助を当面見送るという通知を出したが［National Institutes of Health 2015］、翌年には「ヒト幹細胞研究に関するガイドライン」の修正案で当該胚の動物胎内への移植を一定の条件下で容認する方向性を示した［National Institutes of Health 2016］。イギリスでは、医科学アカデミーが二〇一一年に出した勧告［The Academy of Medical Sciences 2011］に基づき、内閣府が二〇一六年、「ヒト組織を含む動物」を利用した研究が実施できるよう規制を整備した［The Home Office 2016］。日本では、「特定胚指針」が将来の移植利用を目的にした基礎研究に限って動物性集合胚の作製までを認めている。冒頭で述べた二〇一〇年の動物胚集合研究の承認を契機に、国内では許容される研究目的の拡大や当該胚を動物胎内へ移植することの是非に関する議論が始まった。二〇一三年には内閣府の生命倫理専門調査会が「動物性集合胚を用いた研究の取扱いについて」をまとめ［内閣府　二〇一三］、二〇一七年現在、文部科学省の特定胚等研究専門委員会では規制緩和に向けた議論が続いている。

倫理的課題を伴う新しい科学技術に関する政策を議論する際、社会にその技術を受け入れる準備がどの程度あるのかを把握し、把握した社会意識を議論に反映させることが重要である。この種の意識調査としては、ヒト‐動物キメラ作製の是非について尋ねたイギリスの調査［Ipsos MORI 2010］や、ヒト‐動物キメラ胚作製の是非について尋ねた日本の調査［Inoue Y, *et al.* 2016］があるが、当該研究を一連のプロセスと見なし、どの段階まで受け入れられるのかを尋ねた調査は存在しなかった。そこで当部門では、一連の動物性集合胚研究を三段階に分け、段階ごとに研究目的や意義について明示し（図1）、意図しない臓器へのヒト細胞の分化というリスクも述べた上で、一般市民五二〇名と研究者一〇五名を対象にした質問紙調査を行った［Sawai, *et al.* 2017a, Sawai, *et al.* 2017b］。

一般市民と研究者でそれぞれ当該研究を「全く認められない」と答えた者は一九・〇%と七・六%、「胚の作製まで」認められると答えた者は一六・五%と八・六%、「動物個体の作製まで」と答えた者は二三・七%と一九・〇%、「臓器移植まで」と答えた者は四〇・八%と六四・八%であった［Sawai, *et al.* 2017a］。本調査の質問紙は、臓器移植まで認めると回答した者は動物個体と胚の作製も、動物個体の作製まで認めると回答した者は胚の作製も認めていると解釈できるように構成した。従って、今回の結果からは、現在、「特定胚指針」が認める動物性集合胚の作製については八割以上、「特定胚指針」が認めていない動物個体の作製については六割以上の一般市民が許容できると回答したことになる。研究者の許容度はそれよりもさらに高かった。

当該研究によって見込める成果を列挙し、期待するものを選択するよう回答を求めたところ、一般市民が選択した割合が高かったのは、順に「治療法の開発」（六二・九%）、「基礎研究の発展」（四九・二%）、

「病態解明」（四五・二％）、「新薬の開発」（四三・五％）、「移植用臓器の作製」（三八・三％）、「期待なし」（一二・一％）、「その他」（〇・四％）であった［Sawai, *et al.* 2017a］。研究者の回答は同じ順で見ると、七五・二％、七六・二％、六八・六％、六四・八％、七〇・五％、四・八％、三・八％であり、一般市民よりも総じて期待が高かった。一方、懸念についても同様に、列挙して選択するよう回答を求めたところ、一般市民が選択した割合が高かったのは、順に「動物のヒト化」（三九・二％）、「動物の道具化」（三八・三％）、「不自然」（三七・一％）、「意図しない分化」（二七・七％）、「人間の尊厳の侵害」（一六・三％）、「懸念なし」（一四・〇％）、「価値観の喪失」（一二・七％）、「その他」（四・四％）であった。研究者の回答は同じ順で見ると、四〇・〇％、四九・五％、三二・四％、五八・一％、一一・四％、六・七％、一六・二％、一四・三％であった。つまり、研究者の方が一般市民よりも概して期待と懸念ともに高く、当該研究に伴うジレンマをより認識していることが示唆された。

加えて、この技術で個体を作製した場合に、動物の臓器、組織、細胞にヒトの細胞が寄与することへの抵抗感についても尋ねた［Sawai, *et al.* 2017b］。一般市民は、脳や精子・卵子にヒトの細胞が含まれることを懸念すると回答した者の割合が、心臓、血液、肝臓、皮膚等に比べて高く、順に七四・六％、七五・八％、五五・四％、五四・六％、四六・三％、四五・八％であった。一般市民よりも総じて抵抗感は低いものの、同様の傾向は研究者にも見られ、懸念を表明した者の割合は、順に六二・九％、八〇・〇％、二六・七％、二九・五％、二〇・〇％、二九・五％であった。この結果は、動物性集合胚研究における動物の「ヒト化」という問題については、これを回避するための手続き―例えば、分化抑制技術の開発や研究管理体制の構築、それらを担保する研究規制の策定等―が望まれることを示唆している。

本調査が示したのは、病態解明、創薬、治療法の開発、臓器移植等といった当該研究の目的や意義を明確に示せば、過半数を上回る一般市民や研究者が、現在、国内で認められている範囲以上の研究を支持する可能性であった。この点は、現在進行している規制緩和の議論を左右する知見であり、実際の議論を行っている文部科学省の特定胚等研究専門委員会でも調査結果を報告するに至った。ただ、本調査の自由回答では、漠然とした不安や、臓器移植に伴う感染症のリスク、次世代への影響等も数多く指摘されていた。これらはおそらく、社会的に有益な研究であれば限定的に受け入れるが、感情的・情緒的には受け入れがたい面もある、という回答者らの反応とも解釈できる。こうした結果から、今後、仮に、当該研究の規制が緩和されるにしても、それに先立ち広く社会に情報提供を行い、その倫理的課題について一般市民に身近に感じてもらったり、理性的に検討したりしてもらったりすることが重要と考えられた。そこで、当部門ではアウトリーチ活動にも積極的に取り組み、一般市民と直接対話する機会を増やすことにした。調査研究、政策提言、アウトリーチといった一連の活動は、当部門がさまざまな倫理的課題にアプローチしていく上でのひな形となったと言える。

三　人工生殖細胞の作製

マウスを使った実験では、二〇〇三年以降ＥＳ細胞から［Hübner, *et al.* 2003, Toyooka, *et al.* 2003, Geijsen, *et al.* 2004］、二〇一一年以降はｉＰＳ細胞から［Hayashi, *et al.* 2011, Hayashi, *et al.* 2012］、始原生殖細胞様細胞——生殖細胞の起源となる始原生殖細胞に似た細胞——を作製できることが報告されている。これらの始原生殖細胞様細胞をマウスの精巣や卵巣に移植したり、胎仔の精巣や卵巣を構成する細胞と特殊な方法で培

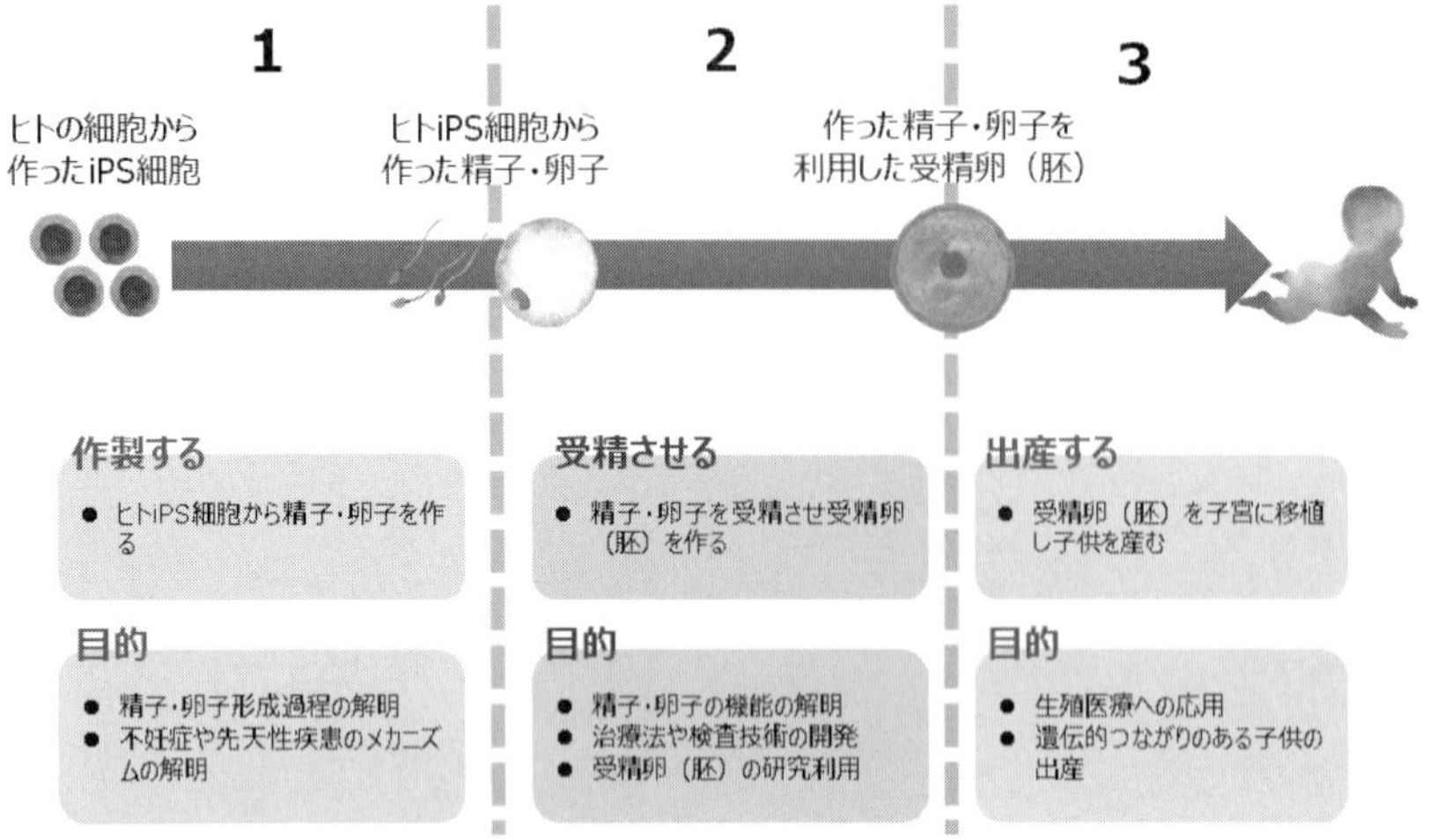

図２　人工生殖細胞作製研究の例

養したりすることでできた精子や卵子（と想定される細胞）からは、健常なマウスが生まれることも明らかになった［Sato, *et al.* 2011, Ishikura, *et al.* 2016, Hikabe, *et al.* 2016］。一方、ヒト多能性幹細胞から始原生殖細胞様細胞を誘導する方法も報告されているが［Irie, *et al.* 2015, Sasaki, *et al.* 2015］、それらはまだ、受精させれば育つような精子や卵子ではないとされている［内閣府　二〇一五］。

将来、ヒト多能性幹細胞から精子や卵子を誘導することに成功し、本来なら体内で進む発生過程を体外で観察できるようになれば、不妊症や遺伝性疾患の原因解明や、これらの予防法・治療法の開発が発展すると言われている［内閣府　二〇一五，The Hinxton Group 2008］（図２）。ヒトの発生や遺伝、生殖細胞老化のメカニズムの解明も期待されている。卵子が作製できれば、これを用いた研究がさらに進展する可能性がある。ボランティア女性からの提供は、排卵誘発剤等による負担があるため国内では推奨されておらず［内閣府　二〇〇四］、卵子の入手は限られているからである［文部科学省・厚生労働省　二〇一〇］。さらに、ヒト生殖細胞の正常性や安全性を検証するには、これらを使って受精卵ができるのかを確認する必要がある［内閣府　二〇一五］。ヒト受精胚を人工的に作製できれば、現在、一般に研究利用が認められている余剰胚―生殖補助医療で使われなくなった受精胚―に依存しないで、研究を行うことも可能になる。受精胚を用いた基礎研究が進めば、不妊症等の診断や治療に関する知見の蓄積や生殖医療技術の向上にもつながる［内閣府　二〇一五］。最終的には、何らかの理由で子どもを持てない人であっても、遺伝的つながりのある子どもが持てたり、遺伝性疾患のある人から疾患遺伝子のない生殖細胞や受精胚を作製し、健康な子どもを産んだりできるようになるかもしれない。

だが、作製されたヒト生殖細胞や受精胚の研究利用が進めば、こうした細胞の道具化・手段化が高じるといった懸念も生じる。また、生殖細胞を分化させていく過程では、胎児生殖単体細胞、つまり、死亡した胎児の組織や細胞が必要となる。海外には一定の規制のもとで死亡胎児の研究利用を認める国もあるが［玉井・平塚　二〇〇九］、日本には、少なくとも国レベルの研究指針は存在しない。さらに、作製したヒト生殖細胞の正常性・安全性を検証するためとはいえ、新たに受精胚を作製して滅失する行為を繰り返してよいのかということが問われる。莫大なコストと成功率の低さを考えると、当該技術を生殖補助医療に用いることは、現時点で現実的ではないと言われるが［林・粥川　二〇一七］、万が一、技術が未熟な段階で技術が臨床応用されれば、生まれてくる子どもへの害が大いに懸念される。また、技術があることが子どもを持てない人をさらなる不妊治療へと追い詰める可能性も否定できない。デザイナー・ベビーやエンハンスメント（医療を用いた治療ではない能力増強）目的で当該技術が利用されること、生殖細胞系列への改変が次世代にどのような影響を与えるのか不明なことも懸念される。同性カップル、未婚の個人、閉経後の女性等、あらゆる人が実の子どもを持てる、いわば「生殖の民主化」［Testa and Harris 2005］が実現した場合に、従来の家族観が揺らいだり、法整備が追いつかなかったりする事態も予測される。

日本では二〇一〇年以降、「ヒトＥＳ細胞の使用に関する指針」（二〇一四年からは「ヒトＥＳ細胞の分配及び使用に関する指針」）と「ヒトｉＰＳ細胞又はヒト組織幹細胞からの生殖細胞の作成を行う研究に関する指針」がヒト多能性幹細胞から生殖細胞を作製することは認めている。

ヒト受精胚については、二〇〇四年に総合科学技術会議で決定された「ヒト胚の取扱いに関する基本的考え方（以下、基本的考え方）」で、「人の生命の萌芽」―「人」そのものではないが、「人の尊厳」という社会の基本的価値を維持するために尊重されるべき存在―と位置付けられ、慎重な取り扱いが求められている［内閣府　二〇〇四］。「基本的考え方」では、研究利用を目的に新たにヒト胚を作製することについては原則として認めていない。だが、科学的合理性、社会的妥当性、安全性という三つの条件をすべて満たした場合にのみ、例外的にこれを許容するとしている。この原則に基づき、通常の精子や卵子を用いてヒト受精胚を作製することは生殖補助医療の向上に資する研究に限って認められている。二〇一〇年に告示された「ヒト受精胚の作成を行う生殖補助医療研究に関する倫理指針（以下、ＡＲＴ指針）」では、作製は必要最小限とすること、取り扱いは原始線条があらわれる（あるいは受精後一四日）までとすること、人や動物の体内に移植しないこと等の条件が定められた。一方、ヒト多能性幹細胞由来の生殖細胞を使って受精卵を作製することは、「ヒトＥＳ細胞の分配及び使用に関する指針」と「ヒトｉＰＳ細胞又はヒト組織幹細胞からの生殖細胞の作成を行う研究に関する指針」で禁じられている。要するに、研究目的で通常の生殖細胞からヒト受精胚を作製することは認められ、多能性幹細胞由来の生殖細胞からヒト受精胚を作製することは禁じられているのである。

ヒト多能性幹細胞由来の生殖細胞を用いた受精胚作製を許容するかどうかについては、二〇一二年に内閣府の生命倫理専門調査会が検討を開始した。二〇一五年に出された中間まとめでは、「現時点、生殖細胞（精子・卵子）の作成に至っていない状況では、医療目的その他でのそれらを用いるヒト胚を作成・利用を議論すべき段階にはない」〔内閣府　二〇一五〕とし、規制の緩和は見送られた。一方で、当該胚の位置付けについては、「基本的考え方」が定義する通常の生殖細胞を用いた「ヒト受精胚」と同様の課題を提示するものとした。このことを、多能性幹細胞由来の生殖細胞から作製された受精胚と、通常の生殖細胞から作製された受精胚では、倫理的課題という点で大きな違いはないという意味に解釈するなら、前者を禁じて後者を許容する現行規制には矛盾があるのではないか。「人の生命の萌芽」である受精胚をむやみに作製してこれを滅失することは避けるべきだが、規制の一貫性という観点からすれば、「ＡＲＴ指針」と同様の条件下で多能性幹細胞由来の生殖細胞から受精胚を作製し、研究利用することを禁じる積極的な理由はないと考えられる。

なお、研究で作製、利用したヒト受精胚を臨床に用いること、つまり、個体産生することは「基本的考え方」で認めていない。「ＡＲＴ指針」も、作製したヒト受精胚を人又は動物の胎内に移植することを禁じている。多能性幹細胞由来の生殖細胞から作製したヒト受精胚の胎内移植については、安全性や次世代への影響が懸念されることから、生命倫理専門調査会では、「まだ検討の時期ではない」としつつも、「厳格に禁止する措置を構築しておく必要がある」とした〔内閣府　二〇一五〕。

多能性幹細胞由来の生殖細胞を用いたヒト受精胚の作製やその臨床応用の是非といった倫理的課題については、今後も国での議論が続くと思われるが、さらに広く社会の中でも議論を生み出していく必要がある。このことは、生命倫理専門調査会でも「国民一般、研究者コミュニティにおける議論の蓄積」が課題として指摘してされているとおりである〔内閣府　二〇一五〕。当部門では現在、ヒトｉＰＳ細胞を用いた生殖細胞作製研究について一般市民の意識を尋ねる調査研究を進めている。調査の結果は、政策を議論する場に基礎資料として提供したり、一般市民や研究者と問題意識を共有し、対話を進めるためのツールとして活用したりしていく予定である。

四　自由診療による細胞治療

細胞の初期化や分化をめぐる研究は、近年急激な発展を遂げている。二〇一七年には加齢黄斑変性を対象にした世界初のｉＰＳ細胞の臨床研究が自家移植から一年後も有害事象なく経過したことが報告され〔Mandai, *et al.* 2017〕、同疾患に対する他家移植の臨床研究が始まったことも相次いで報道された〔朝日新聞二〇一七〕。だが、多能性幹細胞を始めとする細胞治療の有効性や安全性は、白血病やリンパ腫に対する造血幹細胞移植等を除いて、十分に確立されているとは言えない〔International Society for Stem Cell Research 2008〕。にもかかわらず、切実な希望を抱き、未確立の細胞治療に惹きつけられる患者は後を絶たない。多額の治療費を支払い、ときに海外にまで渡航して、多くの患者が致命的なリスクに晒されることさえある現状は〔Lau, *et al.* 2008, Regenberg, *et al.* 2009, Ogbogu, *et al.* 2013〕、国内外で問題視されている。

二〇一〇年には、日本で自由診療の幹細胞治療を受けた韓国人患者が、肺動脈塞栓症で死亡した〔Cyranoski 2010〕。「自由診療」とは、日本の公的保険が適用されない治療のことであり、費用は全額患者負担となる。当時の日本には、医師が未確立の細胞治療を自由診療で提供することを事前に制限する規制

表1　自由診療で提供されている細胞治療の適用［Fujita, *et al.* 2016］

治療の適用		のべ件数
疾患	がん	166
	循環器系疾患（心筋／脳梗塞、バージャー病、下肢虚血など）	14
	歯科疾患（歯槽骨萎縮、歯周症など）	10
	消化器系疾患（肝硬変、肝炎、難治性潰瘍など）	10
	筋骨格系の疾患（関節リウマチ、変形性関節症、膠原病など）	9
	内分泌代謝疾患（糖尿病／1型糖尿病）	7
	神経系疾患（脳神経疾患、パーキンソン病、アルツハイマー病など）	6
	皮膚の疾患（アトピー性皮膚炎など）	5
	腎疾患（腎不全など）	4
	精神障害（自閉症、認知症など）	4
	耳鼻疾患（難聴など）	2
	その他（免疫性疾患、更年期障害、口唇口蓋裂）	3
非疾患	美肌／アンチエイジング	51
	豊胸／豊尻	14
	滋養強壮／免疫賦活	4
	亀頭・陰茎増大	4
判別不能		4

がなかった。だが、二〇一四年一一月に「再生医療等の安全性の確保等に関する法律（以下、再生医療法）」が施行され、加工した細胞を治療として患者に投与することにも、研究と同じ規制が敷かれることになった。例えば、こうした治療を提供する前に「特定認定再生医療等委員会」や「認定再生医療等委員会」の意見を聴き、厚労大臣に届出することが必要になった。また、細胞治療を高、中、低リスクの三種類に分け、リスクが高い治療ほど厳しく規制され、違反には罰則が課されることになった。

だが、自由診療で細胞治療を提供するクリニックの実態は、法施行前において明らかではなかった［Konomi 2015］。つまり、再生医療法によって現状にどのような変化がもたらされるのか、問題がどこまで解決するのか、法の施行前後を比較して評価するためのベースラインが把握されていなかったと言える。

そこで当部門では、日本で自由診療の細胞治療を提供するクリニックのＷｅｂサイト情報を分析し、法施行前の現状をまずは明らかにすることにした［Fujita, *et al.* 2016］。最終的に、二〇一四年五月にＧｏｏｇｌｅ検索（検索式＝〝細胞治療〟ＯＲ〝再生医療〟ＯＲ〝幹細胞〟）ＡＮＤ｛（〝自由診療〟ＯＲ〝自費〟）ＯＲ（〝病院〟ＯＲ〝クリニック〟ＯＲ〝診療所〟ＯＲ〝医院〟）｝を行い、日本で細胞治療を提供する自由診療のクリニック七四件と、そこで提供されている細胞治療のうち、「再生医療法」の適用範囲に入るもの二四七件を同定した［Fujita, *et al.* 2016］。

表1はこれらのクリニックがＷｅｂサイト上で表示していた細胞治療の適用疾患である。最も注目すべきは、おそらく未確立と思われる治療がさまざまな慢性疾患の治療や美容・アンチエイジングを目的に提供されていた点である。先行研究［Lau, *et al.* 2008, Regenberg, *et al.* 2009］と比べると、神経系の難治性疾患（パーキンソン病やＡＬＳ、脊髄損傷等）に対する治療はむしろ少ない。言い換えると、他にまだ治療手段がある患者や健康な人を対象に、おそらく未確立であろう治療が比較的安易に提供されている可能性が示唆された。

ヒトを対象にした医学研究の国際的な倫理指針である「ヘルシンキ宣言」では、未確立の治療が許容される要件を、次のように述べている。「証明された治療がない、あるいは既存治療では効果がない患者の診療において、ある治療が未証明ではあっても患者の救命・健康回復・苦痛緩和に有望であると判断した場合、医師は専門家の助言を求め、患者や法的代理人のインフォームド・コンセントを得たうえで、これを使ってもよい［World Medical Association 2013］」。また、国際幹細胞学会による指針にも、類似する記載がある［International Society for Stem Cell Research 2016］。他に有効な治療がない、あるいは余命が限られた患者であっても、もちろん未確立の治療を受けることによって健康が損なわれるリスクは存在する。ただ、治療を受けなかったとしても、残念ながら、そのまま健康が損なわれる状況に変わりはない。むしろ、だからこそ、新しい可能性にチャレンジできる利益の方が相対的にリスクよりも高くなる。これがこうした患者に未確立の治療を提供することが倫理的に正当化される理由と言える。

逆に言うと、他に治療手段がある患者や健康な人に、未確立の治療を提供することを倫理的に正当化するのは難しい。なぜなら、なぜ数ある治療手段のなかからあえて未確立の治療を選ぶのか、なぜ健康な人にあえてリスクを負わせるのか、その理由を合理的に説明することができないからである。国際的標準から逸脱しているようにも見える医療の実践を許容する以上、国や各クリニックの「認定再生医療等委員会」は、他に治療手段がある患者や健康な人に未確立の細胞治療を提供する際、その正当性を事前に慎重に検討することが求められる。

本調査を実施し、法が施行されてから二年以上が経過した。再生医療法に従えば、細胞治療を提供するクリニックは提供した患者の数、健康被害の発生状況やその後の経過、安全性及び科学的妥当性に関する評価等について、厚生労働省に定期的に報告することになっている。二〇一七年現在、国にはすでに相当数の報告が集積されているはずである。国は専門家とともに科学的根拠の観点から集積した報告の内容を評価し、患者やその家族が参照できるよう、結果を社会に開示するべきであろう。科学的根拠が乏しいものは、治療としての提供を中止し、まずは研究として実施することをクリニックに求めることも検討すべきである。

現在、多くの研究者が再生医療の実現に向けた真摯な努力を重ねており、多くの患者が一日も早い新たな治療法の実現を切実に待ち望んでいる。一方で、法の施行後も他に治療手段がある患者や健康な人を対象に、未確立の治療が提供されている可能性が否定できない。今後もこうした細胞治療が横行し、治療後の有害事象が今以上に報告される事態になれば、もとより関係のない研究者までもが社会からの信頼を失うかもしれず、当該研究領域が冷え込めば、それだけ新しい治療が患者に届くまでの時間も遅れてしまう。自由診療のクリニックで提供される未確立の細胞医療は、iPS細胞研究を含む再生医療全般の発展にも深く関係し、速やかな対処が必要な課題である。当部門ではこれからも関連学会での発表や講演、メディアによる取材等を通じ、この問題について継続的に発信していきたい。

五　おわりに

本稿では、京都大学iPS細胞研究所上廣倫理研究部門における活動の中から、特に、動物性集合胚研究、人工生殖細胞の作製、自由診療による細胞治療に関する研究について、その背景を概観しながら紹介した。これらはiPS細胞研究や再生医療の倫理的課題として、当部門設立当初より認識されていたものである。その意味では、設立より五年間でこれらのテーマに幅広くアプローチし、調査研究、政策提言、アウトリーチといった成果を達成できた点で、当部門の活動には一定の意義があったのではないかと筆者は考えている。

だが、この五年の間にも新しい技術は次々と生まれ、それに伴う倫理的課題についても次々と議論が始まっている。例えば、二〇一五年四月、中国の研究グループがゲノム編集技術を使って世界で初めてヒト受精胚の遺伝子を改変したと報告し［Liang 2015］、国内外で大きな議論が巻き起こった。将来的には思いどおりの性質を持つ人間を創り出すことも可能になるからである。二〇一六年五月には、ヒト受精胚の体外培養がそれまでの受精後九日目から一三日目まで可能になったことが報告された［Deglincerti 2016, Shahbazi *et al.* 2016］。培養を一三日で中止したのは、原始線条の形成―胚が個体としての発生を開始する出発点と考えられている―に先立つ一四日を超えてヒト受精胚を研究利用することは各国で禁じられているからである。昨今この「一四日ルール」を再検討すべきではないかという声も高まっている。

急速な科学技術の発展に伴い生じるこうした倫理的課題を速やかに把握して論点を整理し、取り得る対処策の選択肢を提示したり、意識調査や実態調査による現状把握を行ったりしていくには、現状では、当部門のみならず、国内における生命倫理学研究者の数が圧倒的に不足している。特に、国際的動向を踏まえた幅広い視野から研究を行い、その成果を日本のみならず、世界に発信できる人材や国際連携できる人材の養成は喫緊の課題である。今後は、これまでの研究活動に加え、国内外の研究機関と連携しながら、特に若手研究者や学生が集まる研究・教育拠点として当部門を発展させ、次世代研究者の教育に力を注いでいきたい。

参考文献

【和文】

朝日新聞　二〇一〇「ヒトiPS細胞の動物胚移植を承認」七月二九日朝刊.

朝日新聞　二〇一七「他人のiPS、初の移植 理研など、網膜の手術で」三月二九日朝刊.

玉井真理子・平塚志保編　二〇〇九『捨てられるいのち、利用されるいのち』生活書院.

内閣府　二〇〇四「ヒト胚の取扱いに関する基本的考え方」.

内閣府　二〇一三「動物性集合胚を用いた研究の取扱いについて」.

内閣府　二〇一五「ヒトの幹細胞から作成される生殖細胞を用いるヒト胚の作成について（中間まとめ）」.

林克彦・粥川準二　二〇一七「iPS細胞から生殖細胞をつくる―研究の最前線と生命倫理的問題―」『現代

思想』四五（九）：一二三―四一．
文部科学省　二〇一六「動物性集合胚の取扱いに係る科学的観点からの調査・検討の結果について」．
文部科学省・厚生労働省　二〇一〇「ヒト受精胚の作成を行う生殖補助医療研究に関する倫理指針」．
読売新聞　二〇〇七「ヒトｉＰＳ細胞作製者の意見聴取 文科省、倫理面を検討へ」一一月三〇日夕．

【欧文】

Cyranoski D. 2010 Korean death spark inquiry. *Nature* 468(7323):485.

Deglincerti A, Croft GF, Pietila LN, Zernicka-Goetz M, Siggia ED, and Brivanlou AH. 2016 Self-organization of the in vitro attached human embryo. *Nature* 533(7602): 251-4.

Fujita M, Hatta T, Reina O, and Akabayashi A. 2016 The current status of clinics providing private practice cell therapy in Japan. *Regenerative Medicine* 11(1):23-32.

Geijsen N, Horoschak M, Kim K, Gribnau J, Eggan K, and Daley GQ. 2004 Derivation of embryonic germ cells and male gametes from embryonic stem cells. *Nature* 427(6970):148-54.

Hayashi K, Ohta H, Kurimoto K, Aramaki S, and Saitou M. 2011 Reconstitution of the mouse germ cell specification pathway in culture by pluripotent stem cells. *Cell* 146(4):519-32.

Hayashi K, Ogushi S, Kurimoto K, Shimamoto S, Ohta H, and Saitou M. 2012 Offspring from oocytes derived from in vitro primordial germ cell-like cells in mice. *Science* 338(6109):971-5.

Hikabe O, Hamazaki N, Nagamatsu G, Obata Y, Hirao Y, Hamada N, Shimamoto S, Imamura T, Nakashima K, Saitou M, and Hayashi K. 2016 Reconstitution in vitro of the entire cycle of the mouse female germ line. *Nature* 539(7628):299-303.

Hübner K, Fuhrmann G, Christenson LK, Kehler J, Reinbold R, De La Fuente R, Wood J, Strauss JF 3rd, Boiani M, and Schöler HR. 2003 Derivation of oocytes from mouse embryonic stem cells. *Science* 300(5623):1251-6.

Hyun I. 2013 *Bioethics and the Future of Stem Cell Research*. Cambridge University Press.

Inoue Y, Shineha R, and Yashiro Y. 2016 Current public support for human-animal chimera research in Japan is limited, despite high levels of scientific approval. *Cell Stem Cell* 19(2): 152-3.

International Society for Stem Cell Research. 2008 *Patient Handbook on Stem Cell Therapies.*

International Society for Stem Cell Research. 2016 *Guidelines for Stem Cell Research and Clinical Translation.*

Ipsos MORI. 2010 *Exploring the Boundaries: Report on a Public Dialogue into Animal Containing Human Material.*

Irie N, Weinberger L, Tang WW, Kobayashi T, Viukov S, Manor YS, Dietmann S, Hanna JH, Surani MA. 2015 SOX17 is a critical specifier of human primordial germ cell fate. *Cell* 160(1-2):253-68.

Ishikura Y, Yabuta Y, Ohta H, Hayashi K, Nakamura T, Okamoto I, Yamamoto T, Kurimoto K, Shirane K, Sasaki H, and Saitou M. 2016 In vitro derivation and propagation of spermatogonial stem cell activity from mouse pluripotent stem cells. *Cell Reports* 17(10):2789-2804.

Konami K, Tobita M, Kimura K, and Sato D. 2015 New Japanese initiatives on stem cell therapies. *Cell Stem Cell* 16(4):350-2.

Lau D, Ogbogu U, Taylor, Stafinski T, Menon D, and Caulfield T. 2008 Stem cell clinics online: the direct-to-consumer portrayal of stem cell medicine. *Cell Stem Cell* 3(6): 591-4.

Liang P, Xu Y, Zhang X, Ding C, Huang R, Zhang Z, Lv J, Xie X, Chen Y, Li Y, Sun Y, Bai Y, Songyang Z, Ma w, Zhou C, and Huang J. 2015 CRISPR/Cas9-mediated gene editing in human tripronuclear zygotes. *Protein & Cell* 6(5):363-72.

Mandai M, Watanabe A, Kurimoto Y, Hirami Y, Morinaga C, Daimon T, Fujihara M, Akimaru H, Sakai N, Shibata Y, Terada M, Nomiya Y, Tanishima S, Nakamura M, Kamao H, Sugita S, Onishi A, Ito T, Fujita K, Kawamata S, Go MJ, Shinohara C, Hata KI, Sawada M, Yamamoto M, Ohta S, Ohara Y, Yoshida K, Kuwahara J, Kitano Y, Amano N, Umekage M, Kitaoka F, Tanaka A, Okada C, Takasu N, Ogawa S, Yamanaka S, and Takahashi M. 2017 Autologous induced stem-cell-derived retinal cells for macular degeneration. *New England Journal of Medicine* 376(11):1038-46.

National Institutes of Health. 2015 *NIH Research Involving Introduction of Human Pluripotent Cells into Non-Human Vertebrate Animal Pre-Gastrulation Embryos.*

National Institutes of Health. 2016 *Request for Public Comment on the Proposed Changes to the NIH Guidelines for Human Stem Cell Research and the Proposed Scope of an IH Steering Committee's Consideration of Certain Human-Animal Chimera Research.*

Ogbogu U, Rachul C, and Caulfield T. 2013 Reassessing direct-to-consumer portrayals of unproven stem cell therapies: is it getting better? *Regenerative Medicine* 8(3):361-9.

Regenberg AC, Hutchinson LA, Schanker B, and Mathews DJH. 2009 Medicine on the fringe: stem cell-based interventions in advance of evidence. *Stem Cells* 27(9):2312-9.

Sasaki K, Yokobayashi S, Nakamura T, Okamoto I, Yabuta Y, Kurimoto K, Ohta H, Moritoki Y, Iwatani C, Tsuchiya H, Nakamura S, Sekiguchi K, Sakuma T, Yamamoto T, Mori T, Woltjen K, Nakagawa M, Yamamoto T, Takahashi K, Yamanaka S, Saitou and M. Robust 2015 In vitro induction of human germ cell fate from pluripotent stem cells. *Cell Stem Cell* 17(2):178-94.

Sato T, Katagiri K, Gohbara A, Inoue K, Ogonuki N, Ogura A, Kubota Y, and Ogawa T. 2011 In vitro production of functional sperm in cultured neonatal mouse testes. *Nature* 471(7339):504-7.

Sawai T, Hatta T, and Fujita M. 2017a Public attitudes in Japan towards human-animal chimeric embryo research using human induced pluripotent stem cells. *Regenerative Medicine* 12(3):233-48.

Sawai T, Hatta T, and Fujita M. 2017b The Japanese generally accept human–animal chimeric embryo research but are concerned about human cells contributing to brain and gametes. *Stem Cells Translational Medicine* 6(8): 1749-50.

Shahbazi MN, Jedrusik A, Vuoristo S, Recher G, Hupalowska A, Bolton V, Fogarty NNM, Campbell A, Devito L, Ilic D, Khalaf Y, Niakan KK, Fishel S, and Zernicka-Goetz M. 2016 Self-organization of the human embryo in the absence of maternal tissues. *Nature Cell Biology* 18(6):700-8.

Smajfor A, and Cutas D. 2015 Artificial Gametes. *Nuffield Council on Bioethics: background paper.*

Stein R. 2015 Should human stem cells be used to make partly human chimeras? *National Public Radio.* November 6.

Takahashi K, Tanabe K, Ohnuki M, Narita M, Ichisaka T, Tomoda K, and Yamanaka S. 2007 Induction of pluripotent stem cells from adult human fibroblasts by defined factors. *Cell* 131(5):861-72.

Takahashi K, and Yamanaka S. 2006 Induction of pluripotent stem cells from mouse embryonic and adult fibroblast cultures by defined factors. *Cell* 25;126(4):663-76.

Testa G, and Harris J. 2005 Ethics and synthetic gametes. *Bioethics* 19(2):146-66.

The Academy of Medical Sciences. 2011 *Animals Containing Human Material.*

The Hinxton Group. 2008 *Consensus Statement: science, Ethics and Policy Challenges of Pluripotent Stem Cell-Derived Gametes.*

The Home Office. 2016 *Guidance on the Use of Human Material in Animals.*

Thomson JA, Itskovitz-Eldor J, Shapiro SS, Waknitz MA, Swiergiel JJ, Marshall VS, and Jones JM. 1998 Embryonic stem cell lines derived from human blastocysts. *Science* 282(5391):1145-7.

Toyooka Y, Tsunekawa N, Akasu R, and Noce T. 2003 Embryonic stem cells can form germ cells in vitro. *Proceedings of National Academy of Science USA* 100(20):11457-62.

Vogel G. 2015 NIH debates human-animal chimeras. *Science* 350(6258):6258-9.

World Medical Association. 2013 *Declaration of Helsinki: Ethical Principles for Medical Research Involving Human Subjects.*

Yu J, Vodyanik MA, Smuga-Otto K, Antosiewicz-Bourget J, Frane JL, Tian S, Nie J, Jonsdottir GA, Ruotti V, Stewart R, Slukvin II, and Thomson JA. 2007 Induced pluripotent stem cell lines derived from human somatic cells. *Science* 318(5858):1917-20.

第3部

オックスフォード大学の応用倫理学者から

幹細胞、遺伝子編集、正義

クリストファー・ギンジェル
ジュリアン・サヴァレスキュ
ロジャー・クリスプ
オックスフォード大学
上廣応用倫理センター
澤井努 訳

一　はじめに

人間の発生の初期段階には、全ての細胞に生来の柔軟性（plasticity）が備わっている。胚の細胞は、血液細胞、神経細胞、皮膚細胞など、どんな種類の細胞にも変化する能力を有しているのである。そして、発生が進むにつれて、細胞は特定の種類の細胞に分化し、この柔軟性を失う。例えば、いったん皮膚の細胞に分化すると、ずっと皮膚細胞のままである。

これまでは、このように考えられてきた。

二〇〇六年、京都大学の山中伸弥と高橋和利は画期的な論文を発表した。彼らはその中で、細胞の時間を巻き戻すプロセスを明らかにしたのである。成熟した体細胞に転写因子[1]である「ヤマナカ・カクテル」を導入すると、胚の状態に戻るというものである。これは人工多能性幹細胞（induced pluripotent stem cells: 以下、ｉＰＳ細胞）と呼ばれ、胚性幹細胞（embryonic stem cells: 以下、ＥＳ細胞）と同じ特性、すなわち、自己複製能と多分化能を持つ。この特性によりｉＰＳ細胞は、研究と治療に利用可能な完璧なツールと見なされている。さらに、ｉＰＳ細胞は容易に調達できるのも利点である。潜在的には人体のどんな細胞からもｉＰＳ細胞を作製することができるため、ＥＳ細胞の調達に伴う倫理的・政治的な問題を回避しているのである。

　幹細胞技術の発展と並行して、遺伝子編集技術がいっそう急速に進展してきている。遺伝子編集技術は、精度の低いものであれば二〇年以上前から利用されていたが、最初のうちは臨床レベルで人のＤＮＡを改変できるほどの技術ではなかった。その当時は、新規の遺伝物質を細胞に届ける役割を果たすウイルスに依存していたのである。この方法ではしばしば、二つの標的遺伝子のうち片方だけしか改変できず、それを有効にするためには動物を交配しなければならなかった。また、ゲノムの大部分に意図しない変異が起こり、改変した動物のほとんどに深刻な副作用が出たのである［Shen 2014］。

　その後、ウイルスではなく、遺伝子操作された酵素（例えば、ＣＲＩＳＰＲ／Ｃａｓ９）を用いてＤＮＡを改変する方法が開発されたことにより、遺伝子工学は大きく変革することとなる。この技術についた総称が「遺伝子編集」（gene editing）であり、従来の方法に比べて効率性と正確性が向上したのである。これまでに同技術を用いて、酵母、魚、植物、齧歯動物、ブタ、さらに霊長類の遺伝子を正確に改変することに成功している。最近では、ブタの細胞株にあるレトロウイルスの遺伝子六二個を不活性化するために利用され、異種移植に適したブタの臓器を作る上で重要な一歩となっている［Yang *et al.* 2015］。さらに、二〇一五年一〇月にはある研究者たちが、筋肉の発達に関わる遺伝子を編集し、筋肉量が通常の二倍もあるビーグル犬を作り出した［Zou *et al.* 2015］。

ここ数年間の遺伝子編集技術の進展により、ｉＰＳ細胞を用いた研究、および治療への応用可能性が非常に高まっている。同技術では、遺伝子操作された酵素を利用し、ＤＮＡの配列を改変するが、従来の遺伝子編集の方法に比べて、効率性と正確性が格段に高まった。これまでのところ、非常に短期間のうちに、遺伝子編集技術（ＣＲＩＳＰＲ）を用いて、動物や植物の遺伝子改変が行われている。この技術をｉＰＳ細胞と組み合わせて利用すれば、遺伝子改変した多能性細胞株や細胞製品を作製できるようになる。そして、後述するように、この組み合わせにより、医学的に重要な発見が生まれる可能性が高まっているのである。

先端的な生物医学技術の開発によって生じる懸念の一つに、正義（justice）の問題がある。[2]このような技術（ｉＰＳ細胞や遺伝子編集技術を含む）は、少なくとも最初のうちは高額である可能性が高く、富裕層しか利用できないかもしれない。そのため結果的に、裕福な社会階級の人は、既に保有している経済的な優位性に加えて身体的な優位性（より健康な状態）も獲得し、より裕福になるというのである。

本稿では、ｉＰＳ細胞や遺伝子編集を用いた研究が進展することによって、正義にどのような影響を及ぼすのかを論じる。「三」では、主要な正義の理論を簡潔に紹介する。また「四」では、特定の生物医学技術が不正義を助長させると主張しているいくつかの議論を分析する。しかし、それらはいずれも、ｉＰＳ細胞や遺伝子編集を用いた研究がそのような帰結を生むということを示すことができていないと主張す

1　転写因子とは、ＤＮＡ（デオキシリボ核酸）をＲＮＡ（リボ核酸）に変質させるプロセスに関与するタンパク質である。この因子を細胞に導入すれば、遺伝子のスイッチがオンになったり、オフになったりする。

2　例えば、Fukuyama［2003］、McKibben［2003］、The Centre for Genetics and Society and Friends of the Earth［2015］を参照されたい。

る。それどころか、そのような研究を進めることは、生物学的な不正義、社会的な不正義、世界的な不正義、さらに世代間の不正義を是正するのに役立つということを示す。まずは「二」で、iPS細胞の応用例のいくつか（特に最近、遺伝子編集を用いた研究が進展したことによって可能になったもの）を確認することから始めることにしたい。

二　iPS細胞と遺伝子編集の応用例

1　疾患モデルと創薬

これまでのところ、最も一般的なiPS細胞の応用例は、疾患モデルの作製である。研究者は、iPS細胞から疾患の表現型を持つ細胞や組織を作製し、様々な疾患の原因を究明したり、見込みのある治療法を評価したりすることができるようになっている。

例えば、家族性自律神経失調症（Familial Dysautonomia: 以下、FD）という疾患を検討してみよう。FDとは、感覚神経と自律神経の劣化という特徴を伴う、命にかかわる希少性の遺伝性疾患である。この疾患のしくみは最近まで謎に包まれていた。また、FDは特定の遺伝子の突然変異によって引き起こされることが分かっていたが、それがどのようにして起こるのかという正確なメカニズムは分かっていなかったのである。希少性の疾患で、幼少期に発症するため、患者から疾患研究に利用するためのサンプル組織を採取することも難しい。さらに、FDの症状が進行し始めるまでに、神経系は既にある程度損傷してしまっている。そのため、疾患が発症するまでの因果メカニズムを正確に解明することは難しかったのである。つまりこれまでは、FDがどうして起こるのかを突き止めたり、有効な治療法を開発したりするための手段がほとんどなかったと言える。

二〇〇九年、研究者は、一〇歳のFD患者の線維芽細胞からiPS細胞のコロニー（一つの細胞から増えた細胞の集団）を作製した。そして、異なるコロニーから、様々な種類の神経組織（中枢神経系や抹消神経系に存在するものも含め）を作製したのである。これにより研究者は、FDがいかに神経の発達に影響したり、FD患者の神経系がいかに様々な刺激に反応するのかを念入りに観察したりできるようになった。ほどなくしてFDは、初期発生の間に「神経堤細胞」（neural crest cells）が適切に分化しないことと関係することが明らかになった。これにより、FD研究の突破口が開けたのである［Lee *et al.* 2009］。

さらに、（iPS細胞から作製された）FDの細胞モデルを用いて、様々な治療法を検証することができるようになっている。二〇一二年には追跡調査が行われ、iPS細胞由来のFDの細胞モデルに対して六九一二個の小化合物が検証された。その結果、FDに関係する欠陥を修正する八つの標識化合物が同定されたのである。このような研究を行えば、将来的にFDを治療できるようになるかもしれない。

現在、遺伝子編集技術とiPS細胞を組み合わせることで、複雑な遺伝性疾患のモデルを構築する研究が進められている。もしある疾患が多くの遺伝子と関係しているのであれば、iPS細胞由来の細胞モデルだけでどの遺伝子が影響するのかを観察するのは困難である。しかし、遺伝子編集技術を用いれば、この限界を克服できるかもしれないのである。特定の遺伝子型を持つiPS細胞を作製することによって、様々な配列変異（sequence variation）の役割を個別に検証できるようになる。したがって、遺伝子編集を施したiPS細胞は多因子性疾患を研究するための非常に洗練された疾患モデルを作製するのに役立つかもしれないのである。

例えば、ＬＲＲＫ２遺伝子の突然変異は、パーキンソン病の遺伝的な要因であると言われてきた。しかし、パーキンソン病にはいくつかの遺伝子が影響を与えており、それらは複雑に相互作用している。したがって、患者のｉＰＳ細胞から作製された細胞モデルを調べるだけでは、ＬＲＲＫ２遺伝子の突然変異がどのような役割を果たしているのかを正確に把握することは難しい。

この問題を克服するために研究者たちは、ＬＲＲＫ５遺伝子の突然変異を持つ健常者からｉＰＳ細胞を作製し、遺伝子編集を用いてそのｉＰＳ細胞を改変した［Reinhardt *et al.* 2013］。さらに、ニューロンに分化させ、健全なニューロンと比較したところ、改変したｉＰＳ細胞由来のニューロンは酸化ストレスに対する感受性が増加することが示されたのである。この酸化ストレス感受性は、ＥＲＫ経路のさらなる活性化と結びつくため、ＥＲＫの阻害物質を用いることで打ち消すことができたのである。これはパーキンソン病の患者に対する新しい治療法の可能性を示すものである。

ＦＤとパーキンソン病は、ｉＰＳ細胞や遺伝子編集を用いた病態解明や見込みのある治療法の検証に関する応用例の一部にすぎない。他にも、筋萎縮性側索硬化症（ＡＬＳ）、循環器疾患［Tanaka *et al.* 2009］、がん［Kim 2015］、糖尿病［Stepniewski 2015］、嚢胞性線維症［Simsek 2016］、レッシ・ナイハン症候群［Avior 2016］を対象にした研究が進められている。

2　再生医療

ｉＰＳ細胞は、損傷した臓器や組織を置換したり、修復したりするなど、再生医療に広く利用できると期待されている。[3]

再生医療における iPS細胞の応用例として最も分かりやすいのは、単組織や単純細胞の派生物を作製することであろう。例えば、既に iPS細胞から赤血球が作製されている［Lapillonne *et al.* 2010］。そのため、近い将来、完全に iPS細胞に由来する輸血製剤を利用できるようになるかもしれない。これにより、医療における救命用の血液製剤の供給が大幅に増加するであろう。また同じように、iPS細胞から人の皮膚も作製されている［Petrova *et al.* 2014］。この皮膚は実用的で、水分を保持したり、化学物資や毒物を吸収したりしないような自然のバリアの役割を果たす。理論的には iPS細胞から無限に皮膚を作製することができるため、火傷による皮膚の回復も含め、医療への応用が期待される。

人で世界初となる iPS細胞の実験利用は、世界中で六〇歳以上の失明の主要原因となっている加齢黄斑変性症（age-related macular degeneration）に対して行われた。具体的には、六〇歳代の加齢黄斑変性症患者から iPS細胞が作製され、損傷している網膜色素上皮細胞（Retinal Pigment Epithelium Cells）に分化された。このファースト・イン・ヒューマン試験（世界で初めて人に対して行われる投与や試験）では、患者への iPS細胞由来の網膜色素上皮細胞の移植が無事に成功し、移植手術前の視力を維持しているという［Trouson *et al.* 2016］。

長期的に見れば、iPS細胞を用いれば、再生医療用の複雑な臓器や組織を作製することができるのではないかと言われている。最近では、ヒト iPS細胞からミニ心臓を作製したという報告がある［Lu *et al.* 2013］。マウスの心臓から全ての細胞を取り除き、その骨組み（構造）にヒト iPS細胞由来の未成熟な心臓細胞を移植したところ、数週間後には、移植された細胞が鼓動する心臓の組織へと成長したという

3　再生医療への応用に関する解説論文として、Singh ら［2015］が優れている。

のである。また別の研究グループは、ヒトｉＰＳ細胞から機能的な腸組織を作製し、その組織をマウスの腎臓に結合し、血液を供給した結果、人の腸の一部に成熟させることに成功したという［Watson *et al.* 2014］。さらに、ｉＰＳ細胞からラットの腎臓を作製した研究グループもある［Song *et al.* 2013］。その腎臓を生きたラットに移植した結果、移植された腎臓は血液をろ過したり、尿を産生したりしたという。このような研究により、将来的にｉＰＳ細胞から移植用の人の腎臓を作製できるかもしれないのである。

ｉＰＳ細胞を用いれば、新たに移植用臓器を作製することができるだけでなく、損傷した臓器を修復することもできるようになるかもしれない。先ごろ、京都大学ｉＰＳ細胞研究所の研究者が、ｉＰＳ細胞を用いて心臓病のモデルマウスの治療を行った［Funakoshi *et al.* 2016］。ｉＰＳ細胞を心臓細胞の一種である心筋細胞に分化し、心筋梗塞の症状がある複数のマウスに注入した結果、ｉＰＳ細胞由来の心筋細胞が損傷した心筋細胞に生着、統合し、心臓機能の大幅な改善につながったという。重要なのは、心筋細胞が注入後三ヶ月間、心臓の中で増殖を続けたという点である。このような研究は、ｉＰＳ細胞を用いれば、心臓移植が必要な人に対して、心臓疾患の治療を提供できるようになるかもしれないということを示唆している。

最近の遺伝子編集技術の進展によって、ｉＰＳ細胞を用いた治療の可能性が増大している。遺伝性疾患の治療にｉＰＳ細胞を用いた場合、同細胞が突然変異を引き起こし、同じ遺伝性疾患を発症するという限界もある。そのため、患者由来のｉＰＳ細胞は、再生医療における遺伝性疾患の治療に利用することはできない。しかし、遺伝子編集を行えば、この問題を回避することができる。と言うのは、細胞内の遺伝子配列を正確に狙って改変することができるのである。また、ｉＰＳ細胞の遺伝子配列を改変したり、疾患を引き起こす突然変異を修正したりすることもできる。

例えば、鎌状赤血球症（Sickle Cell Disease）は、ヘモグロビン－Ａ遺伝子の突然変異によって引き起こされる血液疾患である。現在、この疾患の唯一の治療法は輸血であるが、これには拒絶反応のリスクが伴うとともに、輸血製剤の供給の問題もある。そのため、ｉＰＳ細胞から血液細胞を作製することができれば、拒絶反応を起こさない輸血製剤を無限に供給できるようになる。しかし、鎌状赤血球症の患者から作製されたｉＰＳ細胞は、鎌状赤血球症を引き起こす遺伝子に突然変異が起こるため、治療に利用することはできない。ただしこの問題も、遺伝子編集を行えば解決できる。最近、鎌状赤血球症の患者からｉＰＳ細胞を作製したという報告があった。そしてＣＲＩＳＰＲ／Ｃａｓ９を用いて、根本的な原因となっている鎌状赤血球症を引き起こす遺伝子の突然変異を修正したのである［Huang *et al.* 2015］。したがって、ゲノム編集を施した患者由来のｉＰＳ細胞から輸血製剤を作製することは、臨床応用への大きな一歩となるであろう。

遺伝子編集とｉＰＳ細胞の組み合わせは、βサラセミア、嚢胞性線維症、血友病やレーバー先天性黒内障など、様々な遺伝性疾患の治療法の開発に有効であると考えられている［Maeder and Gersbach 2016］。以上の点を纏めると、ｉＰＳ細胞の登場は、再生医療における最も大きな進歩であったと言える。ｉＰＳ細胞を用いれば、血液や皮膚などの組織を無限に供給できるだけでなく、近いうちに移植用臓器を作製できるかもしれないのである。さらに、遺伝子編集技術を用いて突然変異を引き起こさないｉＰＳ細胞を作製できれば、遺伝性疾患の新しい治療法の開発につながるであろう。

3　抗菌療法

患者由来のｉＰＳ細胞に遺伝子編集を施すという方法は、感染症によって引き起こされる疾病負荷

（disease burden）を減らすための最も有効なアプローチの一つになると言える［Trevisan *et al.* 2015］。この組み合わせにより、異なる感染症ごとに免疫細胞を作製することができる。また、このような免疫細胞があれば、拒絶反応のリスクを心配せず、患者に導入できるであろう。つまり、抗生物質やワクチンを用いなくても、感染症を治療できるようになるのである。

例えば、ＣＣＲ５遺伝子は、ＨＩＶウイルスのターゲットであるマクロファージ（白血球の一種）のレセプターの一種をコード（code）している。中には、ＣＣＲ５遺伝子に変異型（ＣＣＲ５-△32）を持つ人がおり、この変異がＨＩＶウイルスによる感染を防ぐマクロファージを作り出している。この変異を持つ人は、ＨＩＶに対する抵抗力が強いのである［Samson *et al.* 1996］。そのため、新しいＨＩＶの治療法を開発するため、ＣＣＲ５-△32突然変異を持つようゲノム編集を施したｉＰＳ細胞を作り出している研究者もいる［Kamata *et al.* 2010］。そのようなｉＰＳ細胞を、ＨＩＶに耐性のあるマクロファージに分化誘導した上で、ＨＩＶウイルスに抵抗力を持たせたい人に導入することもできるであろう。現在、肝炎など、他の感染症への抵抗力を持たせるために同様の取り組みが進められている［Trevisan *et al.* 2015］。

三　正義と医療資源

上述の通り、ｉＰＳ細胞や遺伝子編集は新しい医療資源となっている。本節では、このような研究が進展することにより、正義にどのような影響を及ぼすのかを論じることにしたい。その前に、正義に関する主要な理論を概観し、そのような理論が医療資源の配分にどのように当てはまるのかを検討する。4

配分的正義（distributive justice）の理論には、平等主義（Egalitarianism）、ロールズのマキシミン・ルール（Maximin）（または格差原理［difference principle］）、功利主義（Utilitarianism）、優先主義（Prioritarianism）、十分主義（Sufficientarianism）などがある。これらは、医療資源の配分に関して異なる見方を示している。[5]

平等主義において理想的な配分とは、人々が平等である状態をいう。最富裕層と最貧困層の幸福（または経済力）に少しでも格差がある場合、それは不正義ということになる。平等主義者にとって医療資源は、不平等（経済的な不平等であれ、幸福の不平等であれ）を最小化するために配分されるものなのである。次にジョン・ロールズの正義論があるが、これは時にマキシミン・ルールと呼ばれる［Rawls 1999］。この理論では、最富裕層と最貧困層の幸福（または経済力）の格差が、最貧困層の期待効用を高める場合にのみ許容される。この考え方によれば、医療技術は社会の最下層にいる人の暮らし向きができる限り良くなるように配分されるべきだということになる。もし医療資源が最富裕層のみに恩恵を与え、最貧困層に何の影響ももたらさない場合には、それは正義に反すると見なされる。

ロールズの考え方は、優先主義の一つの見方にすぎない［Parfit 1997: 202-221］。つまりこの見方は、他の条件が同じであるならば、恩恵は最貧困層にとって重要だというものである。優先主義には十分主義と

4　本節の議論は主として、Savulescu［2009］に依拠している。

5　ここでは、例えば、ノージックが擁護したように、ロック主義的、または権利に基づく自由至上主義（libertarianism）の含意については論じない。自由至上主義の理論によれば、過去に取得（acquisition）や譲渡（transfer）において不正義があった場合、誰が何を所有しているのかは全く分からない［Nozik 1974: 152-153］。取得を最初から全てやり直すことができないのであれば、不正義を是正する上で最も妥当な理論とは、広くは平等主義のようなものになるであろう（しかし、単に譲渡を行うだけでは、将来的に不平等が生じる可能性もある）。

いう別の見方もあり、これは貧困層が優先されるべきだというものである〔Crisp 2003: 745-763〕。

ジョン・マッキーは、「権利、功利、普遍化（Rights, Utility and Universalization）」において、誰もが「公平に扱われる権利」（right to a fair go）を持つと述べている〔Mackie 1984〕。「公平な扱い」を最大化するということは、できるだけ多くの人に、人並みの（良い）生活を送る、しかるべき（適切な）機会を与えるべきだということである。この考え方、およびこれに類似の考え方を十分主義と呼ぶことができる。これは、正義に関する妥当で常識的な原則であると言える。公平な扱いとは、各人が満足な生活の質（QOL: Quality of life）を得ることを要求するだけの正当性があるというものである。もし誰もが十分に幸福であれば、恩恵の最大化を掲げる功利主義に従って配分すべきなのである。また、公平に扱われる権利や十分主義によれば、一般的に、満足なＱＯＬを持つ人の数を最大化するように医療資源を配分すべきということになる。そして、これらの配分はいずれも、満足なＱＯＬを得る人の数が同じである場合には、幸福の総量を最大化するどちらかの配分が選好されるべきなのである。

功利主義の立場からは、最大の恩恵を最大多数に与えるように資源を配分すべきだと言える。各人を一人として数え、それ以上には数えないという平等の原則に従って資源配分が行われる限り、もし非常に貧しい人がいたとしても不正義だということはならない。つまり、社会的特権や地位、富やその他の関連事項を考慮せず、恩恵を最大化するために医療資源を厳格に配分するのであれば、その配分は正義に適っているのである。実際に、イギリスの国民保険サービス（National Health Service: 以下、ＮＨＳ）が採用している費用対効果（例えば、質調整生存年〔QALY: Quality-adjusted life year〕）は、医療資源の配分のための功利主義的なアプローチである。

四　iPS細胞や遺伝子編集は配分的正義に寄与するか

序論で述べたように、生物医学技術に対する懸念として、配分的正義に関する問題が挙げられることが多い。よくある懸念は、先端的な生物医学技術は高額であり、富裕層しか利用できないというものである。ビル・マッキベンは次のように述べている。

これら〔先端的な生物医学技術の受容――訳注〕は単に消費者の決定であると言えるであろう。しかし、その決定は、貧困層よりも富裕層にとって、はるかに大きな恩恵となる。そして、現在、われわれの社会、また世界全体を分断している権力、富、教育における格差（gap）を深刻化し、われわれの生態（biology）までも規定するようになるであろう［McKibben 2003］

iPS細胞や遺伝子編集などの技術は、既に裕福な人たちにさらに大きな恩恵をもたらし、不平等を増大させることになるかもしれない。

しかし、マッキベンの主張が全て、iPS細胞や遺伝子編集に関して正鵠を射ていたとしても、必ずしもそれらの技術が不正義だということにはならない。ロールズのマキシミン・ルール的な優先主義、功利主義、十分主義を踏まえれば、iPS細胞と遺伝子編集を用いた研究を進めることで、富裕層と貧困層の格差が増大したとしても、それは正義に適っているのである。正義論において、厳格な平等主義だけが、富裕層と貧困層の格差を増大させるものは例外なく不正義だという立場を取る。

さらに重要なのは、平等主義は極めて直観に反する含意を持つということである。政治哲学においては、平等主義が配分的正義における原則として妥当ではないという認識が一般化している。例えば、次の二つの結果を検討してみよう（表1）[6]。ここで表示されている数字は、幸福や重要な資源の数量を表している。

表1

	グループ1	グループ2
結果1	9	9
結果2	99	100

もし平等主義の立場を取るのであれば、結果1の方がより優れていると見なすべきである。なぜなら、グループ1とグループ2のメンバー間に不平等はないためである。

しかし、この結果は明らかに誤りであろう。結果1よりも結果2の方がずっと暮らし向きが良く、そこで生じる不平等はほんのわずかなのである。ここで、結果1のような配分が行われている社会があり、結果2のような配分が行われている社会に移行するという選択肢があると想像してもらいたい。われわれには全ての人の生活がより良くなるような選択肢があり、その選択をした場合、他の人よりもわずかに暮らし向きが良い人も出てくる。平等主義者は、こうした移行が望ましくないと主張するであろう。しかし、これは極めて直観に反する主張であり、正義論の一つである厳格な平等主義に対して深刻な疑念を抱かせることになる。

中には、iPS細胞と遺伝子編集の技術は富裕層にのみ恩恵をもたらすと主張する者がいるかもしれない。もしiPS細胞と遺伝子編集を用いた研究が進展しても、貧困層に恩恵をもたらすことはないという主張を受け入れるのであれば、iPS細胞と遺伝子編集はロールズのマキシミン・ルールに適わず、不正義だということになる。しかし、このような（iPS細胞と遺伝子編集を用いた研究を進めたとしても、貧困層に恩恵をもたらすことはないという）主張を受け入れるべきではない。なぜなら、上述の通り、iPS細胞や遺伝子編集は、疾患研究や治療法の開発などに広く利用されているからである。もし貧困層が、ｉＰＳ細胞を用いた治療法を一切利用できないというのであれば、それはおかしな話であろう。ｉＰＳ細胞と遺伝子編集を用いた研究を進めることにより、様々な新たな治療法の開発が行われる可能性が高いのである。その時、中には高額なもの、安価なもの、広く一般化されるものもあるであろう。さらに、これらの研究が進み、高額な治療法のみが生まれたとしても、少なくともそのうちのいくつかは、政府の補助を受けた医療制度として広く利用されるようになる可能性が高い。したがって、われわれの考えでは、ｉＰＳ細胞や遺伝子編集を用いた研究は、平等主義を除く主要な正義論を採用する者にとって受け入れられるであろう。これは、ｉＰＳ細胞や遺伝子編集自体があまり効果的に正義を推進することができないということではない。むしろその逆であろう。ともあれ、これらの点は、既存のものであろうが、新規のものであろうが、ほぼ全ての研究に当てはまると言える。

フランシス・フクヤマは、先端的なバイオテクノロジーがより根本的な仕方で不正義を助長すると主張している。彼は、バイオテクノロジーが利用されることで、人間の本質が変容する危険性があると言うのである。彼によれば、人間には人権の基盤となるような絶対に欠くことのできない本質があり、これを「X因子」（Factor X）と呼ぶ。

政治の世界では、X因子の保有を根拠に、平等に人を尊重することが求められる。X因子を保有しない生物であれば、料理に使ったり、食べたり、拷問にかけたり、奴隷にしたり、殺したりしてもよい。

6　これらの事例については、Crisp［2003］を参照。

しかし、もし同じことを人に対してすれば、「人道に対する罪（crime against humanity）」を犯していることになる。X因子を保有する者に与えられるのは人権だけではなく、もし成人であれば、政治的権利（すなわち、民主的な政治共同体で生きる権利）もである。そこでは、言論、信教、結社、政治参加の権利が尊重される、民主主義社会で生きる権利が尊重されるのである［Fukuyama 2003］

またフクヤマは、遺伝子工学の技術がこのX因子を危険にさらすことになると考えている。

この本質、およびこれにより個人には内在的な価値があるという考え方が、政治的自由主義の根幹にある。しかしこの本質を変えてしまうのがトランスヒューマニスト・プロジェクトの核心である。われわれは自分たちをより優れた者に変容させ始めたら、能力が向上した者はどのような権利を主張し、そのような者は変容せずに残された者と比べて、どのような権利を持つようになるのであろうか。

フクヤマの議論は大きな議論を巻き起こしている。[7] しかしここでは、詳細に立ち入ることはしない。たとえフクヤマの核心的な主張を受け入れるとしても、彼の主張が正しいのはエンハンスメントのような非医学的な目的に技術を利用する場合に限られる。疾患を予防したり、治療を行ったりすることは、決して人間の本質を損なうものではない。ｉＰＳ細胞と遺伝子編集は、この意味で治療と違いはないのである。

五　iPS細胞が正義を推進する三つの方法

社会は不正義に満ちている。多くの人が、自分自身の過失でもないのにひどい貧困に陥っている。遺伝子の突然変異により若くして死に至る人がいる一方で、好き放題に喫煙や飲酒をしているにもかかわらず健康で長寿を全うする人もいる。健康保険制度のない国で貧困家庭に生まれる人もいれば、健康保険制度の充実した国で大富豪の家に生まれる人もいる。

しかし、iPS細胞と遺伝子編集を用いた研究が進展すれば、こうした生まれ持った不正義をいくらか是正できるかもしれないのである。具体的には、是正できるかもしれない不正義を少なくとも四つ挙げることができる。それは、生物学的な不正義、社会的な不正義、世界的な不正義、さらに世代間の不正義である。

1　生物学的な不正義の是正

iPS細胞と遺伝子編集が不正義を是正すると言う時、最も分かりやすい方法とは、疾病率を減少させることである。疾患の多くは生物学的な異常によって引き起こされ、疾患にかかる人もいれば、かからない人もいる。疾患は苦痛と苦悩を引き起こし、時には十分に良い人生を送ることができなくなってしまう。

7　例えば、Harris［2007］を参照。

そのため、疾患は不正義の原因となるのである。

遺伝性疾患は、生物学的な不正義の典型例である。自分自身には過失がないにもかかわらず、疾患のせいで、ひどい困窮に陥るのである。また遺伝性疾患は、苦痛を引き起こし、寿命を縮め、目標を達成するための能力に制限をかけてしまう。さらに、患者と患者の家族には大きな経済的負担がのしかかり、経済的な不平等を生み出す原因にもなる。

中枢神経系の変性疾患であるパーキンソン病を例にとってみよう。この疾患は、様々な遺伝子に生じるランダムな突然変異と関係している。運動機能が漸進的に低下し、患者は最終的に寝たきりになってしまう。パーキンソン病患者は、（治療費を負担しなければならず、それにもかかわらず自分自身が働けなくなるために）幸福と経済のいずれの点でもひどく困窮してしまう。それゆえ、パーキンソン病は生物学的な不正義の原因になるのである。

ｉＰＳ細胞研究は、パーキンソン病のような遺伝性疾患によって引き起こされる不正義を減らすのに有用である。「二―1」で詳述した通り、ｉＰＳ細胞と遺伝子編集の技術を組み合わせることにより、複雑なパーキンソン病の細胞モデルを作製し、新たな薬を開発できるかもしれないのである。そして、こうした研究は創薬の道へとつながる。医薬品は、いったん特許の期限が切れると、世界中でジェネリック医薬品を大量に生産できるようになるため、主要な疾患を治療する上であまり費用がかからない方法になる。ｉＰＳ細胞から作製される疾患のモデル細胞は、費用対効果のよい新たな研究方法になるであろう（この方法を用いることにより、動物や人を研究利用する際の倫理的問題を回避することもできる）。つまり、疾患に関する情報を蓄積し、医薬品を用いた治療法を開発することによって、不正義を減らすことができる可能性が高いのである。さらに最も重要なのは、以下に詳述するように、疾患のモデル細胞が鎌状赤血球病、マラリア、サラセミアなど、発展途上国に蔓延している疾患を研究するためにも利用できるという点である。その意味で、iPS細胞研究のような最先端技術が開発されると、世界疾病負担（the global burden disease; WHOが行っている研究の名称）が無視されるという主張は明らかに誤りである。むしろ、iPS細胞を用いた疾患モデルの開発は、通常疾患の治療法を発展させるのである。

第二に、パーキンソン病に対する細胞治療が開発される可能性がある。理論的には、パーキンソン病患者の皮膚細胞から作製したiPS細胞に遺伝子編集を施し、パーキンソン病を引き起こしている遺伝子変異を修復することができる。さらに、このような改変されたiPS細胞は、脳の患部の機能を回復するために、疾患に関係のあるニューロンに分化することもできる。再生医療は、死滅、または損傷した組織や臓器を置換することによって、疾患を根本的に治療できると期待されている。薬を用いた治療であれ、細胞治療であれ、パーキンソン病患者にとってより良い治療とは、彼/彼女らが現状ほど困窮せずにすむようになるものだと言える。以上の二つの方法により、iPS細胞は不正義を是正できるかもしれないのである。

2　社会的な不正義の是正

（1）社会経済的な地位の低さと関係する疾患

疾患は生物学的な不正義を引き起こす原因になるが、それとともに既にある社会的不平等を悪化させる原因にもなりうる。社会経済的な地位が低ければ、循環器疾患、糖尿病、関節炎など、多様な疾患にかかるリスクが高まるのである。一般的に、社会経済的な地位の低い集団は地位の高い集団と比べて困窮しており、このような疾患にかかった場合、さらなる負担がのしかかることになる。

例えば、社会経済的地位が低ければ、男性の場合、心臓病になるリスクが五五％増加し、女性の場合も、二倍以上に増加する［Clark 2009］。これは、社会経済的地位の低い人の食生活が貧しく、喫煙率が高く、医療を受けられないなど、様々な環境リスクに晒されているからだと説明できる。そして、心臓病は既にある社会的不平等を悪化させることにもなる。ｉＰＳ細胞研究が進展すれば、心臓病の新規の治療法が開発されるかもしれず、それゆえｉＰＳ細胞は不正義を是正すると期待されているのである。

中には、ｉＰＳ細胞や遺伝子編集を用いた治療法は高額であり、社会経済的地位の低い集団は利用できないのではないかと主張する者もいるであろう。しかし、「四」で述べた通り、そのような主張は少なくとも二つの理由により誤っている。まず、ｉＰＳ細胞と遺伝子編集を利用した治療法は最初のうちは限定的で、高額かもしれないが、いつまでも手が届かないと考えるだけの理由は見当たらない。ｉＰＳ細胞は誰のどのような細胞からでも無限に作製することができる。もし一般的な組織をカバーするような幹細胞バンクを作ることができれば、広範にＨＬＡ（やその他）の適合するレシピエントに対して治療を行うことができる。したがってこれが実現すれば、パーソナライズド・メディシン（個別化医療）は不要になり、再生医療は効率的に広く社会に届くであろう［Lott and Savulescu 2007a; Lott and Savulescu 2007b］。

第二に、より重要なのは、そうした反論が、ｉＰＳ細胞と遺伝子編集が正確な疾患モデルを作製するのに有用であり、これにより疾患の原因究明が進み、様々な治療法を評価できるようになるという事実を見落としている点である。ｉＰＳ細胞と遺伝子編集は、治療の選択肢の幅を増やすために必須のツールなのである。

要約すれば、ｉＰＳ細胞研究を発展させることによって、社会経済的地位の低い集団を苦しめている疾患の影響を減らすことができ、それゆえ正義が推進されると言えよう。

（2）医療へアクセスしやすくすること

社会経済的地位の格差は、医療へのアクセスにおいても格差を生む。社会経済的地位の高い人には良い医療を受けるための資金があるが、社会経済的地位の低い人は公的医療制度に依存しなければならない。公的医療制度における効率を向上させることができれば、社会経済的地位の低い人も医療へアクセスしやすくなり、アクセスの平等が保証されるであろう。

例えば、ゴーシェ病は、遺伝的にグルコセレブロシターゼという酵素が不足、または欠損することにより発症する。この疾患は肝臓、脾臓、肺、腎臓や脳に症状が現れ、これが一般的に致命傷となる。幸いにもゴーシェ病には、改変された酵素を作製し、患者の血液に直接投入するという効果的な治療法がある。ゴーシェ病のような疾患は既に治療法があるため、多くの人はわざわざｉＰＳ細胞を用いて治療法を開発する必要はないと言うかもしれない。しかし、この見方は近視眼的である。ゴーシェ病患者の治療費は患者一人当たり年間一二万四〇〇〇～二五万八〇〇〇ユーロであり［van Dussen *et al.* 2014］、患者の生涯コストは、約六〇〇万ユーロにも上る。これは多くの公的な健康医療制度（例えば、イギリスのＮＨＳ）で用いられる費用対効果の基準値を何倍も超えている。しかし多くの場合、希少疾病用医薬品（オーファン・ドラッグ）として保険の対象となるのである。

限られた予算の中で公的医療制度を運用する場合、高額な治療によって他の患者が治療を受けることができなくなるという機会コストを生んでしまう。そのため、公平性を保つためには、最も費用対効果の高くなるような選択をする必要があるのである。ゴーシェ病を治療するために、より安価な治療法を開発すれば、公的医療制度の効率を向上させ、より多くの疾患を治療することができるようになる。これは公的医療制度への依存度が高い社会経済的地位の低い人に非常に大きな恩恵をもたらすであろう。

既に iPS細胞を用いてゴーシェ病の細胞モデルが作製されているが、これはこの疾患の原因を究明する上でかなり期待の持てるものであり、新しい治療法の開発にも有用であろう［Sgambato *et al.* 2015］。将来的には、現在行われている治療法よりはるかに費用対効果の高い治療法が開発されると思われる。また、少なくとも理論的には、遺伝子編集技術を用いて、ゴーシェ病患者から作製した iPS細胞を改変し、体内の関連部位とグルコセレブロシダーゼを生成する組織を置換することもできる。これにより、自分自身の体内で酵素を作ることができるようになるので、継続的な治療は不要になるであろう。このような治療法は、極めて簡便で費用対効果の高いものなのである。

臓器移植は、iPS細胞を利用することにより医療費を大幅に削減することが期待される別の分野である。現在は、移植に必要な臓器が不足しており、医療制度に甚大な負担がのしかかっている。例えば、腎不全は腎補充療法（透析）で治療できるが、腎不全末期患者の命を維持するためには、患者一人当たり年間一万七五〇〇～三万五〇〇〇ポンドの費用がかかる。英国では現在、移植用臓器の不足が原因で、約二万一〇〇〇人の患者が透析を受けており、医療制度の年間負担額は四億ポンド以上に膨れ上がっている。しかし、iPS細胞技術を用いることにより、患者自身の皮膚細胞から移植可能な腎臓を作製できるかもしれないのである。この方法は、拒絶反応の問題がないため、患者にとっては、一度の手術で長期的な治療効果が期待できるであろう。つまり、患者の延命にかかる四億ポンドは他の治療に回すことができるのである。また、パーソナライズド・メディシン（個別化医療）を手頃な価格に抑えられないのであれば、細胞バンクに備蓄されている iPS細胞を利用し、臓器を作製するのがより費用対効果の高い方法ということになるであろう。

最終的に、iPS細胞を用いてより安価な治療法を開発することができれば、医療制度の効率は向上し、社会経済的地位の低い人が医療へアクセスしやすくなる。これも社会的不正義を是正するための別の方法であると言えよう。

3　世界的不正義と世代間不正義の是正

多くの疾患が世界的規模で社会的不平等を悪化させており、これが世界的不正義の一因となっている。感染症はその代表的な例であると言える。ＨＩＶ／ＡＩＤＳ、マラリア、結核などの疾患はひどく不公平な形で広がり、その危害は世界で最も貧しい国々、また最も疾患にかかりやすい人々に集中する[Selgelid 2005]。低所得国が直面する汚染水や生活環境などの問題によって、感染症のリスクは増大している。さらに、流行性の疾患は、高所得国よりも低所得国の方において、はるかに甚大な被害をもたらすと言われている［WHO 1999: 2］。医療資源が乏しい国ほど、感染症による死亡者が多いのである。このような疾患により労働人口が減少し、低所得国の経済はさらに悪化することになる。感染症は貧しい国の絶対的な地位も相対的な地位も低下させることになるため、世界的正義（グローバル・ジャスティス）にとって障壁となるのである。

「五—1」でも述べた通り、ｉＰＳ細胞と遺伝子編集は、疾患の細胞モデルを作製するために利用することができる。例えば、結核のような感染症の研究においては、ｉＰＳ細胞から作製した肺の組織を用いることにより、ホストと病原体の相互作用を研究したり、新しい薬物療法を検証したりすることができる。また、ｉＰＳ細胞由来の組織を用いて非遺伝性疾患の機序を解明できるため、人や動物に対する侵襲的な研究も不要になる。

さらに「二—3」でも述べたように、ｉＰＳ細胞は感染症の治療法の開発にも利用されている。ｉＰＳ

細胞と遺伝子編集を組み合わせることによって、感染症に対する抵抗力を持つ免疫細胞を作製できるようになる可能性がある。そして、幹細胞バンクを用いることにより、安価で費用対効果の高い細胞治療を提供することもできるであろう。つまり、こうした取り組みは、感染症の疾病負荷を減らし、世界的正義を推進するのに有用なのである。

感染症の治療法が新たに開発されれば、ｉＰＳ細胞と遺伝子編集はさらに他の疾病負荷を減らすために利用されるであろう。高所得国と低所得国における感染症の疾病負荷の格差は、抗生物質を利用できないために生じている。ｉＰＳ細胞研究を通して、先進国における抗生物質の需要を低下させたり、抗菌薬が効かなくなる抗菌薬耐性（AMR: antimicrobial resistance）を減少させたりすることができるかもしれず、その結果、発展途上国において抗菌薬が手に入りやすくなる可能性があるのである。

また先進国において抗生物質の利用が減少すれば、世代間の不正義を是正することにもつながるであろう。抗生物質耐性（ABR: antibiotic resistance）の問題は、ますます拡大している。中には、数十年もすれば全ての抗生物質が役に立たなくなると予測する者もいる。もしそういうことになれば、将来世代に甚大な被害が及ぶ可能性があるであろう。もしわれわれに、将来世代が十分に幸せな生活を送れるようにする義務があるのであれば、抗生物質耐性を減少させる義務もあると思われる。これにはｉＰＳ細胞や遺伝子編集を用いた、新たな抗ウイルス性理論の探求も含まれている。

六　おわりに

ｉＰＳ細胞と遺伝子編集の登場は、二一世紀の生物医学領域における最も重要な出来事の一つである。いずれも、研究だけでなく治療においても極めて大きな可能性を秘めている。ｉＰＳ細胞と遺伝子編集を用いれば、実質的にどのような疾患であっても、精巧な疾患モデルを作製することができる。これにより、以前は解明することができなかった疾患への理解を深めることができ、新しい治療法を開発できるかもしれない。また、再生医療においては、ｉＰＳ細胞を用いて組織や臓器を作製し、修復することもできる。さらに、ｉＰＳ細胞と遺伝子編集は、感染症や遺伝性疾患の新しい治療法を開発するためのツールとなる。

このような応用例は、いくつかの次元で正義を推進するのに役立つであろう。疾患は生物学的不正義を引き起こす主たる要因となっており、また既にある社会的不正義や世界的不正義を悪化させる要因にもなる。失明を例にとってみよう。失明は極めて身体を衰弱させる疾患であり、最貧困層の人たちの間では比較的に一般的な障害である。社会経済的要因（例えば、ビタミンＡの不足や医療アクセスの制限）が失明の一因となっている。先進国では、社会経済的地位の低い人が失明しやすいと言われている［Tielsch *et al.* 1991］。また、失明の有病率は、高所得国に比べて低所得国の方がはるかに高いのである。失明は、既にある社会的な不平等や世界的な不平等を悪化させると言えるし、遺伝子に生じるランダムな突然変異によって発症することもあるため、生物学的な不平等の原因にもなる。

ｉＰＳ細胞研究は、失明による疾病負担を大幅に減らし、不正義を是正できるであろう。既に、ｉＰＳ

細胞を用いて多岐にわたる失明の原因がモデル化されており［Yvon *et al.* 2015］、様々な治療法を開発できるかもしれないと期待されている。また、ｉＰＳ細胞と遺伝子編集を組み合わせることによって、損傷した目を再生し、目の構成部位を完全に置換するという可能性も拓かれている。世界的に、加齢黄斑変性は、六〇歳以上の人の失明の主たる原因となっている。そのため、幹細胞バンクなども利用して、ｉＰＳ細胞を用いた治療を行えば、世界中の加齢黄斑変性を完治させることもできよう。

ｉＰＳ細胞や遺伝子編集を用いれば、疾患の不当な疾病負荷を減らしたり、なくしたりできる可能性があるが、失明はその一例にすぎない。不正義を是正するのに有用だという意味では、ｉＰＳ細胞や遺伝子編集を用いた研究を推進するだけの強力な道徳的理由があるのである。

参考文献

Avior, Y., Sagi, I., and Benvenisty N. 2016 Pluripotent stem cells in disease modelling and drug discovery. *Nature Reviews Molecular Cell Biology* 17 (3): 170-182.

Clark, A. M., DesMeules, M., Luo, W., Duncan, A. S., and Wielgosz, A. 2009 Socioeconomic status and cardiovascular disease: Risks and implications for care. *Nature Reviews Cardiology* 6 (11): 712-722.

Courtright, P., Hutchinson, A. K., and Lewallen, S. 2011 Visual impairment in children in middle- and lower-income countries. *Archives of Disease in Childhood* 96 (12): 1129-1134.

Crisp, R. 2003 Equality, priority, and compassion. *Ethics* 113 (4): 745-763.

Fukuyama, F. 2003 *Our posthuman future: Consequences of the biotechnological revolution*. New York: Picador.

Funakoshi, S., Miki, K., Takaki, T., Okubo, C., Hatani, T., Chonabayashi, K., Nishikawa, M., Takei, I., Oishi, A., Narita, M., Hoshijima, M., Kimura, T., Yamanaka, S., and Yoshida, Y. 2016 Enhanced engraftment, proliferation, and therapeutic potential in heart using optimized human iPSC-derived cardiomyocytes. *Scientific Reports* 6: 19111.

Harris, J. 2007 *Enhancing evolution: The ethical case for making better people*. Princeton, NJ: Princeton University Press.

Huang, X., Wang, Y., Yan, W., Smith, C., Ye, Z., Wang, J., Gao, Y., Mendelsohn, L., and Cheng, L. 2015 Production of gene-corrected adult beta globin protein in human erythrocytes differentiated from patient iPSCs after genome editing of the sickle point mutation: Corrected β globin in genome-edited human iPSCs. *Stem Cells* 33 (5): 1470-1479.

Kamata, M., Liu, S., Liang, M., Nagaoka, Y., and Chen I. S. 2010 Generation of human induced pluripotent stem cells bearing an anti-HIV transgene by a lentiviral vector carrying an internal murine leukemia virus promoter. *Human Gene Therapy* 21 (11): 1555-1567.

Kim, J. 2015 Applications of iPSCs in cancer research. *Biomarker Insights* 10 (Suppl 1): 125-131.

Lapillonne, H., Kobari, L., Mazurier, C., Tropel, P., Giarratana, M. C., Zanella-Cleon, I., Kiger, L., Wattenhofer-Donzé, M., Puccio, H., Hebert, N., Francina, A., Andreu, G., Viville, S., and Douay, L. 2010 Red blood cell generation from human induced pluripotent stem cells: Perspectives for transfusion medicine. *Haematologica* 95 (10): 1651-1659.

Lee, G, Papapetrou, E. P., Kim, H, Chambers, S. M., Tomishima, M. J., Fasano, C. A., Ganat, Y. M., Menon, J., Shimizu, F., Viale, A., Tabar, V., Sadelain, M., and Studer, L. 2009 Modelling pathogenesis and treatment of familial dysautonomia using patient-specific iPSCs. *Nature* 461 (7262): 402-406.

Lott, J. P., and Savulescu, J. 2007a Towards a global human embryonic stem cell bank. *The American Journal of Bioethics* 7 (8): 37-44.

Lott, J. P., and Savulescu, J. 2007b A response to commentators: Towards a global human embryonic stem cell bank. *The American Journal of Bioethics* 7 (8): W4-W6.

Lu, T. Y., Lin, B., Kim, J., Sullivan, M., Tobita, K., Salama, G., and Yang, L. 2013 Repopulation of decellularized mouse heart with human induced pluripotent stem cell-derived cardiovascular progenitor cells. *Nature Communications* 4: 2307.

Mackie, J. 1984 *Rights, utility, and universalization*. In *Utility and right*, ed. R. G. Frey, 86-105. Minneapolis: University of Minnesota Press.

Maeder, M. L., and Gersbach C. A. 2016 Genome editing technologies for gene and cell therapy. *Molecular Therapy* 24 (3): 430-446.

McKibben, B. 2003 Designer genes. *The Orion*. www.orionmagazine.org/index.php/articles/article/119 [Accessed 24 November 2016].

Nozick, R. 1974 *Anarchy, state, and utopia*. Oxford: Blackwell.

Parfit, D. 1997 Equality or priority? *Ratio* 10 (3): 202-221.

Petrova, A., Celli, A., Jacquet, L., Dafou, D., Crumrine, D., Hupe, M., Arno, M., Hobbs, C., Cvoro, A., Karagiannis, P., Devito, L., Sun, R., Adame, L. C., Vaughan, R., McGrath, J. A., Mauro, T. M., and Ilic, D. 2014 3D in vitro model of a functional epidermal permeability barrier from human embryonic stem cells and induced pluripotent stem cells. *Stem Cell Reports* 2 (5): 675-689.

Rawls, J. 1999 *A theory of justice*, revised edition. Cambridge, Mass: Belknap Press of Harvard University Press.

Reinhardt, P., Schmid, B., Burbulla, L.F., Schöndorf, D. C, Wagner, L., Glatza, M., Höing, S., Hargus, G., Heck, S. A., Dhingra, A., Wu, G., Müller, S., Brockmann, K., Kluba, T., Maisel, M., Krüger, R., Berg, D., Tsytsyura, Y., Thiel, C. S., Psathaki, O. E., Klingauf, J., Kuhlmann, T., Klewin, M., Müller, H., Gasser, T., Schöler, H. R., and Sterneckert, J. 2013 Genetic correction of a LRRK2 mutation in human iPSCs links Parkinsonian neurodegeneration to ERK-dependent changes in gene expression. *Cell Stem Cell* 12 (3): 354-367.

Samson, M., Libert, F., Doranz, B. J., Rucker, J., Liesnard, C., Farber, C. M., Saragosti, S., Lapoumeroulie, C., Cognaux, J., Forceille, C., Muyldermans, G., Verhofstede, C., Burtonboy, G., Georges, M., Imai, T., Rana, S., Yi, Y., Smyth, R. J., Collman, R. G., Doms, R. W., Vassart, G., and Parmentier, M. 1996 Resistance to HIV-1 infection in caucasian individuals bearing mutant alleles of the CCR-5 chemokine receptor gene. *Nature* 382 (6593): 722-725.

Savulescu, J. 2009 Enhancement and fairness. In *Unnatural selection: The challenges of engineering tomorrow's people*, eds. P. Healey, and S. Rayner, 177-187. London: Earthscan.

Selgelid, M. J. 2005 Ethics and infectious disease. *Bioethics* 19 (3): 272-289.

Sgambato, J. A., Park, T. S., Miller, D., Panicker, L. M., Sidransky, E., Lun, Y., Awad, O., Bentzen, S. M., Zambidis, E. T., and Feldman, R. A. 2015 Gaucher disease-induced pluripotent stem cells display decreased erythroid potential and aberrant myelopoiesis. *Stem Cells Translational Medicine* 4 (8): 878-886.

Shen, H. 2014 First monkeys with customized mutations born. *Nature News*. https://www.nature.com/news/first-monkeys-with-customized-mutations-born-1.14611.

Simsek, S., Zhou, T., Robinson, C. L., Tsai, S. Y., Crespo, M., Amin, S., Lin, X., Hon, J., Evans, T., and Chen, S. 2016 Modeling cystic fibrosis using pluripotent stem cell-derived human pancreatic ductal epithelial cells. *Stem Cells Translational Medicine* 5 (5): 572-579.

Singh, V. K., Kalsan, M., Kumar, N., Saini, A., and Chandra, R. 2015 Induced pluripotent stem cells: applications in regenerative medicine, disease modeling, and drug discovery. *Frontiers in Cell and Developmental Biology* 3:2.

Song, J. J., Guyette, J. P., Gilpin, S. E., Gonzalez, G., Vacanti, J. P., and Ott, H. C. 2013 Regeneration and experimental orthotopic transplantation of a bioengineered kidney. *Nature Medicine* 19 (5): 646-651.

Stepniewski, J., Kachamakova-Trojanowska, N., Ogrocki, D., Szopa, M., Matlok, M., Beilharz, M., Dyduch, G., Malecki, M. T., Jozkowicz, A., and Dulak, J. 2015 Induced pluripotent stem cells as a model for diabetes investigation. *Scientific Reports* 5: 8597.

Tanaka, T., Tohyama, S., Murata, M., Nomura, F., Kaneko, T., Chen, H., Hattori, F., Egashira, T., Seki, T., Ohno, Y., Koshimizu, U., Yuasa, S., Ogawa, S., Yamanaka, S., Yasuda, K., and Fukuda, K. 2009 In vitro pharmacologic testing using human induced pluripotent stem cell-derived cardiomyocytes. *Biochemical and Biophysical Research Communications* 385 (4): 497-502.

The Centre for Genetics and Society and Friends of the Earth. 2015 Extreme genetic engineering and the human future. https://foe.org/projects/food-and-technology/genetic-engineering/human-genetic-engineering/

Tielsch, J. M., Sommer, A., Katz, J., Quigley, H., and Ezrine, S. 1991 Socioeconomic status and visual impairment among urban Americans. *Archives of Ophthalmology* 109 (5): 637-641.

Trevisan, M., Sinigaglia, A., Desole, G., Berto, A., Pacenti, M., Palù, G., and Barzon, L. 2015 Modeling viral infectious diseases and development of antiviral therapies using human induced pluripotent stem cell-derived systems. *Viruses* 7 (7): 3835-3856.

Trounson, A., and DeWitt N. D. 2016 Pluripotent stem cells progressing to the clinic. *Nature Reviews Molecular Cell*

Biology 17 (3): 194-200.

van Dussen, L., Biegstraaten, M., Hollak, C. E., and Dijkgraaf, M. G. 2014 Cost-effectiveness of enzyme replacement therapy for type 1 Gaucher disease. *Orphanet Journal of Rare Diseases* 9 (1): 51.

Watson, C. L., Mahe, M. M., Múnera, J., Howell, J. C., Sundaram, N., Poling, H. M., Schweitzer, J. I., Vallance, J. E., Mayhew, C. N., Sun, Y., Grabowski, G., Finkbeiner, S.R., Spence, J. R., Shroyer, N. F., Wells, J. M., and Helmrath, M. A. 2014 An in vivo model of human small intestine using pluripotent stem cells. *Nature Medicine* 20 (11): 1304-1314.

World Health Organization (WHO). 1999 Removing obstacles to healthy development: Report on infectious diseases http://apps.who.int/iris/bitstream/10665/65847/1/WHO_CDS_99.1.pdf

Yang, L., Güell, M., Niu, D., George, H., Lesha, E., Grishin, D., Aach, J., Shrock, E., Xu, W., Poci, J., Cortazio, R., Wilkinson, R. A., Fishman, J. A., and Church, G. 2015 Genome-wide inactivation of porcine endogenous retroviruses (PERVs). *Science* 350 (6264): 1101-1104.

Yvon, C., Ramsden, C. M., Lane, A., Powner M. B., da Cruz, L., Coffey, P. J., and Carr, A. 2015 Using stem cells to model diseases of the outer retina. *Computational and Structural Biotechnology Journal* 13: 382-389.

Zou, Q., Wang, X., Liu, Y., Ouyang, Z., Long, H., Wei, S., Xin, J., Zhao, B., Lai, S., Shen, J., Ni, Q., Yang, H., Zhong, H., Li, L., Hu, M., Zhang, Q., Zhou, Z., He, J, Yan, Q., Fan, N., Zhao, Y., Liu Z., Guo L., Huang, J, Zhang, G., Ying, J., Lai, L., and Gao, X. 2015 Generation of gene-target dogs using CRISPR/Cas9 system. *Journal of Molecular Cell Biology* 7 (6): 580-583.

重度の先天性疾患の予防を目的とした出生前の幹細胞治療に伴う倫理的問題

ドミニク・ウィルキンソン
ジョナサン・ピュー
ガイ・カヘイン
オックスフォード大学
上廣応用倫理センター

澤井努 訳

重度の先天性疾患の多くが、出生前の幹細胞治療、または幹細胞を用いた遺伝子治療の対象になる可能性がある〔Ramachandra *et al.* 2014〕。

事例1：重度の身体障害に対する周産期の幹細胞治療

骨形成不全症（Osteogenesis imperfecta）とは、骨が脆く、折れやすい構造を持つ遺伝性疾患である。最も症状が深刻な場合（周産期に致死的な状況に陥ることもある）、子宮内で特発性骨折が多発し、骨は極端に短くなってしまう。このような場合、胎児は深刻な呼吸困難に陥るため、出生後ほどなくして死に致る。骨形成不全症の症状が深刻であるものの、致死的ではない場合、一生のうちに何百回もの骨折に見舞われ、その結果、重度の身体障害に悩まされることになる。ただ一般的に、骨形成不全症はそれほど深刻でなく、わずかな外傷を伴う骨折だけですむ。

現在のところ、骨形成不全症に対する根本的な治療法はなく、その方法も限定されている。繰り返し骨吸収予防剤を点滴すれば、骨塩密度が増加すると言われている。しかし、この処置を行うことによって、骨折や痛みが軽減し、生活の質（Quality of Life: 以下、ＱＯＬ）が改善するのかどうかは定かではない［Dwan *et al.* 2014］。

近年、骨形成不全症の幹細胞治療に対する関心が高まっている。従来、骨形成不全症のモデル動物を用いて、出生前、および出生後に胎児由来の間葉系幹細胞（mesenchymal stem cells）を移植する研究が行われてきた。骨形成不全症の事例では少ないものの、結果的に骨の成長は満足できるもので、骨折も予想より少なかったという報告がなされている［Chan and Götherström 2014］。また現在は、骨形成不全症に関して、少なくとも二つの国際的な幹細胞治療の第一相／第二相臨床試験（BOOSTB4［The BOOSTB4 Project］; Terceloi［Chan and Götherström 2014］）が進められている。その内の一つが、出生前の幹細胞治療である。

ｉＰＳ細胞は、間葉系幹細胞を用いた骨形成不全症の治療に対するオルタナティブになる。また、同細胞を用いる利点は、胎児の組織を利用する必要がなくなるという点にある。さらに前臨床研究では、遺伝的変異が起こらず、通常の骨形成を促すような、相同組み換えを利用した疾患特異的ｉＰＳ細胞を開発することができた言われている［Deyve *et al.* 2012］。

事例２：21トリソミーに対する出生前の幹細胞を用いた（仮想的）臨床研究[訳注1]

幹細胞治療は、事例１のような先天性疾患以外の患者への実施も計画されている。例えば、プライベート・クリニックの中には、21トリソミーを持つ新生児に対して幹細胞移植を行っているものがある。そのようなクリニックは、移植を繰り返すことによって、ダウン症の身体的・発達的な特徴が軽減すると主張している［Glikakis 2016］。別の研究では、移植が早ければその効果は増大するため、出生前に移植することにより利益を最大化できると言われている。その意味で、出生前にiPS細胞を移植し、21トリソミーを持つ胎児の神経発達が改善するかどうかを評価するという臨床研究もありうるであろう。

出生前の幹細胞治療の被験者としては、いくつかの候補が考えられる。出生前の治療が重要になるのは特に、発育中の胎児に、重度で不可逆的な損傷がある場合である。しかし、このような治療の臨床研究では、その介入の効果を評価する必要がある。そしてこの時、解決するのが難しい様々な倫理的問題が生じるのである。

まず、幹細胞治療が胎児に及ぼす既知の、また未知のリスクといかにバランスをとるかという問題がある。また、胎児が死亡したり、長期的に深刻な危害を被ったりすることがある場合、親はその実験的な治療に同意できるのかという問題もある。さらに、ひどく重度の疾患を抱えている胎児に対して治療を行った場合、たとえ死を回避し、延命したとしても、生涯にわたって重い障害を持つ可能性がある。一方、疾患が軽度の胎児には、その治療による利益はほとんどなく、長期間にわたる甚大なリスクをもたらすことになるかもしれない。

重度の患者に対する高リスクの治療は、治療法がなく、患者が利益を得る可能性が高い場合には正当化されるであろう。しかし、実験的な治療に参加できない患者も出てくるという状況において、コントロー

訳注1　本稿では、臨床試験（Clinical trial）と臨床研究（Clinical research）が特に区別されず用いられているため、全て広義の意味で用いられる臨床研究と訳出することにする。

ル群を設定することが倫理的なのかという問題もある。さらに、患者は治療に関してどのような情報を入手すべきで、研究者はその研究者が所属するコミュニティにおける異なる治療観にどのように対処すべきなのかという点も検討しなければならない。

最後に、胎児の段階で行われる治療は、同一性（identity）の問題や道徳的地位（moral status）に関する問題も提起する。研究者コミュニティの中には、出生前に治療を行い、障害のある子どもが生まれないようにすることに反対する者がいる（例えば、[Groskop 2016]）。認知機能に影響を与えるような治療は、個人の「本質」を変容させてしまうかもしれないという批判もある［The Catholic World Report 2014; Belshaw 2000］。確かに、胎児の段階で行われる治療が、治療によって助かった胎児に対して（良くも悪くも）大きな変容をもたらしているのであれば、それは同一性に影響を及ぼす介入（identity-affecting）であったと言えるかもしれない。はたしてこのような場合は何が問題なのであろうか。

一　臨床研究のリスク

現在のところ、iPS細胞を用いた人への医学的介入は臨床的に証明されておらず、この点が重大な倫理的問題を引き起こしている。日本では、二〇一四年一一月以降、非商業的な臨床研究や自由診療下でのiPS細胞の利用は、「再生医療等の安全性の確保等に関する法律」の規制対象になっている。この法律では、iPS細胞を用いた治療が「高リスク」と分類され、日本の厚生労働省と特定認定委員会の両方から承認を得る必要があると規定されている［Azuma 2015］。このような委員会は、研究倫理に高い見識を持つ専門家から成る独立機関である。しかし、ｉＰＳ細胞を用いた治療が「高リスク」と分類されるのであれば、この認定機関は、何を根拠にｉＰＳ細胞を用いた未確立の介入を承認するかどうかを決定するのであろうか。

この点を論じる前に、ｉＰＳ細胞を用いた未確立の介入がもたらすリスクにはどのようなものがあるのかを大まかに捉えておく必要があろう。国際幹細胞学会（ISSCR: International Society of Stem Cell Research）は臨床への橋渡しに関するガイドラインにおいて、前臨床研究における新規の介入が人を対象に行われる場合、安全性と（期待される）利益に関して、前臨床研究による説得的なエビデンスがなければならないと述べている［ISSCR 2008］。このエビデンスは、新規の介入によって引き起こされる潜在的なリスクを同定するために用いられる。ところが、医学的に未確立の介入を行うかどうかを検討する際に直面する困難の一つは、前臨床研究のエビデンスがあったとしても、その介入による被験者へのリスクを完全に把握できないという点である。モデル動物を用いた前臨床研究のみでは、人を対象に行った場合にどのような結果が生じるのかが正確に分からないのである。同様に、動物を用いた毒性研究は、人への毒性を予測するためのエビデンスとして十分ではないと言われている［ISSCR 2008］。具体的には、ｉＰＳ細胞を用いた研究は、主として寿命の短い小動物を用いて行われている。そのため、それだけでは、ｉＰＳ細胞の長期的リスクを評価するのは難しいのである［Dawson *et al.* 2003］。これは特に、子どもに対するｉＰＳ細胞の潜在的なリスクを検討する上で問題となる。なぜなら、子どもの場合、介入して長い時間が経過した後でないと現れないような、未知の有害な副作用があるかもしれないからである。

したがって、ｉＰＳ細胞を用いた未確立の介入を行えば、前臨床研究では明らかになっていない、人に対する未知のリスクが生じるかもしれない。とは言え、現在、モデル動物を用いることによって、ｉＰＳ

細胞を用いた介入が引き起こすリスクを部分的に知ることができている。

最も代表的なものは、iPS細胞の腫瘍化リスクである。同細胞には多能性という特徴があるため、iPS細胞が未分化の場合、悪性腫瘍へ変容する可能性があるのである［Griscell *et al.* 2012］。これは、同細胞に内在する特徴として理解できるかもしれない［Herberts *et al.* 2011］。また、iPS細胞が分化していたとしても、分化前の状態に戻り、腫瘍化するリスクも指摘されている［Lee *et al.* 2013］。さらに、このリスクは細胞の生成に関係する外在的な要因によることもある。長期間、培養された細胞（iPS細胞など）にはゲノムの変異が起こる可能性があり、iPS細胞や遺伝的異常のあるiPS細胞由来の派生物は、悪性の特質を示すことがあるという確かなエビデンスがあるのである［Lund *et al.* 2012］。腫瘍化のリスク・ファクターとなるものとして重要なものは、レトロウイルスによる導入遺伝子の活性化やレトロウイルスの挿入による突然変異の発生である［Okita *et al.* 2007］。（例えば、新しい方法でiPS細胞を作製したり［Okano *et al.* 2013］、いわゆる「自殺遺伝子」を導入したりすることによって）腫瘍化リスクの軽減を試みている研究者もいる［Yagyu *et al.* 2015］。しかし、そのような方法によって本当にリスクを回避できるのかどうかは定かではない［Nakano-Okuno *et al.* 2014］。

iPS細胞を用いた未確立の介入を行えば、他の医療製品でも指摘されているリスクの多くが同じように生じるであろう。例えば、ある体細胞ドナーから作製した（他家の）iPS細胞株を用いて治療を行った場合、レシピエントに対して致死的なバクテリア、ウイルス、菌性の病原体、またはプリオンの病原体が伝染するリスクがある［ISSCR 2008］。さらに、iPS細胞の作製においては、しばしば動物性製品を用いて組織培養が行われている。これが病気の伝染と免疫原性の反応のリスクを引き起こすことになる［Herberts *et al.* 2011］。最終的に、細胞を特定の部位に直接的に寄与させるためには、侵襲性を伴う手術が必要になるが、その手段にもリスクが伴うのである［Herberts *et al.* 2011］。

そのため、現在のところ、iPS細胞を用いた未確立の治療には、重大で、不可逆的な危害を及ぼすリスクがある［Niemansburg *et al.* 2015］。しかし、上述の治療には大きな治療効果も期待されている。それでは、iPS細胞を用いた未確立の介入を承認するかどうかに関して倫理的な意思決定を行う場合、このようなリスクをどのように考慮すればよいのだろうか。ヘルシンキ宣言（実験的な医学的介入を規制する国際的な倫理綱領）には、このような状況に対処するための有益なガイダンスが示されている。ヘルシンキ宣言に従えば、リスクを考える上で道徳的に重要なのは、iPS細胞を用いた介入がそもそも、治療として行われるのか、科学的理解を深めるための臨床研究として行われるのかの違いである。

生命倫理学の先行研究でもこの区別が論じられることがあるが（例えば、［Miller and Brody 2007］）、一般的に治療と医学研究は、異なる倫理上の優先事項に従って行われる実践だと言われる。この点を基に、iPS細胞を用いた未確立の介入は、医学研究とは異なると主張する者もいるであろう。と言うのも、前者、すなわち、iPS細胞を用いた未確立の介入では、その主たる目的がそれを受ける者に利益を与えることにあるからである。一方、医学研究では、介入の主たる目的は、患者自身に利益を与えることではなく（もっとも、治療を受けることで利益を得るかもしれないが）、質の高い科学的データを収集したり、将来的な患者にとって未確立の治療の安全性や効果を確認したりすることにあるのである。このことが何を意味するかと言うと、初期段階の臨床研究に参加する者は、わずかに利益を得る可能性はあるものの、介入に伴うリスクに晒されることにもなるということである。

ヘルシンキ宣言では、医学研究と治療の間に道徳的な違いがあるという点が暗黙裡に認められている。それではまず、iPS細胞を用いた未確立の介入を治療を目的に行う際の含意について検討してみよう。

同宣言の第三七項では、次のように述べられている。

> 個々の患者の処置において証明された治療が存在しないかまたはその他の既知の治療が有効でなかった場合、患者または法的代理人からのインフォームド・コンセントがあり、専門家の助言を求めたうえ、医師の判断において、その治療で生命を救う、健康を回復するまたは苦痛を緩和する望みがあるのであれば、証明されていない治療を実施することができる［WMA 2013（1964）］[訳注2]

同項が示しているのは、患者が他に利用可能な治療の選択肢を持っておらず、未確立の介入が患者自身に利益を与えることが意図されている場合には、主として自律（autonomy）や善行（beneficence）が倫理的に考慮されるべきだということである。つまり、患者（またはその法的代理人）が介入に同意しているのかどうか、またその介入を通して患者が利益を得る可能性があるのかどうかが問わなければならないのである。したがって、治療の文脈では、介入を行った場合に患者が利益を得る望みがある限り、代理意思決定者は患者をリスクに晒してもよいように思われる。

しかし、医学研究においては、被験者が晒されてもよいリスクの種類に関してより厳格な制約がある。これはたとえ被験者に判断能力があり、そうしたリスクに晒されることに同意している場合であっても適用されるものである。ヘルシンキ宣言の第一七項を見てみよう。

> 人間を対象とする医学研究は、その目的の重要性が被験者のリスクおよび負担を上回る場合に限り行うことができる［WMA 2013（1964）］

さらに、次に引用する第二八項には、研究目的に関して、研究参加への同意能力がない被験者（例えば、子ども）の場合には、こうした制約はさらに厳格になることが明記されている。

インフォームド・コンセントを与える能力がない被験者候補のために、医師は、法的代理人からインフォームド・コンセントを求めなければならない。これらの人々は、被験者候補に代表されるグループの健康増進を試みるための研究、インフォームド・コンセントを与える能力のある人々では代替して行うことができない研究、そして最小限のリスクと負担のみを伴う研究以外には、被験者候補の利益になる可能性がないような研究には含まれてはならない［WMA 2013（1964）］

ここで重要なのは、研究が「最小限のリスク」（minimal risk）でなければならないという点である。このリスクとは、一般的に個人が日常生活や通常の検診の中で直面するリスク、またはそれ以下のリスクのことである［Resnik 2005］。

上記の項の含意は、法的代理人が判断能力のない患者を最小限のリスクに晒すことに同意してもよいということではなく、判断能力のある個々の患者が、利益を得る可能性が低い研究において、自分自身をより多くのリスクに晒すことに同意してもよいということである。ここには、インフォームド・コンセントが持つ改革の力（transformative power）や研究において社会的弱者を保護する必要性が反映されている［Fung and Kerridge 2013］。つまりヘルシンキ宣言は、第三者が判断能力のない患者に代わって晒してもよ

訳注2　和訳については、日本医師会訳を参照した。以下の引用についても同様。

い危害の程度を制限することによって、人を決して単なる道具として扱わないというカント哲学の原則を反映し、個々の患者の道具化に歯止めをかけているのである。

この考え方は、子どもを対象にしたｉＰＳ細胞を用いた未確立の介入を臨床研究につなげる上で、極めて重要な含意を持つであろう。なぜなら、そうした介入は明らかに「最小限のリスク」を超えているからである。臨床研究がヘルシンキ宣言に規定された倫理指針を遵守している場合であっても、被験者は研究参加を通して利益を得るチャンスがいくらかはなくてはならないのである。しかし、介入に伴う高いリスクや臨床研究の目的を考えれば、患者に対して、ｉＰＳ細胞を用いた初期段階の臨床研究に参加することで得る利益がリスクに勝るということを保証することは、非常に困難である［Fung and Kerridge 2013; Niemansburg *et al.* 2015］。この問題を回避するためには、最小限のリスクの閾値を設定せず、初期段階の臨床研究において許容できるリスクの閾値を引き下げるというのも一つである［Fung and Kerridge 2013］。しかし、（前節でも言及した同一性に関する懸念がある中で、）未確立の介入を行うことによって、子どもが快方に向かう可能性を見積もるのも困難である。もし判断能力のない被験者が参加する初期段階の臨床研究において、（被験者が享受する）利益に関して過度に厳しい基準を設定すれば、被験者から回復や発症予防への希望を奪うことになるであろう。したがって、弱い立場に立たされている人が研究によって搾取されることから保護することと、そのような人が利益を得る可能性のある治療にアクセスできるようにすることとの間でバランスを取らなくてはならないのである。

このような問題の難しさを考慮すれば、子どもが臨床研究に参加することによって利益を得るチャンスがあるのかどうかという観点よりも、子どもを当のリスクに晒す必要があるのかどうかという観点から問題を構成すべきであろう。この時、子どものニーズには、子どもの現在の症状、治療しなかった場合の予後、また子どもが利用できる治療のオルタナティブに関する考慮も含まれてくる。

以下では、本稿の冒頭で述べた事例1について検討してみたい。臨床研究に関するある系統的分析によれば、間葉系幹細胞を用いた細胞治療が安全であることが示されている［Lalu *et al.* 2012］。これが正しければ、事例1においては、間葉系幹細胞を用いた介入の方が、iPS細胞を用いた介入よりもリスクが低いと言えるであろう。現在、間葉系幹細胞を用いた細胞治療の効果は証明されていないが、骨形成不全症の患者は生涯、深刻な障害に悩まされ、利用できる治療法もないのである。したがって、患者にはこの治療が必要なのは明らかであろう。たとえ治療効果は低かったとしても、治療によって生じるリスクも低いからである。そのため、現在行われている初期段階の臨床研究が道徳的に許容されるという判断は非常に妥当なものであると言えよう。ニーズの高い患者にとっては、リスクの低い介入なのである。しかし、未確立の治療のリスクが高まり、患者のニーズが減った場合、効果が証明されていない治療の実施を倫理的に正当化できるかどうかは分からない。iPS細胞を用いた未確立の治療のリスクが高いという点を考慮すれば、子どもが臨床研究に参加する際には、利益を得るということ以上に、高いリスクに晒されるということを正当化するだけの十分な理由がなくてはならないのである。

二　倫理とコントロール群

重度の先天性疾患の患者を対象に、臨床研究として出生前の幹細胞治療を行う場合、「コントロール群」を設定すべきなのであろうか。科学研究では一般的に、ある特定の治療が本当に効果的かどうかを評価するために、治療を受ける群と受けない群が設定される。コントロール群を設定しない場合には、治療を受けた患者と受けなかった患者との間で比較を行わなくてはならないのである（臨床研究ではないが、例えば、歴史的コホート研究を考えてもらいたい）。しかしこの場合、結果の解釈が極めて困難になる。臨床研究に誰を参加させるかという選定次第では、得られた結果をより広い集団に一般化するのが難しくなるかもしれないのである。歴史的対照試験（historical comparisons）には課題が多い。なぜなら、時間の経過とともに結果に影響を与えかねない複数の交絡因子が生じるかもしれないからである。（以前の患者に比べて現在の患者の）症状が改善したのは、必ずしも治療の結果であるとは限らないということである。また、医師が治療は効果的であるという強い肯定的な期待を抱いている場合、患者を異なる仕方で扱ったり、結果の評価にバイアスがかかったりするかもしれない。そして、コントロール群を設定しないまま、出生前の幹細胞治療を研究から診療に移してしまった結果、実際にはほとんどベネフィットがない、あるいは全くベネフィットがない、はたまた危害を加えるということが起こるのである。

しかし、出生前の介入の場合、コントロール群を設定して臨床研究を行うのは、倫理的にも、現実的にも問題があるように思われる［Morris *et al.* 2014］。偽治療（例えば、羊水に偽薬を注入するというもの）を行えば、一部の胎児に対して、利益は何もなく、大きなリスクに晒すことになる。そのため、このようなことは一般的に非倫理的だと見なされるであろう。しかし、コントロール群を設定せず介入することにも問題があるように思われる。上述の通り、幹細胞を用いた介入は（研究の一部ではあるが）治療の形をとっている。出生前に行われる治療のリスクは、現時点で利用可能な治療法がない、重度の疾患に限って正当化できるかもしれない。この時、利益を得ることができるかもしれない治療へのアクセスを否定してしまうことは、その他の家族にとっては悲惨なことであり、非倫理的だという見方もできるであろう。そしてそのような家族の中には、治療の機会を逃すのではなく、プライベート・クリニックで治療を受けることを選択する者もいる。実際に、胎児に対する別の治療においてコントロール群を設定した研究では、参加に同意する親の割合が非常に少ないために、中止しなければならなかったり、想定していた以上に長い年月がかかったりしたのである［Morris *et al.* 2014］。

ＢＯＯＳＴＢ４の研究においてコントロール群を設定していないのは、治療を差し控えることが非倫理的であるとか、そんなことできるはずがないという考えからである（The BOOSTB4 Project）。この研究では、過去のコントロール群が患者への介入との比較で用いられている。さらに、コントロール群を設定しないのは、重度の骨形成不全症が希少であるからでもある。コントロール群を設定した場合、研究を完了するまでに少なくとも二倍の時間が必要になるのである。

しかし、胎児に対する介入においてコントロール群を設定することは倫理的であるし、これまでもコントロール群を設定することで治療の相対的利益（relative benefit）に関わる非常に貴重な情報が得られてきた。例えば、二分脊椎を治療するために必要な胎児期の手術に関して、大規模なコントロール群を設定して臨床研究を実施した結果、臨床的に有意に水頭症治療の必要性を減少させ、幼児期の運動と認知機能を改善することが示されたのである［Adzick *et al.* 2011］。しかし、腹壁破裂（先天的な腸の異常）を持つ幼児を選択的に早産させる臨床研究では、明確な利益は示されなかった［Logghe *et al.* 2005］。こうした臨床研究では、ランダム化とコントロール群の設定に伴う倫理的問題に対処する方法があるかもしれない。例えば、幼児の命を救うことができるかもしれない初期段階の臨床研究（膜型人工肺）では、実際に治療への参加者に割り当てるか、コントロール群に割り当てるかは、以前の結果が良いか悪いかを基準に適応ランダム化プロセスを利用するのがよいであろう［Brown *et al.* 2009］。その他にはゼレン・ランダム化などの選択肢もあり、それに従えば、ランダム化は同意を取得する前に行われ、実際に介入を受ける患者だけが臨床研究の実施の有無を知らされることになる［Morris *et al.* 2014］。

三　同意、情報、バランス

先天性疾患を対象にした幹細胞を用いた臨床研究は、解決困難な倫理的問題を引き起こすが、インフォームド・コンセントへの重要性を強調することによってこの問題に対処することができよう。例えば、先天性疾患に対して幹細胞を利用することの倫理性とリスクに関して、学会内でも見解が異なることを考慮すれば、患者が臨床研究の問題を理解し、その上で参加に同意することが非常に重要となる。

しかし、臨床研究における同意のプロセスには、いくつかの問題が潜んでいる。

最初の問題は、どの情報がインフォームド・コンセントにとって重要なのかがはっきりしていないという点である。例えば、動物実験や人を対象とする研究など、臨床研究に関係する科学的情報は非常に多いが、その内のどれを被験者に知らせるべきなのかという問題である。既に見たリスクの不確定性を考慮すれば、臨床研究に関係する潜在的リスクに関して、非常に長い一覧表を作ることができるかもしれない。しかし、そのような多様なリスクの中でも、被験者に知らせるべき深刻で、起こる可能性の高いリスクとはどのようなものなのだろうか。情報が多ければ多い方が良いということでは必ずしもない。逆説的ではあるが、臨床研究への参加前に多くの情報を与えてしまうと、被験者になるかもしれない人の自律を弱めてしまうおそれがある。なぜなら、情報量の多さに圧倒され、合理的な決定を行う能力が妨げられるかもしれないからである［Bester *et al.* 2016］。

また、障害に対する幹細胞治療のような賛否の分かれる介入に関して、反対の立場を取る者から、強く支持する者まで、研究者コミュニティの中でさえ多様な見解があるという点も問題である。治療を受けるかもしれない者に提示される書面、または口頭の情報は、この治療に携わっている研究者の立場によって大きく左右されるであろう。例えば、21トリソミーを持つ胎児に対して出生前の幹細胞を用いた臨床研究が行われる場合、これに参加するかもしれない者は、このような臨床研究を強く支持している看護師や医師の助言を受ける可能性が高い。臨床研究に関するリーフレットでは通常、治療による利益やリスクに関して不確定性が強調されるものである。しかし、臨床研究の倫理性に関する議論では、その不確定性の本質が問われているのである。

われわれはどのようにすれば、患者が完全に理解した上で選択できるような適切な情報提供をできるのであろうか。筆者の一人は以前、「平等な放送時間」（equal airtime）という方法を提案したことがある［Wilkinson 2010］。選挙期間中、有権者が政策を理解した上で投票する能力を高める方法として、印刷物やメディアなど、公認政党が政策表明をするための平等な機会を提供する。同じことを、コントロール群を置く臨床研究に当てはめた場合、研究の被験者に対して、研究に関する賛成意見と反対意見の両方を提供する必要があると言えるであろう。これは見開き二ページのリーフレットの場合、一方のページに、研究参加に賛成する意見とその理由を載せ、もう一方のページに、研究参加に反対する意見と理由を載せるということである。この「平等な放送時間」という考え方は、例えば、ある臨床研究を行うべきかどうかについて理に適った不一致（reasonable disagreement）が見られるなど、一定の閾値に達してしまっているような場合に行使することができる。つまり、一方で、研究者がコントロール群を置いた臨床研究を支持する理由を提示し、他方でそれをすべきではないと考えている臨床医や研究者が反対する理由を提示するのである。そのため研究倫理委員会は、手元にある情報を審査するように、両者の主張の正確さと適切さを審査することになる（反論する者がいない場合には、研究倫理委員会が反対の論拠を提供することがあるかもしれない）。

四　出生前の介入、障害、同一性

研究者の中には、重度の先天性疾患を予防する介入に対して反対を表明する者がいるかもしれない。それでは、上述の事例において、治療を実施すべきなのであろうか。このような倫理的問題に対処するためにも、主要な概念、特に障害の概念について明らかにしておく必要がある。既に述べたように、骨形成不全症は重度の身体障害を引き起こす。また、ダウン症は知的障害の典型的な例であると言える。しかし、骨形成不全症やダウン症などを障害と呼ぶかどうかに関しては意見の一致を見ていない。

障害に関しては、二つの有力な考え方がある。まず医学モデル（Medical Model）であるが、これはその名前が示すように、医学的な思考や実践において支配的な考え方であり、実際に障害の一般的な理解を反映したものである。この考え方によれば、障害とは、通常の人の機能から逸脱しており、生来的に危害を被っている状態をいう。また、障害は疾患と同じようなもので、可能ならいつでも、予防、治療、さらには除去されるべきものだと見なされている。そのため、医学モデルの考え方では、もし遺伝子の異常に起因する障害の予防を目的に出生前の幹細胞治療が利用できるのであれば、治療を行うべきだということになる。

別の考え方は、社会モデル（Social Model）と呼ばれるものである。これは主として障害を持つ人たちによって構築されたもので、彼／彼女らの状況を反映した見方になっている。社会モデルの支持者は、障害者が通常の人の機能から逸脱しているという意味で障害を持っているという点に同意する。しかし彼らは、この逸脱を単なる差異だと見なすのである。つまり、彼／彼女らにとって障害とは、性別や性的指向、さらに肌の色の違いと同じである。この考え方によれば、障害者は「健常」者と異なる人生を送っているが、障害者の人生は生来的に健常者の人生よりも悪いということはない。また、障害者は健常者よりもＱＯＬ（生活の質）が低いということもない。社会モデルの支持者は、様々な障害者が自分たちの人生に高い満足度を示している（場合によっては、多くの健常者よりもＱＯＬが高い）という研究結果を引き合いに出すのである。本稿にとってもこの点は重要であり、出生前の幹細胞治療の対象となる先天性疾患を抱える人にも当てはまるであろう。（この点と関連して、後天性の疾患を抱える人はＱＯＬの低下を感じているものの、いったん自分たちの置かれた状況に適応すると、ＱＯＬが高まるという報告もある。）

社会モデルの支持者も、難聴、対まひ、ダウン症などの機能障害に特徴的な困難さ、また（場合によっては）幸福感への悪影響を否定しているわけではない。しかし彼らは、そうした困難さや不便さが、医学モデルで想定されているような機能障害の本質ではないと言う。むしろ、それらは社会環境、特に障害者を受け入れるような社会の仕組みがないこと、また多くの場合、障害者に対するあからさまな偏見（「健常主義」〔able-ism〕）に起因すると考える。もし社会環境が障害者のニーズを満たすように作り替えられるのであれば、彼／彼女らは健常者と比べても、不便さを感じなくてもすむであろう。事実、車いすに乗った対まひの人でも、歩いている人より早く動けるし、難聴などの障害を持つ人には重要な価値のある独自の文化がある。

社会モデルが持つ重要な含意は、どのような場合であっても、障害を予防したり、治療したりする必要があるわけではないということである。社会モデルの支持者は、例えば、ダウン症を持つ胎児を中絶したり、難聴の子に人工内耳装置を付けたりすることは間違っていると考えている。この考え方に即せば、出生前に障害を取り除く、または軽減する目的で、幹細胞治療を行うことに対しても反対するであろう。障害者はこのような治療が、当人に対して危害となる疾患を予防するためのものではなく、それぞれに異なる、等しく貴重な生命に対する偏見に基づくものだと見ている。そしてそれは、同性愛を「治す（cure）」ための遺伝子治療と同様に非倫理的なのである。

その意味で社会モデルは、倫理的に許容できる出生前の幹細胞治療とは何かに関して、非常に重要な含意を持つ。看過してはならないのは、社会モデルの支持者も、疾患、苦痛、苦悩がネガティブなものだということを否定しているわけではないという点である。それらが機能障害（impairment）と関連している限り、われわれはそれらを取り除くべきなのである。骨形成不全症の場合のように、現時点で障害のネガティブな影響に対処するための能力が非常に限られている場合、社会モデルの支持者の中には、幹細胞治療の利用を認める者もいるであろう。しかし、そのような者であっても、視覚障害やダウン症などへの利用は容認しないと思われる。

社会モデルは、多くの人にとって受け入れられない過激な考え方である。しかし、社会モデルによって、医学モデルの重大な欠陥が明らかになっている。第一に、通常の人が有している機能から逸脱しているという事実に基づいて、それが悪いということには決してならないということである。また、「普通」や「自然」に関する特性を保存することにも本質的な価値は一切ないと言ってよい。両足を失い、その後、人間の足よりも機能的に優れた人工的な義足を得た人は、通常の人と比べて、より優れた選択肢や優位性を享受するかもしれないのである。第二に、ほとんどの障害の場合、（身体的にも、社会的にも）置かれた環境においてのみ幸福感の減少につながる。例えば、難聴は常に大きな騒音にさらされているような環境では利点になるであろう。また、障害による不便さの多くが、偏見と障害を受け入れる環境の欠如であるということを否定することはできない。第三に、障害者は、自分たちの生活に高い満足度を示しているという報告があるが、これは議論の余地があろう。このような報告は、少なくとも主観的なものであり、障害が健常者の考えるほど辛いものではないということを示唆していると言える。しかし、障害による不便さが全て社会の偏見と不公平さに基づくという考え方を受け入れることもできない。文学、芸術、科学などが生み出す多くの貴重な成果は、知的能力がなければ生まれず、そのような知的能力はダウン症の人が有していないものでもある。この点は、障害者を最大限に受け入れている社会でも変わらないであろう。[1]

このような議論への応答として、筆者の一人は、ジュリアン・サヴァレスキュとの研究において、医学モデルと社会モデル、両方の見方を統合する第三のモデルを提唱している［Savulescu and Kahane 2009a, 2009b］。福利主義的な説明（the Welfarist Account）においては、障害とは、自分自身の置かれた状況において（偏見や不公正のない状況でさえ）潜在的な福利を減少させるかもしれない身体的・心理的状態だと見なされる。この考え方では、障害は本質的にはネガティブな状態ではなく、ある環境下でそれによってもたらされる影響により、非本質的に有害であると言えるのである。この問題に対処するためには、障害者、

1 Kuczewski の「障害」に関する論文、および同論文に寄せられたコメンタリー論文では、医学モデルと社会モデルの論者の間でどのような議論が展開されているのかが考察されており、生命倫理学における含意も論じられている［Kuczewski 2001］。

または環境のどちらかを変えることが可能であろう。しかし、医学モデルや社会モデルとは異なり、どちらを変えるかに優先順位はない。むしろ、医学的介入も環境的介入もどちらも行うべきだという立場を取る。さらに、通常の人の機能から逸脱することそれ自体はネガティブでも有害でもないので、ある状態が障害かどうか、またそれがどの程度問題かについては、実証的な調査が必要となる。つまり、障害者が生活する環境において、その状態が彼／彼女らの幸福にどのような影響を及ぼしているのかを評価する必要があるのである。こうした調査を通して、中にはこれまで考えられていたほど有害な障害はないということ、またその他のものについても真に障害というものはなく、障害を持っていることが利点になる場合さえあるということが明らかになるかもしれない。しかし、カヘインとサヴァレスキュは、多くの障害が、現在の世界では深刻なほど不便であり、ダウン症などの知的障害は幸福感を低下させることになると考える。彼らがこのように主張する際、幸福には主観的な側面と客観的な側面があることを強調する。多くの場合において（障害者の）主観的な幸福感（快楽の状態、雰囲気、および「内側から」見た自分たちの生活様式）は高いかもしれないが、良い生活（a good life）の一つの要因でもある客観的な財（goods）にアクセスする際に、健常者と比べて障害者には深刻な障壁があるのである。

福利主義的な考え方では、一般に障害と見られている状態の予防や治療を自動的に支持するわけではない。ただ、難聴によって幸福感が著しく低下するような場合には、難聴を治療することを支持することになる。そして、骨形成不全症やダウン症の症状は幸福感の低下につながるので、医学モデルと同様に、こうした疾患を対象にした出生前の幹細胞治療を強く支持することになる。

しかし、ここで論じておくべき重要な問題がある。上述の通り、医学的介入や治療の中には、「アイデンティティの改変」（identity-altering）につながるものがあり、これが介入の倫理的な位置づけに関して違いを生んでいる。

例えば、遺伝的な選別の事例を検討してみよう。体外受精（*in vitro* fertilization）を利用したカップルが、着床前診断（preimplantation genetic diagnosis: 以下、ＰＧＤ）を利用して（例えば、疾患や障害を持つ胚の代わりに、健康な胚を選択することによって）、望ましい遺伝的特徴を持つ胚を選別し、子宮に移植することができる。ここで重要なのは、カップルがこのような選別を行う際、実のところ将来の子どもの利益のために行動しているわけではないということである。むしろ、どのような人を生むかどうかを選択しているのである。例えば、カップルが難聴の子どもを選択した場合、その子どもは後になって耳の聞こえる子どもにしてほしかったと抗議することはできない。なぜなら、もし耳の聞こえる子どもを選択していたなら、それが難聴で生まれた子どものためにはならなかったからである。健康な子どもを選択するということは、難聴の子どもが生まれないことを意味するのである。これは、「非同一性問題」（non-identity problem）と言われる議論である［Parfit 1984］。子どもの利益の観点からは、ＰＧＤを用いて障害のある子どもを生まないということを正当化することはできない。しかし、親や社会の利益、また非個人的な価値（impersonal value）（特定の個人にとってより良いものでなかったとしても、世界がより良くなるというもの）の観点からは正当化することができるのである［Savulescu and Kahane 2009a］。

反対に、既に生まれている子どもに対して医学的介入を行い、疾患や障害を予防したり、取り除いたりすることは、その子どものためになるであろう。と言うのは、介入をしなかった場合よりもした方がその子どもの人生はより良いものになるため、その子どもにとって最善の利益であると言えるからである。この場合、自分の人生を改善するような治療を受けられなかった子どもは、不当に扱われたと抗議することができる。

それでは、出生前に行われる幹細胞治療の場合はどうであろうか。この治療は、移植された胚、または発育中の胎児に対して実施されるものであり、将来的な子どもを選別するというよりはむしろ、既に生まれている個人（その個人がまだ人格〔パーソン〕でなかったとしても）を改変することになる。したがって、このような治療はほぼ間違いなく、生まれてくる子どもの利益になる。これは、特に骨形成不全症のような事例において否定することができないように思われる。なぜなら、そのような子どもはより頑丈な骨を持ち、骨形成不全症によって引き起こされる苦痛、機能障害、短命を回避することができるからである。つまり、彼／彼女らの人生はずっとより良いものになるので、治療によって恩恵を受けていると言えるであろう。

しかし、ダウン症の場合では、問題が少し複雑になる。もしダウン症と関係する遺伝子の異常を取り除くことができるとすれば、治療しなければ生まれていたそのダウン症の人のためになったと言えるであろうか。別の見方をすれば、もし出生前の幹細胞治療を行わなかった場合、そのダウン症の人の代わりに、誰かが抗議することができるのであろうか。そんなことはできないと主張する者が少なからずいるであろう。ダウン症であるということは、その障害を持つ人にとってのアイデンティティの一部をなしているのである。したがって、当初の自分よりもかなり高い知能を持つということ、またその場合、（ほぼ確実に起こるであろうが）別の個性を持つということは、新たに別の人格を生み出す行為であると言える。もしこれが正しいとすれば、逆説的に聞こえるかもしれないが、文字通り、既に生きている人にとっては何の益もない出生前の幹細胞治療というものが存在することになるであろう。これは、このような治療の利用が正当化されないということではない。上述の通り、将来生まれるかもしれない二人の子どもを選別するというような場合においても、医学的な介入が両親や社会の利益、または非個人的な価値に訴えることによって正当化することができるのである。そして、これらは全て、ダウン症の事例を考える上で考慮すべき重要な点であると言えよう［Savulescu and Kahane 2009a］。

五　おわりに

幹細胞研究は、われわれに大きな利益をもたらす可能性がある。骨形成不全症のような重度の先天性疾患を抱える胎児が利益を得るかもしれないのである。ｉＰＳ細胞を用いる研究の一つの利点は、他の幹細胞を用いる場合ほど倫理的な懸念を提起しないことである。しかし、本稿で述べたように、将来的に先天性疾患を対象に行われるかもしれないｉＰＳ細胞を用いた臨床研究には、検討すべき多くの倫理的問題があるのである。本稿では、こうした倫理的問題のいくつかを分析した。その結果、医学的介入、すなわち臨床研究の実施においては、予想されるリスクと期待される利益のバランスをとる必要があることを指摘した。臨床研究は、既存の治療法がないような重度の疾患において正当化される可能性が高い。またその際には、他の臨床研究が倫理的な懸念を軽減するのに役立つとしても、コントロール群を設定することが重要になるかもしれない。インフォームド・コンセントに関しては、臨床研究に関する賛否のバランスをとるべきであり、被験者となる親を情報量で圧倒するようなことは回避すべきであろう。最後に、障害に関しては様々な考え方があるが、そうした考え方によって重度の先天性疾患を対象にした幹細胞治療の開発が妨げられることがあってはならないと言える。

参考文献

Adzick, N. S., Thom, E. A., Spong, C.Y., Brock, J. W. 3rd, Burrows, P. K., Johnson, M. P., Howell, L. J., Farrell, J. A., Dabrowiak, M. E., Sutton, L. N., Gupta, N., Tulipan, N. B., D'Alton, M. E., and Farmer, D. L. 2011 A randomized trial of prenatal versus postnatal repair of myelomeningocele. *New England Journal of Medicine* 364 (11): 993-1004.

Azuma, K. 2015 Regulatory landscape of regenerative medicine in Japan. *Current Stem Cell Reports* 1 (2): 118-128.

Belshaw, C. 2000 Identity and disability. *Journal of Applied Philosophy* 17 (3): 263-276.

Bester J., Cristie M. C., and Eric, K. 2016 The limits of informed consent for an overwhelmed patient: Clinicians' role in protecting patients and preventing overwhelm. *AMA Journal of Ethics* 18 (9): 869.

Brown, C. H, Ten Have, T. R., Jo, B., Dagne, G., Wyman, P. A., Muthén, B., and Gibbons, R. D. 2009 Adaptive designs for randomized trials in public health. *Annual Review of Public Health* 30: 1-25.

Chan, J. K., and Götherström, C. 2014 Prenatal transplantation of mesenchymal stem cells to treat osteogenesis imperfecta. *Frontiers in Pharmacology* 5: 223.

Dawson, L., Bateman-House, A. S., Mueller Agnew, D., Bok, H., Brock D. W., Chakravarti, A., Greene, M., King, P. A., O'Brien, S. J., Sachs, D. H., Schill, K. E., Siegel, A., Solter, D., Suter, S. M., Verfaillie, C. M., Walters, L. B., Gearhart, J. D., and Faden, R. R. 2003 Safety issues in cell-based intervention trials. *Fertility and Sterility* 80 (5): 1077-1085.

Deyle, D. R., Khan, I. F., Ren, G., Wang, P. R., Kho, J., Schwarze, U., and Russell, D.W. 2012 Normal collagen and bone production by gene-targeted human osteogenesis imperfecta iPSCs. *Molecular Therapy* 20 (1): 204-213.

Dwan, K., Phillipi, C. A., Steiner, R. D., and Basel, D. 2014 Bisphosphonate therapy for osteogenesis imperfecta. *The Cochrane Database of Systematic Reviews* 10: CD005088.

Fung, R. K., and Kerridge, I. H. 2013 Uncertain translation, uncertain benefit and uncertain risk: Ethical challenges facing first-in-human trials of induced pluripotent stem (ips) cells. *Bioethics* 27 (2): 89-96.

Glikakis, A. Treating Down's syndrome with cell transplantation. *Swiss Cell Therapy*. http://www.swiss-cell-therapy.co/treatment-downs-syndrome.php. Accessed November 18, 2016.

Griscelli, F., Féraud, O., Oudrhiri, N., Gobbo, E., Casal, I., Chomel, J. C., Biéche, I., Duvillard, P., Opolon, P., Turhan, A. G., and Bennaceur-Griscelli, A. 2012 Malignant germ cell-like tumors, expressing Ki-1 antigen (CD30), are revealed during in vivo differentiation of partially reprogrammed human-induced pluripotent stem cells. *The American Journal of Pathology* 180 (5): 2084-2096.

Groskop, V. 2016 Sally Phillips: Do we really want a world without Down's syndrome? *The Guardian*. http://www.isscr.org/home/publications/ClinTransGuide. Accessed July 20, 2017.

Herberts, C. A., Kwa, M. S., and Hermsen, H. P. 2011 Risk factors in the development of stem cell therapy. *Journal of Translational Medicine* 9: 29.

International Society for Stem Cell Research (ISSCR). 2008 Guidelines for the clinical translation of stem cells. http://www.isscr.org/home/publications/ClinTransGuide. Accessed November 3, 2016.

Kuczewski, M. G. 2001 Disability: An agenda for bioethics. *The American Journal of Bioethics* 1 (3): 36-44.

Lalu, M. M., McIntyre, L., Pugliese, C., Fergusson, D., Winston, B. W., Marshall, J. C., Granton, J., and Stewart D. J. 2012 Safety of cell therapy with mesenchymal stromal cells (SafeCell): A systematic review and meta-analysis of clinical trials. *PLoS ONE* 7 (10): e47559.

Lee, A. S., Tang, C., Rao, M. S., Weissman, I. L., and Wu, J. C. 2013 Tumorigenicity as a clinical hurdle for pluripotent stem cell therapies. *Nature Medicine* 19 (8): 998-1004.

Logghe, H. L., Mason, G. C., Thornton, J. G., and Stringer, M. D. 2005 A randomized controlled trial of elective preterm delivery of fetuses with gastroschisis. *Journal of Pediatric Surgery* 40 (11): 1726-1731.

Lund, R. J., Närvä, E., and Lahesmaa, R. 2012 Genetic and epigenetic stability of human pluripotent stem cells. *Nature Reviews Genetics* 13 (10): 732-744.

Mesenchymal stem cell based therapy for the treatment of osteogenesis imperfecta (TERCELOI). *ClinicalTrials.gov*. https://clinicaltrials.gov/ct2/show/NCT02172885. Accessed November 18, 2016.

Miller, F. G., and Brody, H. 2007 Clinical equipoise and the incoherence of research ethics. *The Journal of Medicine and Philosophy* 32 (2): 151-165.

Miller, P. B., and Weijer, C. 2007 Equipoise and the duty of care in clinical research: A philosophical response to our critics. *The Journal of Medicine and Philosophy* 32 (2): 117-133.

Morris, R. K., Daniels, J., Deeks, J., Field, D., and Kilby, M. D. 2014 The challenges of interventional trials in fetal therapy. *Archives of Disease in Childhood - Fetal and Neonatal Edition* 99 (6): F448-450.

Nakano-Okuno, M., Borah, B. R., and Nakano, I. 2014 Ethics of iPSC-based clinical research for age-related macular degeneration: patient-centered risk-benefit analysis. *Stem Cell Reviews* 10 (6): 743-752.

Niemansburg, S. L., Habets, M. G., Dhert, W. J., van Delden, J. J., and Bredenoord, A. L. 2015 Participant selection for preventive Regenerative Medicine trials: Ethical challenges of selecting individuals at risk. *Journal of Medical Ethics* 41 (11): 914-916.

Okano, H., Nakamura, M., Yoshida, K., Okada, Y., Tsuji, O., Nori, S., Ikeda, E., Yamanaka, S., and Miura, K. 2013 Steps toward safe cell therapy using induced pluripotent stem cells. *Circulation Research* 112 (3): 523-533.

Okita, K., Ichisaka, T., and Yamanaka, S. 2007 Generation of germline-competent induced pluripotent stem cells. *Nature* 448 (7151): 313-317.

Okita, K., Nakagawa, M., Hyenjong, H., Ichisaka, T., and Yamanaka, S. 2008 Generation of mouse induced pluripotent stem cells without viral vectors. *Science* 322 (5903): 949-953.

Parfit, D. 1984 *Reasons and persons*. Oxford: Clarendon Press.

Ramachandra, D. L., Shaw, S. S., Shangaris, P., Loukogeorgakis, S., Guillot, P. V., Coppi, P. D., and David, A. L. 2014 *In utero* therapy for congenital disorders using amniotic fluid stem cells. *Frontiers in Pharmacology* 5: 270.

Resnik, D. B. 2005 Eliminating the daily life risks standard from the definition of minimal risk. *Journal of Medical Ethics* 31 (1): 35-38.

Savulescu, J, and Kahane, G. 2009 The moral obligation to create children with the best chance of the best life. *Bioethics* 23 (5): 274-290.

Savulescu, J, and Kahane, G. 2009 The welfarist account of disability. In *Disability and disadvantage*, eds. K. Brownlee, and A. Cureton, 14-53. Oxford: Oxford University Press.

The BOOSTB4 Project. http://boostb4.eu/. Accessed November 24, 2016.

The Catholic World Reports. 2014 Prospective chromosome therapy for Down syndrome: Hopes, fears, and ethics. http://www.catholicworldreport.com/Item/2839/prospective_chromosome_therapy_for_down_syndrome_hopes_fears_and_ethics.aspx. Accessed November 18, 2016.

Wilkinson, D. 2010 Therapeutic hypothermia and the 'equal air-time' solution for controversial randomised trials. *Journal of Paediatrics and Child Health* 46 (10): 577-578.

World Medical Association (WMA). 2013 (1964) World Medical Association declaration of helsinki: Ethical principles for medical research involving human subjects. *JAMA* 310 (20): 2191-2194.（日本医師会訳「ヘルシンキ宣言―人間を対象とする医学研究の倫理的原則」 http://dl.med.or.jp/dl-med/wma/helsinki2013j.pdf）.

Yagyu, S., Hoyos, V., Del Bufalo, F., and Brenner, M. K. 2015 An inducible caspase-9 suicide gene to improve the safety of therapy using human induced pluripotent stem cells. *Molecular Therapy* 23 (9): 1475-1485.

幹細胞由来の配偶子、繰り返される体外での生殖、遺伝的親子関係

トーマス・ダグラス
カトリエン・デヴォルダー
オックスフォード大学
上廣応用倫理センター

澤井努 訳

一　はじめに

幹細胞由来の配偶子（stem cell-derived gametes: 以下、ＳＣＤＧ）とは、多能性幹細胞から作製される配偶子（精子と卵子）のことをいう。近年の科学の進展により、将来的には生殖目的にＳＣＤＧを利用することができるようになるのではないかと言われている［Mouka *et al.* 2016; Ma *et al.* 2016; Saitou and Miyauchi 2016］。つまり、多能性幹細胞から精子と卵子を作製した後、胚を作製し、女性の子宮へ移植することによって、妊娠させることができるかもしれないのである。この時、配偶子を作製するのに必要な多能性幹細胞は、次のような種類の胚に由来する。不妊治療の後に余った胚、配偶子を作製するために体外受精

（IVF：*in vitro* fertilization）を行い、作製される胚、また体細胞核移植（somatic cell nuclear transfer: 以下、ＳＣＮＴ）という方法で体細胞から作製されるクローン胚である。ＳＣＮＴとは、核を除いた卵子（除核卵）に体細胞の核を移植する方法をいう。この（体細胞の核が移植された）卵子は、その後、細胞分裂を促すために電気刺激が与えられ、その結果、体細胞ドナーと遺伝的にほぼ同じ胚になる。他にも、人工多能性幹細胞（induced pluripotent stem cells: 以下、ｉｐＳ細胞）の技術を用いれば、体細胞から直接、多能性幹細胞を作製することもできる。これは、遺伝子操作によって多能性の状態を導く方法で、ダイレクト・リプログラミングの一種である。

ロバート・スパローは先ごろ、将来的に起こりうるＳＣＤＧ技術の利用法として、数世代のヒト胚を作製することの問題について論じた［Sparrow 2014］。多能性幹細胞から作製した精子と卵子を受精させ、胚を作製する。そして、その胚から作製した胚性幹細胞（embryonic stem cells: 以下、ＥＳ細胞）から新たに精子と卵子を作製し、さらにそれらを受精させ、胚を作製するというものである。このプロセスは、理論的には無限に繰り返すことができ、胚の一つを女性の子宮に移植し、子どもを持つことができるかもしれない。ただし、スパロー自身も認めるように、「繰り返される体外での生殖（iterated *in vitro* reproduction: 以下、ｉＩＶＲ）」（本稿では、このように表現する）は、多くの現実的な問題、また倫理的な問題を孕んでいる。例えば、細胞株を体外で維持すると、エピジェネティックの変化が起こるかもしれない。そのため、この細胞株から作製した配偶子を利用した場合、それが次の世代の胚に継承される可能性がある。また、ｉＩＶＲによって数世代の胚を作製するには相当な時間がかかるかもしれない。さらに、ｉＩＶＲでは胚の作製と破壊を繰り返すことになるので、これに対して倫理的な懸念を抱く者もいるであろう。

スパローは、このような問題について丁寧に議論を行った後、それらは克服できそうだと結論づける。

その上で、将来的に起こりうるｉＩＶＲ（繰り返される体外での生殖）の利用に議論を進める。その中でも最も大きな論争を呼ぶ問題は、望ましい遺伝子型を持つ子どもを作るために、受精を繰り返すというものである。

彼は、ｉＩＶＲを利用した場合、将来の子どもの安全と健康に多くの懸念を引き起こすことになると指摘している。しかし、そうした懸念はｉＩＶＲの利用に反対する決定的な根拠にならない理由を挙げ、ｉＩＶＲによって引き起こされる倫理的問題についてさらなる議論が必要だと主張する。

さらに、別の問題（彼自身が別稿で扱っているもの）にも触れている。それは、ｉＩＶＲを生殖に利用した場合、生まれてくる子どもが遺伝的孤児（genetic orphans）、すなわち遺伝的親（genetic parents）がいない子どもになるというものである。[1] なぜなら、直近の遺伝的祖先（genetic ancestors）は胚であり、その胚は

1　スパローによれば遺伝的孤児とは、子どもの直接由来した胚がまだ存在していたとしても、生きている遺伝的親がいないということである。彼は次のように述べている。「これらの胚が、子どもとの遺伝的親子関係を示すゲノムを持つ唯一の生命体であるというのは事実である。…（中略）…しかし、胚は家系のなかで代理人（placeholders）のような役割を果たすかもしれないが、遺伝的親に求められる役割を果たすことはできないであろう。各人は、胚の伝記（biographies）に照らして、自分自身の人生と経験を解釈することができないのである。研究機関も、胚に対して子どもの世話をする責任を課したり、胚由来の配偶子から作製された胚の運命を胚に相談したりすることはできない」[Sparrow 2012: 177]。中には、このような問題を克服するような遺伝的親子関係（genetic parenthood）の考え方が必要だと主張する者がいるかもしれない。しかし、スパローのいうような能力が、現在の遺伝的親子関係という考え方にあるのかどうかはわれわれにも分からない。ただ実際に、こうした役割を果たすことのできない動物が遺伝的親子関係を結ぶことができるという事実に照らせば、彼の主張は妥当ではないと言える。いずれにせよ、本稿では、ｉＩＶＲによって生まれた子どもには、直接由来する胚が存在しないと仮定する。これは、当該技術を用いて生まれた子どもが遺伝的孤児であるというスパローの主張が最もよく表れている例である。

既に死んでしまっているからである。ここで、あるカップルがｉＩＶＲを用いて子ども持つ場合について考えてみよう。このカップルは、ｉＩＶＲのために精子と卵子を提供する。そして、ｉＩＶＲを繰り返した後、選別した胚を（子どもをもうけるために）女性の子宮に移植する。スパローは必ずしもこのような事例を厳密に検討しているわけではない。しかし、彼の遺伝的親子関係に関する考え方では、このカップルはおそらく、生まれてくる子どもの社会的親（social parents）であったとしても遺伝的親ではないであろう。つまり、生まれてくる子どもには生きている遺伝的親がいないということになるのである。

　これは、ＳＣＤＧ技術の臨床応用に対する反論になると考える者がいるかもしれない。例えば、子どもは自分に遺伝的親がいないことで混乱するかもしれず、それゆえ当該技術を用いて子どもを持つことは倫理的に認められないとなる可能性がある。他にも、遺伝的親がいないことによって、社会的親を持てないリスクが生じるかもしれないという懸念もある。と言うのは、遺伝的親子関係は社会的親子関係を決める際の基準として「最後の砦（last ditch）」になることがあるからである［Sparrow 2012: 178］。例えば、養子縁組制度を利用したものの、誰も子どもを養子に迎えようとしない場合、われわれはその子どもに対する責任を負うのは遺伝的親だと考えているのである。

　スパローはこのような反論に納得しない。少なくともこれらを理由に、ｉＩＶＲを生殖目的に利用することがどのような場合であっても道徳的に許容されないとは考えないのである。しかし、遺伝的親がいないということは、ｉＩＶＲの利用を支持する者の議論に興味深い含意を持つことになると言う。着床前診断（PGD：Preimplantation Genetic Diagnosis）のような生殖補助技術は、親になる者が、健康で、最も成功しそうな遺伝子を持つ遺伝的子ども（genetic child）を生むことができるという理由から擁護される場合がある。しかし、スパローが指摘するように、これはｉＩＶＲの利用を認める理由にはならない。なぜなら、彼の見方では、この技術を利用して親になる者は遺伝的につながりのある子どもを持つことができないからである［Mertes 2014b］。つまり、iIVRで生まれた子どもは遺伝的孤児ということになるのである。

iIVRに関するスパローの主張は、大きな論争を巻き起こした。[2] しかしこの論争は、「iIVRで生まれた子どもには生きている遺伝的親がいない」という主張に向けられたものではない。[3] 実際、彼に対してコメンタリー論文を寄稿した論者の何人かは、この主張を支持しているのである［Mertes 2014a; Palacios-González *et al.* 2014; Siegel 2014; Watt 2014］。しかしながら、本稿では、この主張に反論することにしたい。つまり、スパローや上述の論者とは異なり、遺伝的親子関係に関する妥当な考え方に依拠すれば、iIVRを利用したとしても遺伝的親子関係を結ぶことができると主張したいのである。

本稿ではまず、遺伝的親子関係に関する妥当な考え方について検討する（「二」）。次いで、その考え方をiIVRの事例に当てはめ、iIVRを利用した場合にも、生まれた子どもには遺伝的親がいると主張する（「三」）。

二　遺伝的な親子関係

遺伝的親子関係という考え方を明確化しようとする際、論者によってその目的は異なるであろう。第一

2　*Journal of Medical Ethics* 誌上のSCDG特集（四〇巻一一号、二〇一四年）を参照。
3　例外として、本稿の著者、トーマス・ダグラスが執筆したエディトリアルがある［Douglas 2014: 723-724］。

に、慣用的に用いられている遺伝的親子関係という表現を把握しようとする者がいるかもしれない。それでは、何が慣用表現としての遺伝的親子関係における必要十分条件なのであろうか。つまり、どのような条件を満たす場合に、われわれは遺伝的な親子であるとか、ないとかを判断するのであろうか。第二に、例えば、養子縁組ではなく生殖補助技術を利用する際、その当事者が考慮することを把握しようとする者がいるかもしれない。この時、子ども（社会的子ども）を養子に迎えたいと考えるような親（社会的親になるような人）が、どのような遺伝的関係を結ぼうと考えているのかという点も問題になる。[4] ただしここで注意しなければならないのは、こうした点が慣用的に用いられている遺伝的親子関係とは関係ないかもしれないということである。中には、不妊治療を受けることによって、子どもとの弱い（weak）遺伝的つながりを持とうとする者がいるかもしれない。しかし一般的には、より強い（stronger）つながりがある場合にしか遺伝的親子関係があると認めないであろう。第三に、遺伝的な関係を規定する上で、社会的親と子どもの間にある道徳的に重要なものが（もしそのようなものがあるなら）何かを把握しようとする者もいるであろう。この時、どのような点に遺伝的関係の客観的な価値があり、またどのようにして社会的親子関係における権利や義務が生じるのかという問題も考えなくてはならない。

そのため、本稿ではまず、遺伝的親子関係とは何かを明確にするために概念分析を行う。つまり、どのような条件を満たす場合に、遺伝的親子関係の有無が決定されるのかを明らかにしたいのである。そしてこの点は、スパローの主要な関心事でもあると思われる。[5]

本稿の議論を進めていく上で、ハイディ・マーティスの議論を参照する。マーティスは遺伝的親子関係の概念を二つに区別して論じている。一方については次のように述べている。

ある子どもと自分が遺伝的につながりがあるというのは、〔その子どもが自分の—訳注〕ＤＮＡの五〇％を保有している、または染色体の二三個を共有しているということである。遺伝物質の半分が重複しているかどうかは、例えば、実父（実母）確定検査を行えば判明する［Mertes 2014b: 744］

それでは、子どもが親のＤＮＡの五〇％を保有するということ、また親子間のＤＮＡの五〇％が重複しているということは、いったい何を意味するのであろうか。子どものＤＮＡの五〇％が、親のＤＮＡの五〇％と同じになるはずがないと主張する者もいる。と言うのは、親子のＤＮＡがそれぞれ異なる場所にあり、生存条件も異なるからである。マーティス自身、子どものＤＮＡの五〇％が親から継承されると述べているわけではない。後述するように彼女は、遺伝的親子関係に関する上記の説明が継承の方向性を考慮していないという理由で批判しているのである。その意味でここでの考え方は、単に子どもと親のＤＮＡの五〇％が類似しているということを表明しているにすぎない。したがって、この考え方は、より正確には次のように表現できるであろう。

情報の重複（Informational Overlap）：
子どもが持つ遺伝物質の五〇％が、親のＤＮＡの五〇％と同じである場合に限り、親は子どもの遺伝的親である。

4 この点は、部分的にMertes［2014b］の目的であるように思われる。
5 ただしスパローは、遺伝的親子関係に関する三つ目の問題、すなわち社会的親子関係において義務が生じる根拠に関心がある可能性もある。注1を参照。

しかし、この考え方はあまりに包括的すぎるという問題がある。例えば、マーティスが指摘するように、この考え方に依拠した場合、おそらく自分の兄弟姉妹が親（または子ども）に分類されたり、自分の親が子どもに分類されたりすることがある。

> 親と私ではDNAの五〇％が同じであるが、それは兄弟姉妹と私との関係でも同じである。しかし、私と親や兄弟姉妹との関係は、私と子どもとの関係ともまた全く異なる［Mertes 2014b: 744］

次いで、「人類は、ほぼ全て（九九・九％）の核酸塩基（nucleotide bases）を共有している」という事実からは、二つ目の問題が生じる。この点に関してマーティスは、「自分と遺伝的につながりのある子どもでは、DNAの半分が同じであると表明することにそもそも意味があるのか」と疑義を呈している。

本稿では、マーティスが指摘する二つ目の問題を扱う。自分と子どもでは、DNAの五〇％が同じだというのはまったくその通りであるが、同時に誤りでもある。と言うのは、近親者ではない他人でさえDNAの九九％以上が同じなのであるから、自分の子どもとは五〇％どころではなく、さらに高い割合でDNAが同じであるからである。その上で、二つ目の問題を回避するために、情報の重複の考え方を修正することもできるように思われる。つまり、それは（遺伝的な親子関係を示すために）必要な情報の重複の割合を引き上げるという方法であり、自分以外の全ての人とDNAの一部が同じであったとしても、遺伝的親とはそれ以上に高い割合でDNAが同じであると規定することである。例えば、他人と九九・九％のDNAが同じなのであれば、遺伝的親とは九九・九五％が同じであればよいのである。したがって、DNAが重複する割合を五〇％から九九・九五％に置き換える形で情報の重複の考え方を修正すればよいであろう。

しかし、マーティスの指摘する一つ目の問題〔情報の重複の考え方はあまりにも包括的であるという問題──訳注〕は依然として残る。情報の重複の考え方では、遺伝的継承の方向性が具体的に示されていないため、親と子どもの関係を子どもと親の関係や兄姉弟妹間の関係とうまく区別できないのである。これは間違いなく問題であろう。

それでは、この問題をどう解決すればよいのであろうか。マーティスは、「XがYから直接、遺伝子を受け継いでいる場合、XはYの遺伝的子どもである」と述べているが、〔遺伝的親子関係に関する〕この考え方を採用するというのも一つの案である［Mertes 2014b: 744］。ここで「直接」という表現を用いることにより、祖父母との遺伝的な関係やさらに遠い遺伝的祖先との遺伝的な関係（すなわち、他の人が介在する遺伝的祖先との間接的な関係）は除外されるであろう。（ここで問題となる人がどのような人かについてはひとまず保留し、改めて論じることにしたい）。本稿では、ここで問題となっている一種の継承について、遺伝的子どもは遺伝的親から遺伝子を受け継いでいるという立場を取ることにする。それでは、ある親（P1）から採取した精子を、別の親（P2）から採取された卵子と受精させるという場合を検討してみよう。その受精卵からDNAが取り除かれ、他人（T）のDNAと置き換えられる。その後、その受精卵は生殖目的に利用され、子ども（C）が誕生する。その子ども（C）は親（P1）と親（P2）の遺伝子を直接継承しており、その遺伝子は子ども（C）のもとになった受精卵、さらにその元になった配偶子の成長を規定している。しかし、子ども（C）の遺伝子は、親（P1）と親（P2）から継承していないため、親（P1）と親（P2）が子ども（C）の遺伝的親であるとは言えない。

これら二つの条件を考慮すれば、先述したマーティスのいう遺伝的親子関係に関する考え方は次のように言い換えることができるであろう。

直接の遺伝的継承（Direct Genetic Descent）：

親（P）が子ども（C）の遺伝的親であると言えるのは、次の二つの条件を満たす場合に限られる。

（i）子ども（C）は、親（P）の遺伝子を継承している

（ii）子ども（C）は、第三者、すなわち媒介する個人（I）の遺伝子を継承していない。

これはどのように理解すればよいだろうか。マーティスは、この考え方に対して多くの反例がありうると述べる。例えば、親（P1）と親（P2）が子ども（C1）を持ち、その後、子ども（C1）のクローンとして、子ども（C2）を持つというような仮想的な事例（クローン児〔Cloned Child〕）を検討する。この時、直接の遺伝的継承の考え方によれば、子ども（C2）は子ども（C1）の遺伝的につながりのある子どもということになるが、彼女は親（P1）と親（P2）の遺伝的につながりのある子どもであるとする方が妥当であると言う。

次に、二つ目の事例（クローン親〔Cloned Parent〕）は、親（P1）と親（P2）が直接、一方の親（P1）のクローンとして、子ども（C3）を持つというものである。直接の遺伝的継承の考え方では、子ども（C3）の遺伝的親は親（P1）ということになるであろう。しかし、マーティスはこれに疑義を呈している。なぜなら、子ども（C3）は親（P1）と遺伝的にあまりにも類似しているからである。

最後に、三つ目の事例（ミトコンドリア提供〔Mitochondrial Donation〕）は、子ども（C4）が全ての核DNAを男性（P1）と女性（P2）から継承するが、ミトコンドリアDNA（全ゲノムの約〇・一五%を占める）は第三者（P3）から継承するというものである。この場合、直接の遺伝的継承の考え方を踏まえれば、親（P3）は子ども（C4）の遺伝的親だということになる。しかしマーティスは、多くの場合、

これが直観的に妥当ではないと考える。[6]

われわれは、クローン児やクローン親の事例に関して、明確な直観を持っているわけではない。そのため、これらの事例が、遺伝的親子関係の考え方を否定したり、是認したりする際の根拠になるとは考えていない。しかし、ひとまずマーティスの直観が正しいと仮定して、どのような結論が導かれるのかを検討することにしたい。マーティスは、情報の重複や直接の遺伝的継承の考え方はどちらも否定すべきだとし、次のような考えを示している。

> 白黒がはっきりした概念（遺伝的親か否か）というよりはむしろ、他と比べて遺伝的親に近い、遠いというグレーな領域があるように思われる。遺伝的親子関係に関して、全ての人が同意できるような不変で（fixed）、科学的で（scientific）、さらに普遍的な（everlasting）基準など存在しない。それどころかこの遺伝的親子関係の考え方は、生殖医療において新たに生じる、また将来的に可能になるかもしれない介入によってますます疑問視されているのである［Mertes 2014b: 745］

6　マーティスは、次のような場合、親（Ｐ３）を遺伝的親と見なす方が妥当であると言う。それは、親（Ｐ３）と親（Ｐ１）が特別な関係にある、両者が子ども（Ｃ４）の社会的な親である、さらに子どもが親（Ｐ３）と遺伝的つながりを持てるようにミトコンドリアの提供を希望する、というような場合である。この状況において親（Ｐ２）は、事実上、核ＤＮＡのドナーとしてのみ役割を果たす。マーティスはこの場合、親（Ｐ３）から子ども（Ｃ４）への遺伝的関与は小さいものの、親（Ｐ３）は自分自身を子ども（Ｃ４）の遺伝的親だと見なすだろうと述べる。われわれは、この点に同意するが、親（Ｐ３）が、一般的な意味での遺伝的親と見なすのは妥当ではないと考える。なぜなら、この事例における親（Ｐ３）が遺伝的親であるという直観は、実は社会的親に関する直観に影響を受けていると考えるためである。Mertes［2014b: 745］を参照。

この引用箇所には多くの主張が含まれているが、次の四点は妥当であると言えよう。

1　遺伝的親子関係は程度問題である、または少なくともその境界はあいまいである。
2　遺伝的親子関係の本質については、意見の一致を見ていない。
3　遺伝的親子関係は主観的な考え方であり、どのような遺伝的関係が重要であるかは個人の考えに左右される。
4　1～3の主張は、科学の進展に伴い変わるかもしれない。

われわれはこれらの主張が全て妥当であると考えているが、これらが（マーティスがそうしたように）情報の重複や直接の遺伝的継承の考え方を否定することによって導き出されるとは考えていない。特に、三つ目の主張（遺伝的親子関係は主観的な考え方である）から情報の重複や直接の遺伝的継承の考え方が誤りであると結論づけること（また、われわれが慣用的に用いられている遺伝的親子関係の考え方に関心があると決めてかかること）は早計だと思われる。と言うのは、他にも取りうる遺伝的親子関係の考え方があるためである。

遺伝的親子関係に関してより妥当な考え方があるとすれば、マーティスのいう反例を回避するために、直接の遺伝的継承の考え方を洗練させることであるように思われる。次がその一例である。

配偶子を介した直接の遺伝的継承（Direct Gametic Genetic Descent）：

親（P）が子ども（C）の親であると言えるのは、次の三つの条件を満たす場合に限られる。

（ｉ）子ども（Ｃ）は、親（Ｐ）の遺伝子を継承している。

（ⅱ）子ども（Ｃ）は、親（Ｐ）の配偶子を介して遺伝子を継承している。

（ⅲ）子ども（Ｃ）は、第三者、すなわち媒介する個人（Ｉ）の遺伝子を継承していない。

遺伝子の継承は配偶子を媒介して行われるという要件に照らせば、クローニング（ＳＣＮＴ、またはｉＰＳ細胞に基づく技術）やミトコンドリアＤＮＡの提供によって子どもを持つ場合は、遺伝的親子関係があると言えない。したがって、クローン児の事例において、子ども（Ｃ１）のクローン（Ｃ２）の遺伝的親は、親（Ｐ１）と親（Ｐ２）でもなければ、両親と遺伝的につながりのある子ども（Ｃ１）でもないということになる。これは、マーティスが妥当ではないとする主張（子ども〔Ｃ１〕は子ども〔Ｃ２〕の遺伝的親である）よりは妥当かもしれない[7]（先述の通り、われわれ自身、この事例に関して明確な直観があるわけではない）。同様に、これがクローン親の事例では、親（Ｐ１）は子ども（Ｃ３）の遺伝的親ではないということになる。これはマーティスにとっても、より妥当な議論であると思われる。また、ミトコンドリア提供の事例では、ミトコンドリアのドナーである親（Ｐ３）は、子ども（Ｃ４）の遺伝的親ではないということになる。いずれの事例においても、直接の遺伝的継承の考え方はマーティスが好ましいと思う結果を導いている（繰り返しになるが、これらの事例に関してわれわれは確かな直観を持っているわけではない）。

7　マーティスも、彼女自身の直観では、親（Ｐ１）と親（Ｐ２）が子ども（Ｃ２）の遺伝的親であると述べている。これは、配偶子を介した直接の遺伝的継承の考え方から導かれるわけではない。しかし、親（Ｐ１）、親（Ｐ２）、子ども（Ｃ１）はいずれも、子ども（Ｃ２）の遺伝的親ではないという結果の方が、子ども（Ｃ１）が子ども（Ｃ２）の遺伝的親であるという結果よりは好ましいと述べるのである。

しかし、配偶子を介した直接の遺伝的継承の考え方はあまりに制限が多いように思われる。動物の多くは配偶子を作らず無性生殖を行う。しかしわれわれは、こうした動物にも遺伝的親子関係があるということを否定しないであろう。[8] さらに、人間も配偶子を作らずに無性生殖を行うことは可能であり、そのような場合であってもわれわれは遺伝的親子関係があると考えるように思われる。ある受精卵のＤＮＡを、親（Ｐ１）と親（Ｐ２）それぞれの体細胞から採取した遺伝物質と置き換えることができるとしよう。この時、親（Ｐ１）と親（Ｐ２）はそれぞれ、受精卵の（新たな）ゲノムの約五〇％に寄与することになる。もしこの受精卵を用いて子どもを持つことができるのであれば、たとえ生殖のプロセスにおいて配偶子を媒介しなかったとしても、親（Ｐ１）と親（Ｐ２）は子どもの遺伝的親であると考えるであろう。

別の可能性についても検討してみよう。直接の遺伝的継承という考え方は次のように修正することができる。

均衡のとれた直接の遺伝的継承（Direct Proportionate Genetic Descent）[9]：
親（Ｐ）が子ども（Ｃ）の遺伝的親であると言えるのは、次の二つの条件を満たす場合に限られる。
（i）子ども（Ｃ）は、ある割合（Ｘ）の遺伝子を親（Ｐ）から継承している。
（ii）子ども（Ｃ）は、第三者、すなわち媒介する個人（Ｉ）の遺伝子を継承していない。

配偶子を介した直接の遺伝的継承と同様に、この考え方は、マーティスのいう直接の遺伝的継承に対する反例を回避することができるかもしれない。仮に割合を「約五〇％」とすれば、結果的に、均衡のとれた直接の遺伝的継承の考え方では、クローニング技術を用いて生まれてきた子ども（クローン児やクローン親の事例）には遺伝的親がいないということになる。また、ミトコンドリアの提供を受けて生まれた子ども、遺伝的親子関係を結ぶには十分でないと言える。つまり、この考え方では、マーティスが取り上げた反例に関して、配偶子を介した直接の遺伝的継承と同じ判断が導かれる。しかし、均衡のとれた直接の遺伝的継承の考え方は、無性生殖にも適応可能なのである。

われわれは、均衡のとれた直接の遺伝的継承という考え方が間違いなく正しいと考えているわけではない。この考え方は、まだ論じていない反例によってその妥当性を失う可能性がある。しかし、遺伝的親子関係の問題を検討する上で、最初のうちは妥当な考え方であると言えるであろう。次に、この考え方をｉＩＶＲの事例に当てはめることにしたい。そのためにも、遺伝子の「割合（Ｘ）」が五〇％か、それに非常に近いと仮定する。（われわれとしては、やや広めに割合を設定しておく方が遺伝的親子関係と一貫しているのではないかと考えている。例えば、子ども（Ｃ）が親（Ｐ）から直接、遺伝物質の三〇％（または七〇％）を継承しているような場合、親（Ｐ）が子ども（Ｃ）の遺伝的親だとするのが妥当であろう。しかしここでは、マ

8　スパローはこの点に同意しないということを付言しておく。と言うのも、Sparrow［2012］の注3において、彼自身、親になる者はパーソン（人格）であると述べている［Sparrow 2012: 177］。

9　この考え方は、遺伝情報の重複と同様、割合に言及している。しかしこの割合は、類似性ではなく、因果関係と関係している。子どもは親のゲノムの半分を継承していなければならないが、必ずしも親子が似ている必要はないのである。ここで、親（Ｐ１）と親（Ｐ２）が子どもを持ちたいと考えているが、親（Ｐ２）が不妊症である場合を考えてみよう。二人は、親（Ｐ１）の精子と親（Ｐ２）の一卵性双生児の妹の卵子を用いて子ども（Ｃ）を持とうとする。子ども（Ｃ）の遺伝子の半分は親（Ｐ２）の遺伝子と似ているが、親（Ｐ２）から継承したわけではない。これは、均衡のとれた直接の遺伝的継承の考え方に照らせば、双子の妹が子ども（Ｃ５）の遺伝的親になることはあっても、親（Ｐ２）がなることはないということを示している。

ーティスの直観と最も一貫しているように思われる狭めに割合を設定することにしたい。もしわれわれの考え方が狭めの設定に適用できるのであれば、おそらく広めの設定にも適用できるであろう。)

三　iIVRを用いた場合の遺伝的親子関係

それでは、一〇世代の胚を体外で作製した後、その内の一つを女性の子宮に移植して子ども(C6)を持つというような iIVRの事例について検討してみよう。この時、第一世代の胚は、二つの胚(一つは男性(P1)のクローン胚、もう一つは女性(P2)のクローン胚)から作製されるとする(iIVRのプロセスについては、「二」を参照――訳注)。さらに、体外で「受精」することによって、次の世代のそれぞれの胚(最終的に作製される胚も含め)は、親(P1)と親(P2)から五〇%の遺伝物質を継承するとしよう。

それではこの時、親(P1)と親(P2)は子ども(C6)の遺伝的親であると言えるだろうか。スパローは、iIVRを用いて生まれる子どもは遺伝的孤児だと考えているので、おそらくこれを認めないであろう。しかしわれわれは、この点に関してスパローが誤っており、親(P1)と親(P2)を子ども(C6)の遺伝的親だとするのが直観的に妥当であると考えている。これは、現時点で最も妥当だと思われる均衡のとれた直接の遺伝的継承の考え方からも示唆される。そしてこれが、われわれの支持する遺伝的親子関係の考え方である。

次に考えるべきは、何を根拠に親(P1)と親(P2)が子ども(C6)の遺伝的親ではないと言うのかという点である。最も妥当だと思われる理由は(スパローが示しているものでもあるが)、親(P1)と親

（P2）から子ども（C6）へと遺伝物質が継承されるプロセスが、（遺伝的親子関係を認めるほど）十分に直接的ではないというものである。何世代もの胚が介在していることを考慮すれば、親（P1）と親（P2）は子ども（C6）にとって何世代も離れた祖先だと言えるであろう。そして、均衡のとれた直接の遺伝的継承の考え方に照らせば、条件（ii）が満たされていないと考える者もいるかもしれない。条件（ii）とは、遺伝子の継承は第三者を介して行ってはならないというものである。

この条件が満たされるかどうかは、どのような存在がこの条件を満たすかにかかっている。いくつかの可能性を検討してみよう。

まず、どのような生命体（organism）もこの条件を満たすとしよう。しかしこの場合、均衡のとれた直接の遺伝的継承の考え方からは信じがたい結論が導かれることになる。ここで、生殖補助技術を利用しない生殖について考えてみたい。通常、男性の精子と女性の卵子が受精して受精卵になり、これが細胞分裂を繰り返すことにより胚へと成長する。その後、胎児になり、最終的には子どもになる。この時、配偶子（精子と卵子）を生命体と見なすのが妥当だとすると、均衡のとれた直接の遺伝的継承の考え方に照らして、男女は子どもの遺伝的親ではないということになる。なぜなら、子どもが有している男親と女親に由来する遺伝物質は、配偶子を介して継承されているためである。そして、配偶子こそが子どもの親であり、男女は配偶子より遠い祖先であると言わざるを得なくなるのである。[10]

この問題を回避するために、すなわち、配偶子と子どもが遺伝的親子関係にないことを示そうと、媒介

10　さらに、配偶子が生命体ではないとしても、（i）受精卵は生命体であり、なおかつ（ii）受精卵は子どもと同じ個体ではない、と見なすことは可能である。

する存在は親や子どもと同じ類の生命体でなければならないと主張する者もいるであろう。その場合、上述の事例において、媒介する存在は人でなくてはならないということになる。そして、配偶子は生命体であると言えたとしても人ではないのである（例えば、それぞれの配偶子は人を生み出すのに必要な遺伝物質の半分しか持ち合わせていない）。

この考え方を、生殖補助技術を利用しない生殖に当てはめた場合、それでもやはり信じがたい結論が導かれてしまう。

第一に、初期のヒト胚を生命体と見なしてよいのかが問題になるであろう。中には、「初期胚（桑実胚期のもの）は、生命体と見なすだけの十分な構造上の統一性（integration）と凝集性（cohesion）を有している」ということを認めない者がいる［Persson 2003: 503-517］。その一方で、胚を生命体の集合またはコロニーだと考える者もいる。そのような者にとって、生命体とは胚を構成する個別の胚性細胞ということになる。（この主張は、初期胚の各細胞がそれ自体で人へと成長する可能性があるということに注目することで支持されるかもしれない。）しかし、もし初期の胚性細胞が生命体なのであれば、それらは人（生命体）だと言うこともできよう。なぜなら、このような細胞は人を生み出すのに必要なＤＮＡを完全に保有しているからである。ところが、このような個別の細胞は、胚が成長し、結果的に生まれる子どもと同じ人（生命体）ではない。と言うのも、人は細胞のコロニー全体で作られるからである。したがって、生殖補助技術を利用しない生殖では、精子と卵子の提供者が多くの人（生命体）、すなわち胚を集合的に構成する胚性細胞を生み出し、これらが結合してさらに別の人（生命体）、すなわち子どもが生まれるのである。もしこれが正しいとすれば、精子と卵子を提供する人は、均衡のとれた直接の遺伝的継承の考え方では、子どもの遺伝的親とは言えなくなる。なぜなら、他者を介して遺伝子を継承しているためである。

第二に、初期のヒト胚が人（生命体）であり、かつ胚が成長し、結果的に生まれてくる子どもと同じ人（生命体）であるという立場を取るとしても、生殖補助技術を利用しない生殖において、精子と卵子を提供する人が子どもの遺伝的親だと言えない場合があるであろう。それは、初期胚が分裂し、一卵性双生児が生まれるような場合である。この時、分裂前の胚がそれ自体で人（生命体）だとするのであれば、二通りの捉え方ができるかもしれない。一つは、人（生命体）、すなわち分裂前の胚は分裂時に消滅し、二つの新たな生命体が生まれるというもの、もう一つは、人となる生命体（分裂前の胚）は分裂後の人（生命体）のどちらか一方として生き続けるが、この時、別の新しい人（生命体）が生まれるというものである。いずれにしても、少なくとも生まれてくる子どものどちらかは、分裂前の胚とは別の人（生命体）ということになる。したがって、均衡のとれた直接の遺伝的継承に関する考え方に照らせば、少なくともどちらか一方が分裂前の胚の遺伝的親になり、配偶子の提供者は遺伝的祖父母ということになる。しかし、これは妥当であるとは言えないであろう。

この問題を解決するためには、どのような類の存在が均衡のとれた直接の遺伝的継承の考え方における条件を満たすのかをより明確化し、遺伝的親子関係を絞り込む必要があろう。例えば、媒介する存在を「人」に限定するというのも一つである。他には、ある発生の時期（例えば、一卵性双生児が誕生する可能性のある時期）を過ぎた存在でなければならないとするという考え方もあり得る。これらを採用することによって、生殖補助技術を利用しない生殖においても、遺伝的親子関係を維持することができるであろう。なぜなら、均衡のとれた直接の遺伝的継承の考え方に照らせば、配偶子、受精卵、初期胚は媒介する存在だと言えなくなるからである。しかし、これが妥当であるとすれば、本節の冒頭で述べた、ｉＩＶＲの事例における遺伝的親子関係の考え方とも一貫性を取ることができるように思われる。もし均衡のとれた直接の遺伝的継承の考え方に照らして、配偶子、受精卵、または初期胚を個人（Ｉ）と見なさないのであれば、親（Ｐ１）と親（Ｐ２）が一連のプロセスにおいて遺伝情報を提供する最も直接的な遺伝的祖先ということになる。したがって、配偶子、受精卵、また初期胚のような媒介する存在が遺伝的親子関係を結ぶことはないのである。

四　おわりに

われわれがスパローの主張に関して取り上げた問題は、次のように要約することができる。

１　配偶子、受精卵、または胚性細胞を個人（Ｉ）と見なし、遺伝的親子関係を結ぶことができると考えるのであれば、生殖補助技術を利用しない生殖において、配偶子を産出する親は生まれてくる子どもの遺伝的親ではないということになる。

２　初期胚（初期胚を構成する胚性細胞とは異なる）を個人（Ｉ）と見なすのであれば、一卵性双生児の事例において、配偶子を産出する人は生まれてくる子どもの遺伝的親ではないということになる。なぜなら、少なくとも双子のうちどちらか一方は媒介者、すなわち、分裂前の胚を経ているからである。

３　配偶子、受精卵、初期胚をいずれも個人（Ｉ）と見なさないのであれば、ｉＩＶＲの事例において遺伝的親子関係がないと主張する根拠はなくなる。

つまり、均衡のとれた直接の遺伝的継承の考え方に照らせば、生殖補助技術を利用しない生殖における信じがたい結論を回避し、かつ争点となっているｉＩＶＲの事例において親（Ｐ１）と親（Ｐ２）が子ども（Ｃ６）の遺伝的親だと言うことができる。これにより、スパローの主張に反して、たとえｉＩＶＲを用いたとしても遺伝的親子関係を結ぶことができるのである。

もっとも、われわれの考え方に全く批判がないというわけではない。例えば、われわれは均衡のとれた直接の遺伝的継承の考え方が遺伝的親子関係を説明する上で妥当であると論じてきたが、他にも妥当な考え方がある可能性はあるし、その考え方に照らせば、ｉＩＶＲを用いた場合に遺伝的親子関係を結ぶことはできないということになるかもしれない。

実はわれわれの主張が誤っていて、ｉＩＶＲによって生まれた子どもが遺伝的孤児だということになれば、いったいどうなるだろうか。このテーマについては他稿に譲るが、スパローが考えるような含意を持つことはないと言い切ることができる。スパローは、ｉＩＶＲを利用して子どもをもうけ、その結果、遺伝的親子関係を結ぶことができないのであれば、当該技術の利用を支持する議論の妥当性が損なわれると述べている。なぜなら、そのような議論において親は、生まれてくる遺伝的子どもがある特定の遺伝的な特徴を持つことを保証しなければならないとされているからである。しかし好意的に見ても、スパローの主張が、遺伝的親子関係に関するものであると言えるかどうかは疑わしい。例えば、次のサヴァレスキュとカヘインの主張を見てみよう。

> カップル（または独身の人）が子どもを持とうとした場合、選択が可能であれば、生むことができる子どもの中から、入手可能な情報を基に、最良の人生、または少なくとも他の子どもよりも悪くない

人生を送ることが期待できる子どもを選択する重大な道徳的理由がある［Savulescu and Kahance 2009: 274］

ここで留意しなければならないのは、サヴァレスキュとカヘインが自身の主張を、カップル（または独身の人）が自分たちと遺伝的につながりのある子どもを持つ場合だけに限定しているわけではないという点である。さらに、そうした限定をするだけの良い理由はないと思われる。サヴァレスキュやカヘインのいう「重大な道徳的理由」があるとすれば、それは親が、（ｉ）子どもを持つことを決定しており、（ii）潜在的な子どもの中から選択する力を持っている、という理由からである。しかしこれらの条件は、子どもを持とうとする人が子どもの遺伝的親であるかどうかにかかわらず満たすことができるものなのである。

参考文献

Douglas, T. 2014 Stem cell-derived gametes, iterated in vitro reproduction, and genetic parenthood. *Journal of Medical Ethics* 40 (11): 723-724.

Ma, H., O'Neil, R. C., Marti Gutierrez, N., Hariharan, M., Zhang, Z. Z., He,Y., Cinnioglu, C., Kayali, R., Kang, E., Lee, Y., *et al.* 2016 Functional human oocytes generated by transfer of polar body genomes. *Cell Stem Cell.* Available online 10 November 2016.

Mertes, H. 2014a A moratorium on breeding better babies. *Journal of Medical Ethics* 40 (11): 734-735.

Mertes, H. 2014b Gamete derivation from stem cells: Revisiting the concept of Genetic Parenthood. *Journal of Medical Ethics* 40(11): 744-747.

Mouka, A, Tachdjian, G., Dupont, J., Drévillon, L., and Tosca, L. 2016 In vitro gamete differentiation from pluripotent stem cells as a promising therapy for infertility. *Stem Cells and Development* 25 (7): 509-521.

Palacios-González, C., Harris, J., and Testa G. 2014 Multiplex parenting: IVG and the generations to come. *Journal of Medical Ethics* 40 (11): 752-758.

Persson, I. 2003 Two claims about potential human beings. *Bioethics* 17(5-6): 503-517.

Saitou, M., and Miyauchi, H. 2016 Gametogenesis from pluripotent stem cells. *Cell Stem Cell* 18 (6): 721-735.

Savulescu, J., and Kahane, G. 2009 The moral obligation to create children with the best chance of the best life. *Bioethics* 23 (5): 274-290.

Sparrow, R. 2012 Orphaned at conception: The uncanny offspring of embryos. *Bioethics* 26 (4): 173-181.

Sparrow, R. 2014 *In vitro* eugenics. *Journal of Medical Ethics* 40 (11): 725-731.

Siegel, A. W. 2014 Some doubts about in vitro eugenics as a human enhancement technology. *Journal of Medical Ethics* 40 (11): 732-732.

Watt, H. 2014 Ancestor embryos: Embryonic gametes and genetic parenthood. *Journal of Medical Ethics* 40 (11): 759-761.

第4部

国内の人文学者から

生命倫理学の方法
――公平性、障害、遺伝的親子関係の問題を題材に

児玉聡
京都大学文学研究科准教授

一　はじめに

一九九九年にハンガリーのブダペストで行われた世界科学会議では、「科学と科学的知識の利用に関する世界宣言」（ブダペスト宣言）が採択された。その中で、「社会における科学と社会のための科学」という見出しの下に、次のように記されている。

「科学研究の遂行と、その研究によって生じる知識の利用は、貧困の軽減などの人類の福祉を常に目的とし、人間の尊厳と諸権利、そして世界環境を尊重するものであり、しかも今日の世代と未来の世

代に対する責任を十分に考慮するものでなければならない。」[1]

つまり、科学は人類の福祉を目指し、今日および将来の人間の権利や環境を尊重しなければならないということであり、一言で言えば、科学は倫理的でなければならないということである。裏を返せば、科学は潜在的には現代及び未来の社会にとって破壊的な影響を持ちうるということでもあろう。そのような事態を防ぎ、科学が社会にとって有益なものにするために、科学は科学者集団や社会によって適切に規制されなければならない。

科学が倫理的であるためには、科学の健全な発展を可能にする制度作りが必要である。これは自然科学者や生命科学者だけの仕事ではなく、社会科学者や人文科学者なども含む広義の科学者集団の仕事であり、また国際社会も含む社会一般の課題でもある。とりわけ、科学研究による知識が医療等の一般市民の社会生活にもたらす課題を見越して考える仕事は、いわゆる人文社会科学系の研究者が率先して引き受けるべき課題である。

科学の倫理性を考えるというこのような課題は、近年ＥＬＳＩと呼ばれる。ＥＬＳＩとはEthical, Legal and Social Implicationsの略称であり、「(科学技術の) 倫理的、法的、社会的含意」のことである。[2] 一九九〇年代初頭から始まったヒトゲノム解析プロジェクトでこの語が使用されて以来、[3] 今日では再生医療や人工知能のＥＬＳＩ等、さまざまな領域で好んで用いられている。しかし、この語は今や、科学が社会に対してもつあらゆる影響の検討や市民との対話活動を指して使われる傾向にあるため、しばしばその焦点が曖昧となり、漠然とした意味しかもたない語になっているように思われる。

では、科学の倫理性を考えるにはどのようにしたらよいのだろうか。我々は、新しい科学や技術が登場すると、何となく不安を感じたり、自然であるか不自然であるかといった基準で判断したりすることが多い。たとえば幹細胞研究を用いた再生医療の技術は、牛肉や豚肉などの食用肉の培養にも応用することが可能であり、実際にそのような研究が始まっている。[4]このような技術が実用化されれば、動物福祉の観点からも、また畜産がもたらす環境への負荷の低減や、飢餓救済の観点からも、望ましい可能性がある。しかし、こうした技術は不自然だから自分なら食べない、あるいは我々はこのような不自然なことをすべきでない、と考える人もいるかもしれない。[5]このように、科学者は科学の良い面を信じて研究を進めようと考えるが、市民は不安を感じてそれを是認しないという状況が生じる可能性がある。

　このような状況を打開する一つの方法は、新しい科学技術の良い側面と悪い側面を十分に検討し、それを議論のための基礎資料として公にすることだろう。近年、デュアルユースという言葉が、軍事用に開発されたものが民生利用に供されたり、その逆であったりという意味からより拡がりを持ち、科学技術の善用と悪用という意味で用いられることがある。科学の倫理性について考え、それによって社会的な合意形

1　文部科学省「参考資料2　科学と科学的知識の利用に関する世界宣言（一九九九年七月一日採択）」http://www.mext.go.jp/b_menu/shingi/gijyutu/gijyutu4/siryo/attach/1298594.htm

2　implications の代わりに、issues（課題）が使われることもある。

3　詳しくは *Encyclopedia of Bioethics 4th ed.* (ed. by Bruce Jennings, MacMillan Reference USA, 2014) の、Human Genome Project (pp. 1583-1592) を参照。

4　幹細胞を用いた培養肉作りに関する日本での取り組みについては、以下のサイトを見よ。https://www.shojinmeat.com 実際に上記の培養肉の取り組みがＮＨＫのクローズアップ現代で紹介されたとき、ゲストのコメンテーターの意見は次のようなものであった。「いや、僕は自然にあるものを食べたいな。あれがいけないとかいうんじゃなくて、やっぱり食べるんだったら自然にあるものを食べたいと思いますよね」。「究極の牛肉!?　悦楽の世界へようこそ」（二〇一六年一一月二九日放送）http://www.nhk.or.jp/gendai/articles/3899/1.html

5

成を図る際には、この意味でのデュアルユースの具体的なあり方をまず明確にする必要がある。

科学史家の米本昌平は生命倫理的課題に関する社会的合意形成の基礎となる「包括的な調査報告書」の作成が日本であまりなされてこなかったという指摘をつとにしているが［米本　一九九八：二〇八］、この指摘は今日でも当てはまる。個々の研究者は優れた論文を書いているが、そうした論文をサーベイして報告書にしようとする知的な営為が欠けている。[6] 米本はそのようなテクノロジー・アセスメント報告には、技術の評価、規制の必要性、経済的評価、社会的価値観との関係の調停、諸外国の政策、国際間調整などが含まれるべきだとしている［米本　二〇〇六：二五六］。このうち、科学の倫理性を考えるうえでとくに重要なのは、社会的価値観との関係の調停というところであろう。

米本はこの点について詳しく述べていないが、たとえばそのような科学の倫理性については、個々の研究のレベルでは、研究倫理委員会が行っている。研究倫理委員会においては、個々の研究に関してリスクとベネフィットの評価をしたうえで、リスクとベネフィットの管理の仕方—すなわちリスクを最小化する方法、およびリスク・ベネフィット比を改善する方法—を考えることが求められる。[7] これと同じことがより一般的なレベルで実践されなければならない。すなわち、国家生命倫理委員会、あるいはそれに準じたシンクタンクなどの機関は、新しい科学技術に関して、リスクとベネフィットの同定、およびリスクの最小化とリスク・ベネフィット比の改善についての方向性を示すべきである。

ただし、この場合のリスクとベネフィットは、通常のリスク評価で言われるような、人々が受けうる身体的・精神的な危害のリスクに留まらず、より広義のものと解するべきである。ここには、たとえば社会の格差が拡大するといった問題も、リスクに含まれうる。また、親子概念や障害概念、あるいは公平性のような既存の価値観が新しい技術によって揺らぐといった問題もこうしたリスクに含めるべきである。さらに、「漠然とした不安」それ自体をリスクに入れることは、それを抱かない人との間での議論を不可能にするという意味で困難であるが、その背後にある問題を明確化して、それについても検討する必要がある。[8] ベネフィットについても同様であり、直接的な身体的、精神的ベネフィットだけではなく、社会の連帯感が強まるとか、経済効果があるといったようなベネフィットも考慮に入れて検討すべきである。こうした広義でのリスクとベネフィットのことを、本論では倫理的なリスク・ベネフィットと総称することにする。

本書に寄稿しているオックスフォード大学の研究者たちはまさにそのような倫理的なリスク・ベネフィットの同定と評価を行っている。彼らは、幹細胞研究の進展がもたらしうる公平性（格差）の問題、障害概念や遺伝的親概念の再考の必要性などを指摘することで、幹細胞研究の倫理性について重要な検討を行

6　哲学者の加藤尚武もこの点を次のように述べている。「サーベイ論文（とは）、特定の主題に関する学問の現状報告という意味（である）。（中略）日本の哲学・倫理学の研究ではサーベイ論文がほとんど書かれていない。（中略）サーベイを書くという基礎作業から、日本の哲学・倫理学研究は、出直すべきだと思う。アメリカの応用倫理学を断片的に輸入して使えばいいという状況ではない。（中略）「すべての可能な論点を比較考量」することこそ妥当な判断に到達する可能性であると言えると思う。」［加藤　二〇〇〇：一一四］

7　この点については、たとえば世界医師会ヘルシンキ宣言第一六条―一八条を見よ。http://www.med.or.jp/wma/helsinki.html

8　政治学者のフランシス・フクヤマは「功利主義者が損益計算に持ち込むのは、具体的で目に見える善悪ばかりで、金銭に還元したり、身体に対する物理的な損害として捉えたりできるものでしかない。簡単には測れないような微妙な利害、あるいは身体より精神面にかかわる利害はほとんど考慮に入れない」と功利主義的なコスト・ベネフィットの方法論を批判している［フクヤマ　二〇〇二：一一八］。本文で言うリスク・ベネフィット評価は、このような批判に陥らぬよう、可能な限り多様な懸念を拾いあげる努力が求められよう。

っていると言える。そこで以下では、彼らの議論の概要と筆者の批判を述べることを通じて、今後の生命倫理学の方法を検討したい。

二　再生医療と公平性

ギンジェルらの論文［Gyngell *et al.* 2017］は、「幹細胞研究を利用した再生医療は富裕層だけが利用できるものであるため、社会の格差が拡がり不正義が生じる」という主張に反論する論文である。彼らはまず、公平性あるいは正義には、たとえば厳格な平等以外は公平ではないという考え方だけでなく、ロールズのマキシミンの考え方や十分主義など、様々な考え方があり、どのような正義論を取るかで何を公平と考えるかは異なると主張する。また、富裕層だけがこの研究の成果を享受できるという実証的主張はもっともらしくないと述べる。さらに、幹細胞研究やゲノム編集を用いた医学の進歩により、いくつかの点で現存の不公平な状況が改善されると主張する。それはたとえば、遺伝病の治療が可能となって生物学的な（生まれつきの）不公平さを小さくすることができるとか、貧困層がかかりがちな疾患の治療を可能とすることで社会経済的な不公平を緩和できるとか、マラリア等の治療法の開発を促進することにより南北格差を削減できるといったことを通じてである。これらの考慮により、彼らは「不正義を是正するのに有用だという意味では、ｉＰＳ細胞や遺伝子編集を用いた研究を推進するだけの強力な道徳的理由がある」と結論している［Gyngell *et al.* 2017］。

このようなギンジェルらの議論は、幹細胞研究やそれを利用した再生医療が公平性という倫理的価値にもたらす影響をより詳しく評価するために重要だと思われる。科学のもつ倫理的なリスクとベネフィットの評価をするさいには、単にリスクの部分だけを指摘するのではなく、ベネフィットの側面についても十分に検討すべきだからである。とはいえ、ギンジェルらの議論には、いくつかの未解決の問題もあるように思われる。

第一に、ギンジェルらは潜在的なベネフィットを強調するだけに留まっており、若干楽観的な印象を受ける。たとえば彼らは、フランシス・フクヤマ［二〇〇二］の指摘するポストヒューマニズムの問題、とりわけエンハンスメントの問題には言及するだけに留めているが、再生医療のもたらす倫理的なリスク・ベネフィットを総合的に考える場合は、こうした技術利用が人々の生物学的あるいは社会的公平性にもたらすリスクおよびベネフィットについても検討がなされなければならないだろう[9]。

第二に、我々は、再生医療の潜在的なリスクとベネフィットの同定だけに留まらず、リスクを最小化し、ベネフィットを最大化するような方策を講じる必要がある。たとえば彼らは、裕福な人々だけでなく、やがては貧しい人々も幹細胞研究の恩恵を受けられるようになるだろうと予測しているが、それを確実なものとするには、公的保険制度等によって再生医療が人々に保障されることが重要となるだろう。また、彼らは貧しい国々にも幹細胞研究やゲノム編集による医学の進歩の利益が及ぶ可能性に言及しているが、これもまた、この恩恵を確実にするためには、先進諸国のコミットメントが必要になるであろう。

新しい科学技術のリスクだけを強調すれば悲観的になりすぎ、ベネフィットだけを強調すれば楽観的に

9　このような研究としてよく知られているものに、米国大統領生命倫理評議会の『治療を超えて』という報告書がある［カス　二〇〇五］。

なりすぎる。リスクとベネフィットについて論じるときは、リスクとベネフィットのそれぞれを適切に同定するだけではなく、リスクの最小化とベネフィットの最大化に向けて何が課題となるかを十分に検討する必要があるだろう。

三　幹細胞治療と障害の問題

ウィルキンソンらの論文［Wilkinson *et al.* 2017］は、出生前の幹細胞治療、すなわち胎児に幹細胞治療を行うことの倫理性を検討した論文である。その前半部では、こうした治療を臨床研究として行う際の研究倫理上の論点、すなわち（通常の意味での）リスク・ベネフィット評価や親による同意の問題、またプラセボ等しか用いない対照群を置くことの倫理性などについて詳細な議論がなされている。後半部では、とくに出生前幹細胞治療がダウン症の治療などに適用される可能性があることから、こうした出生前の幹細胞治療が障害概念に対して持ちうる含意を検討している。具体的には、障害をこれまでのように単に正常からの逸脱として医学的に理解するのでもなく、また社会的に構築されたものとして理解するのでもなく、障害のよしあしは本人の幸福にどのような影響を及ぼすのかを実証的に検討したうえで判断すべきものだとしている。さらに、ダウン症の出生前幹細胞治療は当人の人格の同一性に影響を与える可能性があることも指摘している。

まず、ウィルキンソンらの人格の同一性についての扱いについては異論があるので記しておく。彼らの言い分はこうである。

もしダウン症と関係する遺伝子の異常を取り除くことができるとすれば、治療しなければ生まれていたそのダウン症の人のためになったと言えるであろうか。別の見方をすれば、もし出生前の幹細胞治療を行わなかった場合、そのダウン症の人の代わりに、誰かが抗議することができるのであろうか。そんなことはできないと主張する者が少なからずいるであろう。ダウン症であるということは、その障害を持つ人にとってのアイデンティティの一部をなしているのである。したがって、当初の自分よりもかなり高い知能を持つということ、またその場合、（ほぼ確実に起こるであろうが）別の個性を持つということは、新たに別の人格を生み出す行為であると言える。もしこれが正しいとすれば、逆説的に聞こえるかもしれないが、文字通り、既に生きている人にとっては何の益もない出生前の幹細胞治療というものが存在することになるであろう。［Wilkinson *et al.* 2017 本書二二二頁］

すなわち彼らは、仮に出生前幹細胞治療によってダウン症が治療されて生まれてきた子が高い知能をもった場合、その子は治療されなかった場合（つまり通常のダウン症児として生まれてきた場合）とは別人格であり、実質的に新しい人間を作り出すことになるため、たとえばその治療が行われなかった場合に苦情を言ったり訴訟を起こしたりすることはできないだろう、と論じている。しかし、この議論には二つの問題がある。第一に、非同一性問題は、数的な同一性（つまり同じ個体であること）を問題としており、性質的な同一性（心理学で言うところのアイデンティティ）とは別の話であると思われる。[10] そうだとすると、「ダウン症であるということは、その障害を持つ人にとってのアイデンティティの一部をなしている」とウィ

10 パーフィット［一九九八］の第一六章、および第一〇章参照。

ルキンソンらが言うときのアイデンティティは、性質的な同一性のことであり、混同が生じているように思われる。第二に、もしこの議論が妥当であり、知能を上げることで人格の同一性が失われるのだとすると、正常に生まれてくる予定の子どもに胎児手術を施して知能を下げても、その子どもは人格が別のため苦情が言えないということになる。おそらくこれは我々の直観に反する結論であろう。すなわち、この場合には、子どもあるいはその代理人が正当な苦情を述べたり訴訟を起こしたりすることが理に適っていると我々の多くは考えるだろう。だとすれば、ウィルキンソンらが想定した事例においても、行えたはずの治療が行われなかった場合には、正当な苦情申し立てができるように思われる。

この点については以上であるが、筆者が科学の倫理性について考えるさいに倫理的なリスク・ベネフィット評価を行うべきだという場合、ウィルキンソンらの論文の前半部で行われているような研究倫理審査で問題になる狭い意味でのリスク・ベネフィット評価だけではなく、後半部で行われているような広い意味でのリスクやベネフィットについても検討すべきだということである。

ゲノム編集や再生医療の進展に伴い、以前ならある程度までは宿命として受け入れるしかなかった先天的、後天的な障害が治療できる可能性が出てきた。ダウン症のような障害がある程度まで治療できるという選択肢が見えてきたとすると、我々はあらためて障害の価値について考える必要がある。また、ダウン症の治療の可能性だけではなく、いわゆる新型出生前診断（ＮＩＰＴ）をも視野に入れると、障害についてどう考えるかという問題は非常に深刻である。たとえば、英国では出生前スクリーニングによってダウン症の子どもがゼロになる可能性が懸念されており、アイスランドでは実際に出生前診断を受けて胎児がダウン症だとわかった母親は全員が中絶を選んでいるとされる。[11]

我々は、二〇一六年七月二六日に起きた相模原障害者施設殺傷事件に見られる優生学的な考え方を倫理的なリスクとして十分に検討しなければならない。この事件では、神奈川県相模原市の障害者施設「津久井やまゆり園」で、刃物を持った容疑者（元施設職員）に入所者が次々と襲われ、一九人が死亡、二六人が重軽傷を負った。容疑者は、同じ年の二月ごろには「重度障害者は生きていてもしかたないので、死んだ方がいい」という趣旨の発言を同僚の職員にしていたとされる[12]。

「ダウン症であるということは、その障害を持つ人にとってのアイデンティティの一部をなしている」とウィルキンソンらが述べているように、がんのような疾患と異なり、一部の障害はそれを持つ人のアイデンティティとの結びつきが強い。つまり、がん患者ががんのない姿を想像することは困難ではないが、ダウン症の人がダウン症のない姿を当人あるいは周囲の人が想像することはできない。そのため、障害の治療についての議論は、障害者を否定する議論と同一視されやすい。相模原のような事件が起きれば、なおさらである。しかし、だからといって障害をめぐる議論をタブー視するならば、医学の健全な発展は望めないだろう。その意味で、幹細胞医療が障害概念にもたらす含意についてしっかりと論じたウィルキンソンらの論文は、高く評価されるべきである。障害を治療できることがもつ倫理的なリスクとベネフィットの双方について、十分な議論をすることが今後の課題と言えるだろう。

11 A world without Down's?（二〇一六年一〇月九日）https://www.bioedge.org/pointedremarks/view/a-world-without-downs/12040/
12 朝日新聞二〇一六年七月二七日社説等を参照。

四　ＩＶＧと遺伝的親子関係

第三に、ダグラスらの論文［Douglas and Devolder 2017］は、ＩＶＧの倫理について論じたロバート・スパローの論文を批判したものである。スパローは、ｉＰＳ細胞などの幹細胞から精子や卵子などの配偶子を作り、それを体外で受精させて受精卵を作るＩＶＧ（in-vitro gametogenesis）という技術を取り上げ、理論的にはそれを試験管内で何世代か繰り返すことで、優生学的な使用が可能であると指摘している。そのうえで、そのようなＩＶＧを何世代も繰り返す方法で生まれてきた子どもは、直接的な遺伝的な親がいない「遺伝的孤児」になる可能性があるという問題点を指摘している［Sparrow 2012］。

これに対しダグラスらは、遺伝的な親とは何かという問題をマーティス［Mertes 2014］の議論を土台に検討している。遺伝的な親、すなわち「血のつながった親」を定義するのは、必ずしも容易ではない。ＤＮＡの約五〇％を共有しているという条件だけだと、自分の兄弟や自分の子どもも自分の「親」になってしまう。そこで直接的に遺伝情報を受け継いでいるという別の条件を組み合わせることになるが、こうするとたとえばクローン個体（Ｃ１）をさらにクローンした場合、その個体（Ｃ２）の親はＣ１なのか、あるいはむしろＣ１の親のＰ１、Ｐ２なのかといった問題が生じる。これ以上は説明しないが、ダグラスらはこうした検討を通じて、繰り返しのＩＶＧを用いて生まれた子どもは「遺伝的孤児」であるというスパローの主張はそれほど自明ではないことを示している。

優生学的な目的からＩＶＧを反復利用する可能性があるというスパローの懸念は、今後ゲノム編集の進展によって杞憂だったということになるかもしれない。というのは、ゲノム編集によってより容易に胚の遺伝子改変が可能になれば、目的の遺伝子改変を達成するためにＩＶＧを繰り返して利用するということはなくなる可能性が高いからである。しかし、ダグラスらも検討しているように、クローン技術やミトコンドリア移植等を用いた生殖医療が可能になると[13]、ここでも遺伝的な親は誰なのかという疑問が生じる可能性が高い。そこで、スパローが想定している事例に限らず、幹細胞研究を通じた新しい生殖医療の倫理性を検討するさいには、遺伝的な親とは誰のことかという概念的な問題を考える必要があると考えられる。

ここで、法的な親子関係と遺伝的な親子関係は別であり、重要なのは法的な親子関係であるから、遺伝的な親子関係については考える必要はないと言えるだろうか。おそらくそこまで言い切ることはできないだろう。マーティス［Mertes 2014］も指摘しているように、人々はよかれあしかれ親子関係について血縁を重視する傾向がある。だとすると、そもそもこうした新しい生殖医療技術が登場した場合に、親子関係と血縁関係のつながりをどのように理解したらよいのかを検討しておかなければ、社会的な混乱が生じる可能性がある。また、これらの哲学者が現在やっている議論は、法的な親子関係の再定義にもつながる可能性があるため、今後は法学者も含めた学際的な議論が必要である。

13　ミトコンドリア移植を用いたいわゆる「三人親ＩＶＦ（in-vitro fertilization）」はすでに実施されている。

五　おわりに

本章の冒頭に引用したブダペスト宣言の一部を、再度引用しておこう。

「科学研究の遂行と、その研究によって生じる知識の利用は、貧困の軽減などの人類の福祉を常に目的とし、人間の尊厳と諸権利、そして世界環境を尊重するものであり、しかも今日の世代と未来の世代に対する責任を十分に考慮するものでなければならない。」

科学者の多くは、意図的に人類の福祉に反することをしようとは考えていないだろう。しかし、科学研究の遂行とそこから生じる知識が、科学者の意図しない形で、将来世代を含む人々の権利や自然環境を損なう可能性は十分にある。そこで、人文社会科学系も含めた研究者コミュニティおよび一般社会によって、科学の倫理性について注意深く検討する必要がある。

近年、生命倫理学に期待される役割が、研究参加者への説明同意文書が法律や倫理指針と適合しているかどうかをチェックするとか、市民との対話を促進するとかいったものに限定されて考えられがちであるように見受けられる。これらの役割も大切ではあるが、ややもすれば生命倫理学が本来持っているはずの大局的な視点を見失ってしまう可能性がある。

本稿で述べたように、科学の倫理性を考えるには、広い意味での研究のリスク・ベネフィットを十分に考察する必要がある。生命倫理学の役割としては、単にリスクだけを強調したり、ベネフィットだけを喧伝したりするのではなく、新しい科学技術にどのようなリスクとベネフィットがあるのかを冷静に見定めたうえで、リスクを低減し、リスク・ベネフィット比を可能な限りよくするにはどうしたらよいかを検討することが重要である。本稿で検討した三つの論文は、それぞれテーマが異なっているが、このような検討のための素材を提供しているものと言えるだろう。

しかし、これらの論文はいわば「一階の作業」である。幹細胞研究に関して米本の言う「包括的な調査報告書」を作るためには、「一階の作業」を俯瞰する視座に立った「二階の作業」がなされなければならない。すなわち、これらの論文や、その他の関連する国内外の論文から主要な論点を抽出し、上述した倫理的なリスク・ベネフィットの評価と管理を行う必要がある。これは個々の論文を書く作業とは別の作業であり、多大な労力が必要とされるが、今後の幹細胞研究に関する国内および国際的な社会的合意形成にとっては重要な作業となるであろう[14]。

今後も、オックスフォード大学や他国の主要な生命倫理学の研究センターとの連携を通じて、日本でもますます学際的な環境でこうした生命倫理学の取り組みが発展することを願っている。

14 近年では、英国のナフィールド生命倫理評議会（Nuffield Council on Bioethics）が、幹細胞やゲノム編集を含めたさまざまなトピックに関してこのような報告書を時宜にかなった仕方で作成している。ナフィールド生命倫理評議会はナフィールド財団やウェルカムトラスト等から財政的支援を受けて運営されている独立の機関である。詳しくはhttp://nuffieldbioethics.org を見よ。

参考文献

【和文】

カス、レオン・R・編著　二〇〇五　『治療を超えて―バイオテクノロジーと幸福の追求　大統領生命倫理評議会報告書―』（倉持武監訳）青木書店（原著：Kass L.R., Safire W. 2003 *Beyond Therapy: Biotechnology and the Pursuit of Happiness. A Report of the President's Council on Bioethics*. Dana Press）.

加藤尚武編　二〇〇〇　『倫理学サーベイ論文集Ⅰ』京都大学文学研究科倫理学研究室.

パーフィット、デレク　一九九八　『理由と人格―非人格性の倫理へ―』（森村進訳）勁草書房（原著：Parfit D. 1984 *Reasons and Persons*. Oxford University Press.）.

フクヤマ、フランシス　二〇〇二　『人間の終わり』ダイヤモンド社（原著：Fukuyama F. 2002 *Our Posthuman Future*. Picador.）.

米本昌平　一九九八　『知政学のすすめ』中央公論新社.

米本昌平　二〇〇六　『バイオポリティクス』（中公新書）中央公論新社.

【欧文】

Douglas T, and Devolder K. 2017 Stem Cell-Derived Gametes, Iterated In Vitro Reproduction, and Genetic Parenthood.（トーマス・ダグラス、カトリエン・デヴォルダー「幹細胞由来の配偶子、繰り返される体外での生殖、遺伝的親子関係」本書所収）.

Gyngell C, Savulescu J, and Crisp R. 2017 Stem Cells, Gene Editing and Justice.（クリストファー・ギンジェル、ジュリアン・サヴァレスキュ、ロジャー・クリスプ「幹細胞、遺伝子編集、正義」本書所収）.

Mertes, H. 2014 Gamete Derivation from Stem Cells: Revisiting the Concept of Genetic Parenthood. *Journal of Medical Ethics* 40 (11): 744-747.

Sparrow, R. 2012 Orphaned at Conception: The Uncanny Offspring of Embryos. *Bioethics* 26 (4): 173-181.

Wilkinson D, Pugh J, and Kahane G. 2017 Ethical issues in prenatal stem cell therapy to alleviate severe congenital disability.（ドミニク・ウィルキンソン、ジョナサン・ピュー、ガイ・カヘイン「重度の先天性疾患の予防を目的とした出生前の幹細胞療法に伴う倫理的問題」本書所収）.

iPS細胞が高齢化社会に及ぼす影響
——公共政策の観点から

広井良典
京都大学こころの未来研究センター教授

二〇一〇年一一月に出されたイギリスの国際経済誌『Economist』は日本特集の号だった。その表紙には、大きな日の丸を背中に抱えその下でつぶれそうになっている子どもの姿が象徴的に描かれ、「Japan's burden（日本の負担）」という見出しがつけられていた。

そしてこの号では「日本症候群（Japan Syndrome）」というキーワードが示され、日本社会が直面する問題の中心にあるのは「高齢化」と「人口減少」であり、それをいかに克服していくかが日本にとっての最大の課題であるということが論じられていた。加えて、高齢化と人口減少は、程度の差はあれ世界各国が日本を追いかけるように経験していく問題なので、日本がそれにどう対応していくかは、日本だけの問題にとどまらず世界が注目しているという趣旨の議論が展開されていたのである。

実際、日本の高齢化率（六五歳以上の人口が人口全体に占める割合）は二〇一六年において二七・三％で世界一位であり、またこの割合は今後も着実に上昇を続け、二〇六五年には三八・四％に達すると予測されている（国立社会保障・人口問題研究所「日本の将来推計人口」〔二〇一七年〕）。

このように、日本は文字通り世界における〝高齢化のフロントランナー〟となっており、医療や福祉、社会保障制度はもちろん、雇用、地域、コミュニティ、まちづくり、経済システム等々、社会のあらゆる領域を含めた新たな対応が求められている。一方、iPS細胞に関する研究やその臨床応用は、山中伸弥京都大学教授のノーベル賞受賞や二〇一〇年に設立された京都大学iPS細胞研究所（CiRA）に象徴されるように、日本が世界全体での研究をリードするポジションにある［京都大学iPS細胞研究所　二〇一三、同　二〇一六、黒木　二〇一五］。

それでは、高齢化の進展ということと、iPS細胞をめぐる研究開発あるいはそれを含む再生医療の展開とは、どのような関係にあり、またどのようなテーマが課題として浮かび上がり、それらに対して私たちはどう対応すればよいのだろうか。これは、上記のように高齢化におけるフロントランナーであり、かつiPS細胞に関する研究や臨床応用において世界をリードしている日本がまさに先頭に立って取り組むべきテーマでもあるだろう。本稿ではこうした話題について、重要と思われる論点について幅広い視点から考えてみたい。

一　高齢化と医療システムのあり方

1　iPS細胞など再生医療と高齢化・高齢者医療

まず基本的な事実関係の確認から始めると、二〇一四年度における日本の医療費は四〇・八兆円であり、前年度から七〇〇〇億円以上の増加だったことにも示されるように、高齢化の影響もあって年々着実に増加している。また、医療費全体のうち六五歳以上の高齢者の医療費の占める割合はすでに六割近く（五八・六％）を占めており、この割合は今後高齢化が進展していく中でさらに上昇することが見込まれ、高齢化のピーク時には医療費全体の八割近くに及ぶことが予想される。いずれにしても、医療費の大半が高齢者の医療費という時代をすでに私たちは迎えつつあるのである。

こうしたことが生じるのは、一人あたりの年間医療費が、六五歳未満の者の場合は平均一八・〇万円であるのに対し、六五歳以上の高齢者の場合は七二・四万円であり（二〇一四年度）、六五歳未満の場合の四・〇倍であることに由来している。この点に関し、図1は個人のライフサイクルと医療費の関係を見たものだが、生涯全体の医療費のうち約半分（四九％）は七〇歳以降で使われることがわかる。

ところで、iPS細胞に関する研究や臨床応用においては、何らかの意味で高齢者ないし高齢化に関するものが一定以上の割合を占めている。二〇一四年に理化学研究所などのチームが加齢黄斑変性という、加齢に伴う目の病気をもつ患者にiPS細胞から作成した網膜色素上皮細胞を移植する手術を行ったこと

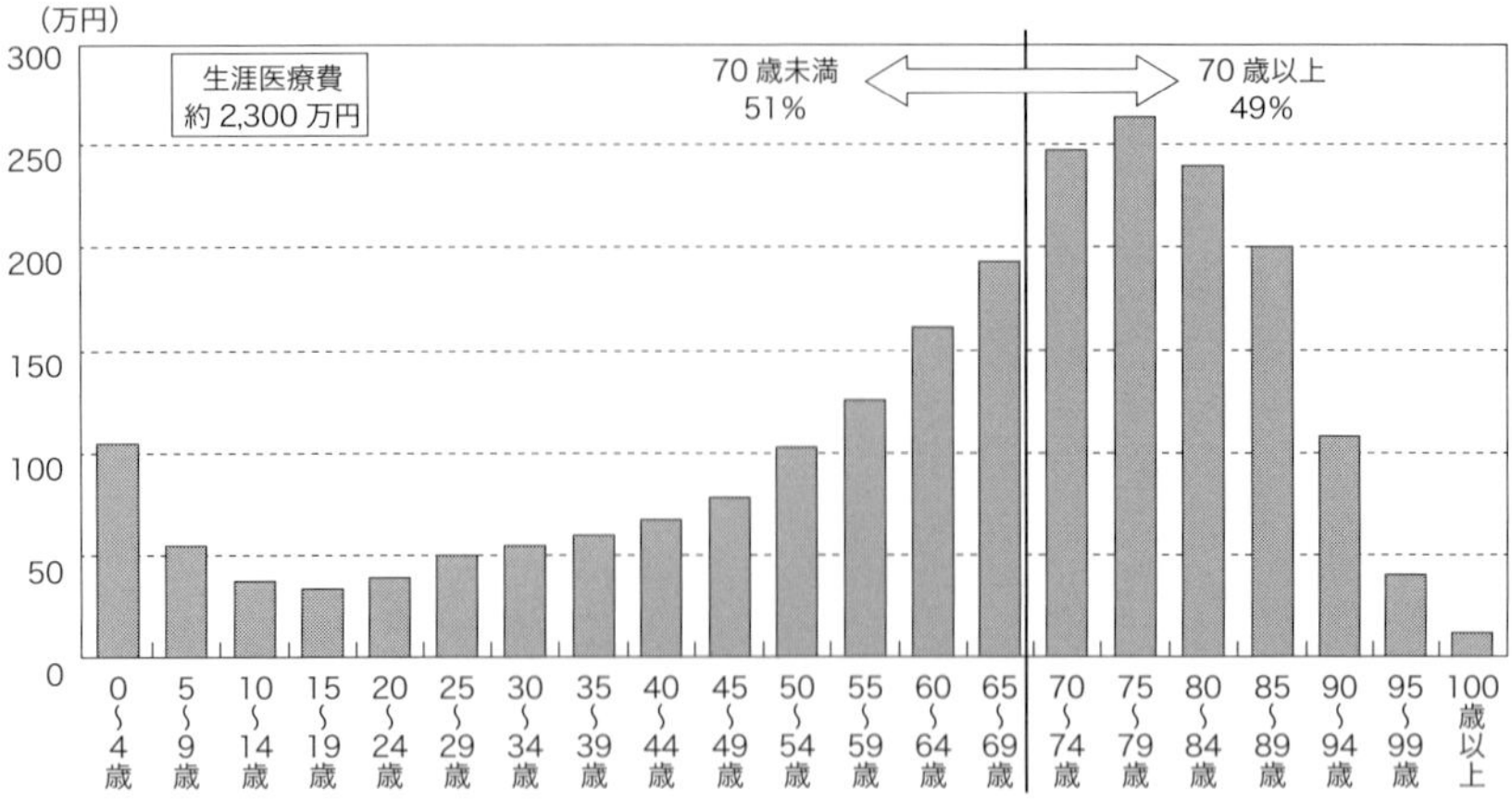

資料：厚生労働省大臣官房統計情報部「国民医療費」（2005年度）、「平成17年簡易生命表」より保険局作成。
注：2005年度の年齢階級別1人当たり医療費をもとに、「平成17年簡易生命表」による定常人口を適用して推計したものである。

図1　ライフサイクルと医療費

は、広くメディアでも取り上げられた。アルツハイマー病やパーキンソン病などの神経系疾患、糖尿病、心臓病、腎不全など、高齢者に関わりの深い病気の治療にiPS細胞に関する研究が寄与することへの期待には大きいものがある。

ちなみにiPS細胞に関する研究の臨床応用の展望については、二〇一五年に文部科学省がその「ロードマップ」を作成し、疾患領域毎の一定の展望ないし指針を示している（文部科学省「今後の幹細胞・再生医学研究の在り方について」）。

この場合、京都大学iPS細胞研究所［京都大学iPS細胞研究所　二〇一六］でも指摘されているように、こうした展開はなお「あくまでもまだ研究段階であり、実際に治療ができるかどうかは、これからの検証にかかっている」という点、また「実際の治療においては、疾患にもよるが、一つの方法ですべてが解決するのではなく、細胞移植・投薬・手術など様々な治療法を組み合わせることになるだろう。たった一回細胞を移植するだけで、その後はバラ色の人生が待っているということではない」という冷静な認識が重要であると思われる。これまでもしばしば新技術について言われてきたように、あらゆる疾病を一瞬にして根治する〝魔法の弾丸（magic bullet）〟のようなものとして再生医療をとらえるのは妥当ではないだろう。

2　医療システムのマクロ・パフォーマンス

一方、上記のような高齢者関連の医療費の大きさを考えれば、医療技術の「費用対効果（cost-effectiveness）」あるいは高齢化時代における「持続可能な医療（sustainable health care）」という視点も避けて通れないテーマとなる。

ここにおいて、iPS細胞研究を含む医学・生命科学研究と高齢化との関係については、以下のような医療政策ないし社会システムの全体を視野に入れた、総合的な視点が重要と筆者は考えている。

まず図2を見てみよう。これはアメリカ連邦政府の研究開発予算のうち、国防ないし軍事関連以外の予算の分野別推移を示したものだが、医療（health）分野の大きさと、特に八〇年代以降の比重の増加が際立っているのがわかる。戦後アメリカの科学政策の基本的な特徴は、軍事分野以外では医療あるいは医学・生命科学研究分野に優先的な予算配分を行ってきたことである。その象徴的存在が、他でもなく世界最大の医学・生命科学研究・助成機関といえる国立保健研究所（NIH：National Institutes of Health）だが、たとえば二〇一五年度の政府研究開発予算のうち、国防省予算を除く部分の四割以上（四四・九％）をNIHの予算が占めており、さらに基礎研究のみに注目すれば、NIHは（軍事関連を含む）アメリカ政府の全研究開発予算の実に約半分（四九・八％）を占めている。[1]

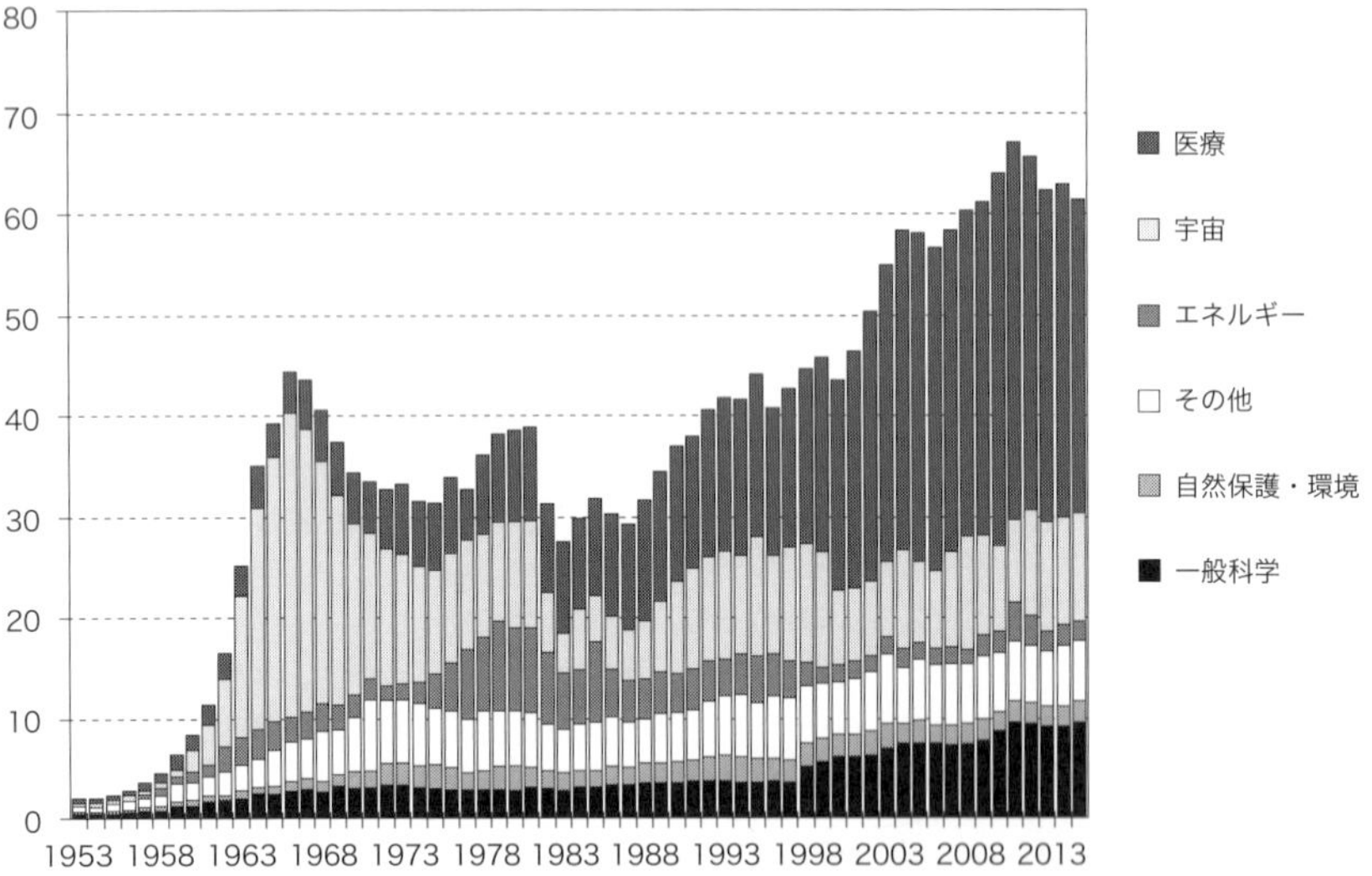

出所：AAAS（アメリカ科学振興協会〔American Association for the Advancements of Science〕）資料

図２　アメリカ連邦政府の研究開発予算（国防関連以外）の分野別推移（1953-2015年度、単位：10億ドル〔実質〕）

他方、医療政策のあり方を考えるにあたっては、こうした研究面のみに注目するのは一面的であり、システムの全体を視野に入れる必要がある。図3は、主要先進諸国の医療費の規模と平均寿命を表したものだが、これを見ると、アメリカは医療費の規模（対GDP比）が先進諸国の中で突出して高く、しかしそれにもかかわらず、平均寿命は逆にもっとも低いという状況が示されている。

つまりアメリカは、研究費を含めて医療分野に莫大な資金を投入しているが、にもかかわらず、その成果ないしマクロの健康パフォーマンスはむしろかなり見劣りのするものとなっているのである。

逆に、これまで医療政策の領域では様々に議論されてきた点であるが、日本は相対的に低い医療費で比較的良好な成果――長寿ないし健康寿命の長さ――を実現

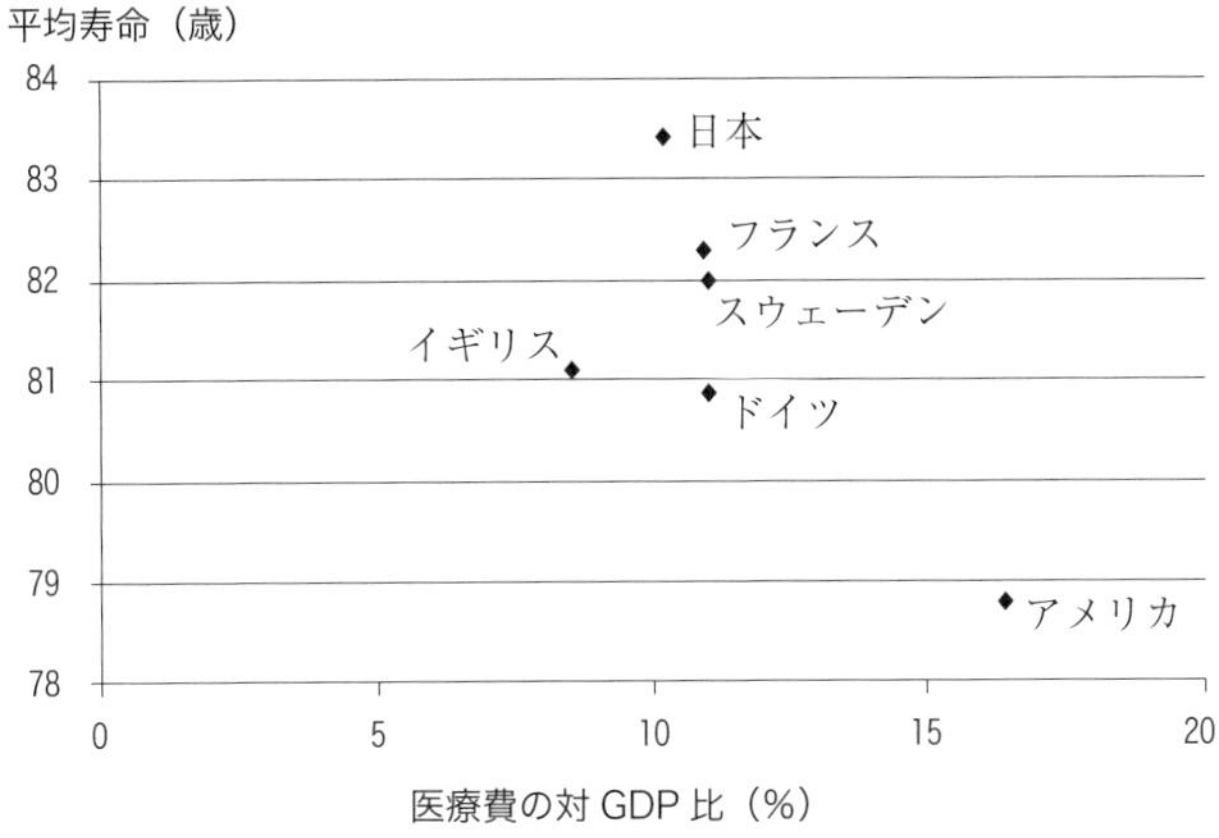

注：いずれも 2013 年。OECD Health Statistics 2015 より作成。

図３　医療費の対 GDP 比と平均寿命の関係（国際比較）

	アメリカ	日本
基本理念	自由 卓越性（エクセレンス）の追及	平等
一次的目標	最高の医学の実現	医療サービスへの 国民のアクセスの保障
具体的政策	医学・生命科学研究への莫大な政府投資（NIH が中心） 最小限の公的医療保険制度	国民皆保険の実現 そこでの給付と負担の公平
現在の問題点	医療費の高騰（世界最高） 多数の無保険者の存在　等	医療費の増加（特に高齢化関係） 研究支援の弱さ 国民皆保険のゆらぎ　等

出所：広井［一九九二］を一部改変。

図４　アメリカと日本の医療政策の比較

1　アメリカにおける医療分野の研究開発政策ないし医学・生命科学研究政策（biomedical research policy）の展開については広井［一九九二］参照。

しており[2]、この点は、高齢化への対応という本稿でのテーマとの関連でも、日本のもつ一つの強みとして確認されるべき点だろう[3]。なおこうした関連で、第二次大戦後におけるアメリカと日本の医療政策をやや単純化して対比したのが図4である。

いずれにしても、ある国ないし社会における人々の健康水準は、無数とも呼べる要因が複雑に関わった帰結として生じるもので、それは食生活などの生活パターンに始まり、公的医療保険の整備状況、経済格差や貧困、コミュニティのあり方等々、多様な要素が関与しており、図3のようなグラフから一義的な結論が導き出せるものではない[4]。

しかしながら、以上のような事実が示唆するのは、少なくとも「研究開発や個別技術の向上を行うことが（あるいはそれらに優先的な予算・資源配分を行うことが）、病気の治療や健康水準のマクロ・パフォーマンスを高めるもっとも有効な方策である」とは必ずしも言えないという点であり、こうしたテーマを考えていくにあたっては、狭い意味での研究開発や個別技術のみにとどまらず、医療保険制度など社会システムを含む包括的な視点が求められる。

3　高齢者ケアないし高齢化への総合的な対応と医療の資源配分

さらに、高齢者医療ないし高齢者ケア、あるいは高齢者の健康という点に関しては、次のようなコミュニティあるいは社会との関わりという視点が重要になると思われる。

象徴的なケースとして、「長野モデル」と呼ばれるものがある。すなわち、長野県は二〇一〇年の国勢調査において男女ともに平均寿命が全国一位であった（男性は五回連続、女性は沖縄県を抜いて初の一位）。日本で全国一位ということは、大きくは世界一の長寿地域といっても過言ではないだろう。

長野県の場合、県民一人当たり後期高齢者医療費は全国で低いほうから四番目であり、相対的に低い医療費で長寿を実現しているのだから、高齢化時代における「持続可能な医療」のあり方のモデルケースとも言える。ではそうした長寿を実現している要因は何かという点について、長野県による分析において挙げられているのは、(1)農業などを含め高齢者の就業率が高く（全国一位）、生きがいをもって生活できる、(2)野菜摂取量が多い（全国一位）、(3)健康ボランティアによる健康づくりの取り組みや、専門職による保健予防活動といった要因である。

つまり、必ずしも〝先端的なハイテク医療が集積している〟といったことではなく、ある意味で非常に素朴な、人とのつながりや社会への関わり、そこでの誇りや生きがいといった要因が、長寿あるいは高齢化時代における医療や健康にとって大きな意味を持つのであり、こうした点は、研究開発や医療技術の最終的な目的ないしゴールは何か、という基本論を考えるにあたっても、銘記されるべき点と考えられる。[5]

もちろん、iPS細胞研究や再生医療を含む医学・生命科学の研究開発を積極的に進めるということと、

2　ただし医療費の国際比較は、医療費の定義ないし範囲が各国において十分に統一されていない点（特に研究開発費、病院建設費、介護費等の参入の仕方）から困難な面が多く、十分な精査が必要である。

3　ここで注意が必要なのは、日本における高齢化率の高さは、平均寿命の長さという要因よりも、むしろ出生率の低さ（つまり少子化）という要因が大きいという点である。実は日本に限らず、ドイツやイタリア、スペインなど高齢化率が高い国はいずれも出生率の低さにおいて共通している。したがって今後日本の医療システムが持続可能なものとなるためには、若者や子どもに対する支援（人生前半の社会保障）を充実させ出生率の回復を図ることが重要なポイントとなる。

4　こうした健康水準を規定する社会的要因の重要性に注目し、「健康の社会的決定要因 (social determinants of health)」という概念とともにそれら要因の解明や分析を行う分野として台頭しているのが社会疫学 (social epidemiology) と呼ばれる分野であり、たとえばウィルキンソン［二〇〇九］、近藤［二〇〇五］参照。

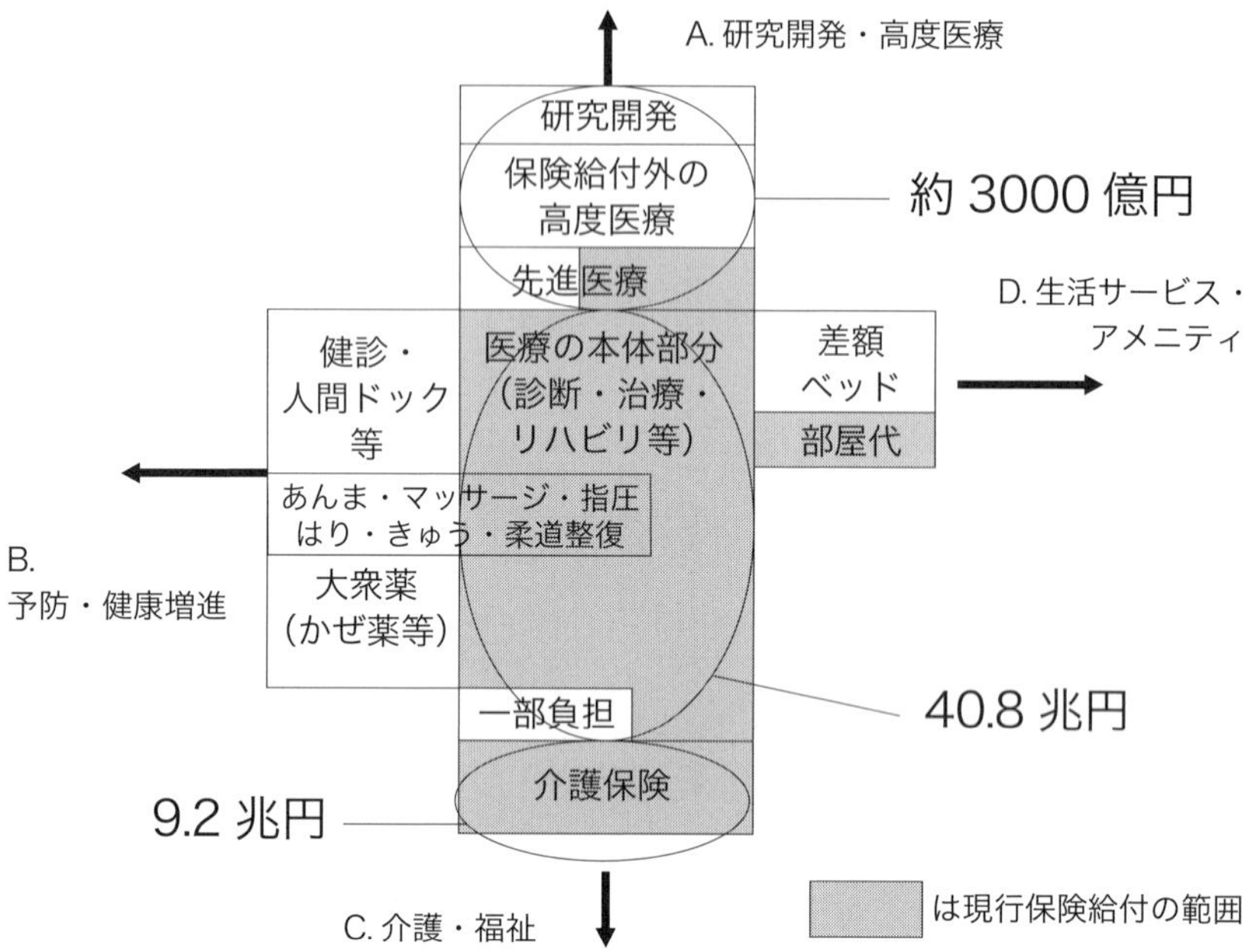

出所：広井［一九九四］を改変。
注：本体部分の 40.8 兆円は 2014 年度「国民医療費」、介護保険の 9.2 兆円は 2014 年度「社会保障給付費」による。

図５　医療をめぐる資源配分

高齢者のケアや高齢化社会への対応において上記のようなコミュニティや地域づくり、あるいはそれらを通じた介護予防等を重視するということは、決して二者択一のものではなく、むしろ相互に補完的と考えられるだろう。

このような視点を踏まえ、高齢化社会における医療費の配分のあり方として一つの仮説的な提案を行うならば、次のような基本的な方向がありうるのではないか。すなわち、図５は現在の日本における医療費の配分構造について、診断、治療、リハビリなど通常の診療に関する領域（＝〝医療の本体部分〟）を中心に置き、「A．研究開発・高度医療」、「B．予防・健康増進」、「C．介護・福祉」、「D．

生活サービス・アメニティ」という四つの関連領域を周辺に配置したものである［広井 一九九四］[6]。

こうした医療における資源配分において、今後は図における医療の「周辺部分」――この中にはiPS細胞ないし再生医療を含む研究開発や、先ほど述べた高齢者ケアに関する予防や介護・福祉の充実等が含まれる――に現在よりも相対的に大きな資源配分ないし投資を行い、それを通じて（予防効果や研究開発による疾病の治療効果など）結果的に医療の中心部分の医療費が節減され、全体としての医療システムの費用対効果が高まるという方向である[7]。これにより、理想的に言うならば、高齢化社会における医療の持続可能性と人々の健康水準や生活の質の向上が平行して実現できる可能性がある[8]。

ただしこの場合、それらの（重点化される）領域は、できる限り公的な財政によってカバーされ、平等

5　現実には、日本が迎えている高齢化社会とは、「ひとり暮らし」世帯が大幅に増える時代でもある。最近の国勢調査を見ると六五歳以上のひとり暮らし男性は四六万人（一九九五年）から一三九万人（二〇一〇年）に、女性では同時期に一七四万人から三四一万人に急増しており（それぞれ二・〇倍、三・〇倍の増加）、今後増加はさらに顕著になっていく。一方、世界価値観調査という比較的よく知られた国際比較調査では、日本は先進諸国の中でもっとも「社会的孤立度」が高い国になっている（ここで言う「社会的孤立度」とは、家族以外の者との交流がどのくらいあるかという点に関するもの）［ＯＥＣＤ 二〇〇五］。したがってひとり暮らし世帯がさらに増えるこれからの時代においては、家族を超えた地域での様々なつながりやコミュニティづくりが、高齢者の心身の健康という観点からも大きな課題になると言える。

6　日本の科学技術研究費補助金（二〇一五年度予算額は二二七三億円）における「医歯薬学」分野は科研費全体の二三・〇％で（日本学術振興会ウェブサイト）、ほかに厚生労働省関連の厚生労働科研費があり、また二〇一五年四月には日本版ＮＩＨたる「国立研究開発法人日本医療研究開発機構（ＡＭＥＤ）」が発足しているが（予算は約一二五〇億円）、アメリカのＮＩＨが三兆円を超える規模の予算であるのと比較して、日本における医療分野の公的研究開発費は大幅に少ない。なお図５の数値（約三〇〇〇億円）は先進医療制度等を含めた暫定的なものである。

7　こうした方向を考える前提となる、医療における技術革新と医療費の関係について広井［二〇一六］参照。

なアクセスが保障されることが重要だろう（特に基礎研究関連分野や公的医療保険制度における先進医療関連部分）。なぜなら医療という領域は、人の生命や健康に直接関わる領域であり、平等ということが特に重視されるべき分野であり、受けられる医療の内容に「階層化」が生じるのは極力避けるべきものと考えられるからである。

二　再生医療と「不老の身体」あるいは老化遅延

以上、国際比較の視点を踏まえて、再生医療を含む医療分野での研究開発がストレートに健康のマクロ・パフォーマンスに直結するものではなく、医療保険制度やコミュニティ等を含めた総合的な対応や資源配分が重要であり、そのことが高齢化社会における「持続可能な医療」に貢献することを指摘した。

これらは主に政策的な次元での話であるが、ｉＰＳ細胞など再生医療と高齢化社会の関わりという本稿のテーマにおいて、どうしても避けて通れない、より根本的な次元での議論がある。それは再生医療のあり方と、老化防止あるいは究極的には〝不老不死〟との関わりをめぐる話題である。

先述のように、ｉＰＳ細胞などに関する再生医療はなお多くが研究段階のものであり、これらと不老不死などのテーマとの関わりを論じることは、現時点では半ばＳＦ的な思考実験にとどまるという面もあるだろう。しかしアメリカのブッシュ政権時代に出された大統領生命倫理評議会（President's Council on Bioethics）報告書『治療を超えて（Beyond Therapy）』（二〇〇三年）においては、「不老の身体」あるいは老化遅延（ひいては不死）をめぐるテーマが現代医療との関わりで正面から論じられている。しかも、現代における生命倫理問題全体の中で、「不老の身体への欲望とバイオテクノロジーによる不老欲望実現の可能性という問題が、当報告書で取り組んでいるさまざまな主題の中で最も根本的な問題であると言ってよいだろう」とまで指摘しているのである［カス　二〇〇五］。

スペースの都合でここで詳述する余裕はないが、特にアメリカの場合、近年日本でもしばしば話題になる未来学者レイ・カーツワイルの技術的特異点（シンギュラリティ）論や〝二〇四五年問題〟論などを含め、技術によって人間の身体を〝改造〟しその機能を増強する（エンハンスメント）といった、広く「ポスト・ヒューマン」をめぐる議論が真剣に論じられているという背景があり［カーツワイル　二〇〇七等］、この大統領生命倫理評議会報告書はそうした論調をも意識してまとめられたものとなっている。

同報告書は、「老化の一般的な過程あるいは諸過程に手をつけることによって、より一般的に老化の結果を和らげあるいは遅らせ、できるならば平均寿命ばかりでなく、最長寿命をも延ばすという方法」のことを「老化遅延」と定義した上で、こうした方向が、「自分の人生にさらに健康な数年が付け加えられるのを望まない者が誰かいるだろうか」という理由から、「歓迎」されるのは自明であることをまず確認する。

その上で、同報告書が提起するのは、こうした方向への技術開発が無際限に進んでいくことへの基本的な疑問であり、それが報告書の議論の基調となっている。すなわち同報告書は、人間の「ライフサイク

8　一方、実際にはｉＰＳ細胞を使った医療の中にきわめて高額なものが出てくる可能性は大きい。黒木登志夫はこれを「費用の壁」とし、加齢黄斑変性の治療には四〇〇〇万円もの金額が試算されていることや、ｉＰＳ細胞を培養するための装置と培地も高額であること、Ｉ型糖尿病患者への膵臓移植の費用は培地、増殖因子だけでも六〇〇〇万円はかかるといった例を指摘している［黒木　二〇一五］。

ル」はその全体が一つのまとまりをもつものでその一部だけを伸長するという発想は妥当ではなく、また人間にとっては「世代交代」ということが本質的な意味を持ち、その価値を認識する必要がある等の理由から、「老化遅延」ひいてはその延長に不可避的に浮上する「不死への願望」に対して根本的な疑問を表明する。

「果てしなく長寿と不老の身体を追い求めたとしても、よくなるのは部分的で刹那的なものばかりで、秩序と統一を持った全体の調和は失われてしまうのではないだろうか」（二三一頁）、「老化は病気なのか、老化は治療され、処置を受けるべき状態なのか」（二三二頁）といった記述は、同報告書の基本的な関心をよく示していると言えるだろう。

そして同報告書は「弱さと有限性を持つ我われの自然な命」という基本認識を示すとともに、老化と死をめぐるテーマを扱う章の最後の部分で、「原理的に見て、医学やバイオテクノロジーの目的は、我われを完全な至福の中で痛みもなく永遠に生き続けさせることなのだろうか。それとも、それらの目的はむしろ、人間が把握でき、力が発揮できるような範囲という限界と束縛の内側にある人間の全期間を、人間らしく十全に行きぬくようにすることなのだろうか」という根源的な問いを投げかけている。

ここでごく大づかみな言い方をすると、「老い」というものを〝成熟〟といった価値とともにプラスのものとしてとらえる視点、また（無限に伸びる直線のような人生観ではなく、円環的とも言えるイメージに親和的な）「ライフサイクル」の全体性ひいては「自然な死の受容」といった見方は、日本あるいは東洋的な伝統において一般的なもので（たとえば河合［一九八九］）、したがってアメリカでの同報告書がそうした発想に近い議論を展開していることを、日本人であれば逆に新鮮に感じる面もあるかもしれない。

実はこうした点は、再生医療や老化遅延などのテーマを含め、そもそも生命倫理をめぐる様々な話題に対してどのような判断を行うかということの根底にある、基本的な政治哲学ないし公共哲学に関わってくる。さらに言えば、重要なのは生命倫理に関する個別の問題についてどのような「答え」を出すかということ自体よりも、そうした判断をする際の土台あるいは準拠枠となっている考え方の枠組み（ないしその選択肢）を一歩メタレベルから認識することではないか。そうしたテーマを本稿の最後に考えてみたい。

三　生命倫理と政治哲学ないし公共哲学

いま指摘したように、生命倫理に関する個々の話題にどのような賛否や評価を行うかは、その人がもっている基本的な人間観や自然観、社会観等に深く根ざすものである。そうした点をできる限り体系的に自覚することが重要であるとともに、それらのうちいずれを選び取るかは、最終的には価値の「選択」の問題であって、いずれが絶対的に「正しい」というものではないだろう。

そうした点を踏まえた上で、生命倫理に関する価値判断において土台となる立場を政治哲学ないし公共哲学にそくして整理すれば、それは大きく次の三つの考え方に分岐するものと考えられる（広井［二〇〇三］参照）。

（ａ）保守主義（conservatism）・・・・・・・「伝統的な家族観や自然観」に基本的な価値を置く。
（ｂ）自由主義（liberalism）・・・・・・・・「個人の自由（含自己決定）」に基本的な価値を置く。
（ｃ）社会民主主義（social democracy）・・・「平等や社会的公正」に価値を置く。

それぞれの考え方は必ずしも難しいものではない。研究開発や科学技術との関係で言えば、（ａ）の保守主義は上記のように伝統的な家族や共同体、あるいは人間と自然との関係に価値を置くので、科学や技術が進展することでそうした「伝統的な価値」が脅かされることに対して慎重ないし反対の立場をとる。逆に（b）の自由主義は、「個人の自由」ということに大きな価値を置くので、自由な科学研究や技術の発展に対して基本的に肯定的なスタンスをとる。他方、（c）の社会民主主義は、個人の自由には一定の価値を認めつつ、その結果として（たとえば自由な経済活動の帰結として）格差などが広がったり環境破壊が行われたりすることには（政府等が）再分配や規制を行うべきものと考えるのである。

先ほど述べたように、これらは異なる価値観に基づく考え方の体系であり、いずれかが絶対的に「正しい」というものではなく、それぞれの立場が尊重されるべきものである。

一方、この点が重要な論点の一つだが、以上のうちどの立場が優勢であるかは、国や社会あるいは時代によって異なり、また同じ国や社会の中でも異なる立場が存在し、たとえば政権が変わることでそれが変化することがある。

たとえば、アメリカは以上のうちでは（a）の保守主義や（b）の自由主義が強い国だが、ブッシュ政権（二〇〇一年～二〇〇八年）は保守主義的な考えを比較的強く持っていた。そうであるがゆえに、人間の胚を使ったES細胞の研究に対しては（キリスト教に由来する伝統的な生命観に反するものとして）批判的であり、二〇〇一年には公的研究費による新たなヒトES細胞の樹立を禁止したのである（この結果として、民間の寄付などによるES細胞研究が展開することになった）[9]。また、いみじくもこの点（ES細胞研究の困難さ）が他でもなくiPS細胞研究が展開していく背景の一つとなったことは言うまでもない。さらに先述の大統領生命倫理評議会報告書も、先ほどの内容にも示唆されるように、基本的に保守主義あるいはコミュニタリアニズム的な考え方が基調にあると言えるだろう[10]。

一方、たとえばイギリスの場合は基本的に（b）の自由主義が概して強く、したがってブッシュ政権などに比べてES細胞に関する研究への規制も弱かった。このことが、イギリスにおいてなお幹細胞研究はES細胞が中心で、日本のようにiPS細胞研究が圧倒的な中心となっていない大きな背景となっている[11]。

他方で、ドイツやフランスなど大陸ヨーロッパ諸国においては（a）の保守主義や（c）の社会民主主義が比較的根強いので、イギリスなどに比べれば科学技術による伝統的な自然観や環境の改変に対して慎重である（それはこれらの国々の環境政策等にも示されている）。さらに北欧の場合は、（c）の社会民主主義が広く浸透しているので（いわゆる福祉国家ともつながる理念）、研究開発の一定の自由は認めつつ、それが社会的公正を損なわない限りで認められるという考え方が基本をなしている[12]。

このように、iPS細胞研究を含む再生医療や、より広く様々な科学技術と生命倫理をめぐる諸課題についていかなる評価や判断を行うかは、どのような政治哲学ないし公共哲学を基本にもつかで大きく異なってくるのであり、しかもそれは単なる理念のレベルにとどまらず、以上のように各国の政策展開やその

9　この点は京都大学iPS細胞研究所［二〇一六］でも紹介されている（三九頁、九二頁）。

10　「コミュニタリアニズム」に言及したが、本文で述べた「保守主義—自由主義—社会民主主義」という用語法ないし分類は、基本的にヨーロッパにおけるそれであり、アメリカにおける政治哲学ないし公共哲学では、むしろ「コミュニタリアニズム—リバタリアニズム—リベラリズム」という用語法や議論が一般的である。ここではこうした話題には立ち入らないが、詳しくは広井［二〇〇三］参照。また特にコミュニタリアニズムとの関連における「エンハンスメント（増強）」や幹細胞研究をめぐる議論について小林［二〇一〇］参照。

11　この点についても京都大学iPS細胞研究所［二〇一六］第三章のイギリスに関する記述や国際比較を参照。

12　こうした生命倫理と背景にある政治哲学との関係及び国際比較については、福祉国家やエコロジーとの関連を含め広井［二〇〇三］を参照されたい。

相違に具体的に反映されているのである。

ひるがえって日本はどうであろうか。筆者が見るところ、日本における生命倫理をめぐる議論や政策展開は、以上のような基本となる価値理念あるいは政治哲学・公共哲学を意識しないまま、無自覚な形で行われることが多いのではないか。言い換えれば、原理・原則や基本理念に関する議論や洞察がないまま、個別の現象や課題への対応がなし崩し的に（あるいは特定の国の対応を直輸入するような形で）行われる傾向が強いのではないか。またそのために、（異なる立場や考え方がそれぞれ一定の妥当性をもつということが十分自覚化されず）かえって感情的な対立となったり、合意形成ができず問題が先送りされたりすることが多いと思われる。

したがって日本において重要なことは、以上述べてきたような生命倫理をめぐる個別課題の根底にある異なる価値理念ないし政治哲学・公共哲学に意識を向け、そうした基本理念（の多様性）と一体になった形で生命倫理や研究規制に関する公共的な議論を進めていくことだろう。

四　おわりに

本稿では、一においてｉＰＳ細胞研究を含む再生医療と高齢化との関わりを医療システムや医療の資源配分のあり方にそくして政策的なレベルで考察し、ピンポイントでの技術開発にとどまらない、医療保険制度や地域コミュニティ等を包含した視点での対応や資源配分が、高齢化時代における「持続可能な医療」の実現にとって重要であるとの指摘を行った。続く二では議論をより原理的な次元に進め、特にアメリカの大統領生命倫理評議会報告書『治療を超えて』を素材としながら、高齢化との関連で再生医療をめぐるテーマが究極的に行きつく話題としての「不老の身体」あるいは老化遅延をめぐる議論を吟味した。そしてさらに三において、そうした課題への評価や判断の土台にある価値体系のあり方を政治哲学ないし公共哲学という観点にそくして論じた。

冒頭に記したように、日本は世界における〝高齢化のフロントランナー〟であり、同時にiPS細胞研究において世界をリードするポジションにある。しかしその割に、高齢化社会への対応とiPS細胞研究を総合的にとらえた議論や考察はなお十分に行われていない状況にある。医療資源ひいては地球資源の有限性も視野に収めつつ、高齢化社会における「持続可能な医療」という観点を軸にそうした議論を進めていくことが、今何より求められているのではないだろうか。

参考文献

ウィルキンソン、リチャード・G　二〇〇九『格差社会の衝撃―不健康な格差社会を健康にする法―』（池本幸生他訳）書籍工房早山．
カス、レオン・R・編著　二〇〇五『治療を超えて―バイオテクノロジーと幸福の追求　大統領生命倫理評議会報告書―』（倉持武監訳）青木書店．
カーツワイル、レイ　二〇〇七『ポスト・ヒューマン誕生』（井上健監訳）NHK出版．
河合隼雄　一九八九『生と死の接点』岩波書店．
京都大学iPS細胞研究所　二〇一三『iPS細胞の世界―未来を拓く最先端生命科学―』（山中伸弥監修）日刊工業新聞社．
京都大学iPS細胞研究所　二〇一六『iPS細胞が医療をここまで変える―実用化への熾烈な世界競争―』（山中伸弥監修）（PHP新書）PHP研究所．

黒木登志夫　二〇一五『iPS細胞―不可能を可能にした細胞―』（中公新書）中央公論新社.
小林正弥　二〇一〇『サンデルの政治哲学―〈正義〉とは何か―』（平凡社新書）平凡社.
近藤克則　二〇〇五『健康格差社会―何が心と健康を蝕むのか―』医学書院.
広井良典　一九九二『アメリカの医療政策と日本―科学・文化・経済のインターフェイス―』勁草書房.
広井良典　一九九四『医療の経済学』日本経済新聞社.
広井良典　一九九六『遺伝子の技術、遺伝子の思想―医療の変容と高齢化社会―』中公新書）中央公論新社.
広井良典　二〇〇三『生命の政治学―福祉国家・エコロジー・生命倫理―』岩波書店（二〇一五年に岩波現代文庫として再刊行）.
広井良典　二〇一五『ポスト資本主義―科学・人間・社会の未来―』（岩波新書）岩波書店.
広井良典　二〇一六「医療分野における科学技術と医療政策」『ライフサイエンスをめぐる諸課題』国立国会図書館調査及び立法考査局.
ＯＥＣＤ　二〇〇五『世界の社会政策の動向―能動的な社会政策による機会の拡大に向けて―』明石書店.

ｉＰＳ細胞研究
――超高齢社会における臨床的意義と倫理的課題

会田薫子
東京大学大学院人文社会系研究科
死生学・応用倫理センター上廣講座
特任教授

一　はじめに

二一世紀における先端医療の推進役を担う一翼は幹細胞研究を軸とする再生医療であることは衆目の一致するところである。幹細胞には体性幹細胞とＥＳ細胞（embryonic stem cell）や胎児幹細胞、ｉＰＳ細胞（induced pluripotent stem cell）などの多能性幹細胞があり、それらを用いる治療法の開発などのために、世界中の研究者がしのぎを削っている［霜田　二〇一二：一―一二］。

多能性幹細胞のなかでもｉＰＳ細胞は体細胞由来であり、ＥＳ細胞研究において最も深刻とされる胚の操作に関わる倫理的問題を回避しており、また、死亡胎児の細胞や組織を用いる幹細胞研究で議論となる倫理的問題もみられないため、将来への期待は一層大きい。

それでもなお、安全性や有効性といった科学的妥当性や、患者や被験者からのインフォームド・コンセントの取得や個人情報の保護、生殖細胞を含む分化細胞をどのように扱うかなど、検討すべき倫理的問題は少なくない［位田 二〇〇九：三三四―三三八］。

現在、国内外で進められているiPS細胞研究の対象には加齢変性疾患が多い。世界でトップレベルの長命国である日本は、二〇〇七年に世界最初の超高齢社会となった[1]。他の先進諸国でも超高齢化が進んでいる。

本稿ではこの医学的進展の臨床応用が超高齢社会における医療にどのような影響をもたらすか、またそこにはどのような倫理的課題があるかを検討する。

二 iPS細胞研究の臨床上の期待

この分野の先駆者である山中伸弥氏は、iPS細胞のおもな臨床応用として再生医療と創薬という二つの分野への貢献を挙げている［山中・杉町 二〇一一：三八七―三九二］。

再生医療については、加齢黄斑変性、網膜色素変性症、心臓病、パーキンソン病、脊髄損傷などの分野で研究が進められ、世界最初の臨床応用として二〇一四年に滲出型加齢黄斑変性の臨床試験が七〇歳代の女性患者一例を対象に開始された。同臨床研究のリーダーである理化学研究所の髙橋政代氏によると、術後一年を経過した二〇一五年一〇月時点で患者の経過は良好でがん化などの問題は起きておらず、術前は低下傾向にあった視力が術後は維持に転じたという［理化学研究所　二〇一五］。

加齢黄色斑変性の患者数は高齢者人口の増加に伴って増加するとみられるため、日本を含め高齢者人口が増加している諸国で研究の進展への期待は大きい。

こうしてｉＰＳ細胞研究を利用した再生医療に関する社会的関心は高いが、山中氏によるとｉＰＳ細胞研究の創薬への貢献はより大きな可能性を有するという。山中氏は数多くの疾患に対する新薬を開発するさまざまな段階でｉＰＳ細胞がツールとして役立つ可能性を述べ、今後、世界各地で研究が進められていくとみている［山中　二〇一五：三一一九］。

通常、新薬開発には十数年もの長い年月がかかるうえに、その成功確率は数万分の一ともいわれている。新薬開発ではこれまで動物モデルが使用されてきたが、ヒトｉＰＳ細胞を用いることで開発期間が短縮され、開発可能性が向上することが期待されている。例えばマウスでは効果がみられてもヒトでは効果が無い場合もある。また、人間の被験者を対象に臨床試験を行う前に、ヒトｉＰＳ細胞から作製した臓器の細胞に薬を投与して副作用を確認することも可能になるため、より安全性高く臨床試験を実施することが可

1　六五歳以上の高齢者人口が総人口に占める割合を高齢化率といい、高齢化率が七％を超した社会を高齢化社会、その倍化水準である一四％を超すと高齢社会、三倍の二一％を超過した社会を超高齢社会と呼んでおり、日本は一九七〇年に高齢化社会になり、一九九四年に高齢社会になり、二〇〇七年には世界最初の超高齢社会になった。二〇六〇年には高齢化率は三九・九％になると推計されている。（国立社会保障・人口問題研究所「日本の将来推計人口〔平成二四年一月推計〕http://www.ipss.go.jp/syoushika/tohkei/newest04/gh2401.asp〔二〇一六年一二月二八日アクセス〕）

なお、二〇一七年一月に日本老年学会および日本老年医学会が日本における高齢者の定義を見直し、七五歳以上を高齢者とすべきと提言したが、これは医学・医療上の再定義の動きである。本稿では先進諸国における標準的定義である六五歳以上を社会政策上の高齢者の定義として論ずる。

能になる。

1　再生医療への貢献——滲出型加齢黄斑変性の場合

(1) 疫学について

加齢黄斑変性（AMD：age-related macular degeneration）は加齢に伴って目の網膜の中心部にある黄斑に異常が認められる疾患で、網膜の下の色素上皮が障害され、視界がゆがみ、失明に至ることも少なくない。AMDは多くの国において高齢者における失明を含む重篤な視覚障害の主因の一つである［Pascolini *et al.* 2004：67-115］。

かつて、AMDはアジア諸国では欧米諸国に比べて罹患率が低いとされてきた［Jager *et al.* 2008：2606-2617］。しかし近年の研究では、四〇歳代から七〇歳代までの人口では罹患率にそれほど大きな差はないことが示されている［Kawasaki *et al.* 2010：921-927］。

日本におけるAMD患者数の経年変化の傾向は、久山町研究の知見から類推が可能である。久山町研究は九州大学が中心となって福岡県久山町の一般住民を対象に行っている疫学調査であり、一九六一年から半世紀にわたり四〇歳以上の町民を対象として実施されている。久山町研究は日本屈指の疫学調査として知られている。

この研究では当初は脳血管疾患や心血管疾患に関してデータ収集を始め、その後、さらに広く生活習慣に関わる疾患についてもデータ収集を行うようになった。AMDに関しては一九九八年に有病率[2]の調査が開始され、AMDの有病率の変化や危険因子が追跡調査されている。

AMDは萎縮型AMDと滲出型AMDに大別され、両者とも黄斑部の視細胞の代謝を支えている網膜色素上皮細胞における加齢性変化から始まると考えられている。滲出型ＡＭＤは黄斑部の出血や網膜剥離／浮腫等により比較的急速に著しい視力低下を招くが、萎縮型では網膜外層の変性萎縮により比較的緩徐に視力が低下する［大中・高橋 二〇一六：二六―三三］。

久山町研究で示された一九九八年のＡＭＤ全体の有病率は〇・九％であり、ＡＭＤの分類別では滲出型が〇・七％、萎縮型が〇・二％であった。また、女性の〇・三％に比べて男性では一・七％と、男性で有意に高いことも示された。それが二〇〇七年のデータでは、ＡＭＤの有病率は一・三％に上昇し、内訳は滲出型が一・二％、萎縮型が〇・一％であり、滲出型の有病率が有意に上昇していることが示された。性別では女性が〇・七％、男性が二・二％であった［安田 二〇一四：一一―一三］。

久山町研究のデータを分析した安田美穂氏らはＡＭＤの危険因子について、「加齢、喫煙、白血球数の増加」等と報告し、有病率の性差は日本の高齢男性における喫煙率の高さによるとみられると述べている。また、高齢化の進展に伴った有病率の上昇がみられるため、今後、ＡＭＤ患者数は一層増加し欧米並みになることが予測されると報告している［Yasuda *et al.* 2009：2135-2140］。

（２） ＡＭＤの従来の治療法

ＡＭＤは高齢者の生活の質（QOL：quality of life）を著しく低下させる疾患として、よりよい治療法の開発が待たれている。

なかでも著しい視力低下をまねく滲出型ＡＭＤは上述のとおり日本におけるＡＭＤの大部分を占めてお

2　有病率とは一時点における患者数の単位人口に対する割合。疾病の頻度をあらわす指標のひとつ。

り、レーザー療法、手術、放射線療法などが試されてきたが、二〇〇〇年代初頭までは視力を確実に改善・維持させる方法はなかった［髙橋　二〇一六］。萎縮型ＡＭＤに対する治療法は未だ開発されていない。その後、滲出型ＡＭＤについては視機能の維持・改善に有効とされる抗ＶＥＧＦ薬の硝子体内投与療法が開発され、これが現在の主流の治療法となっている。二〇一六年末時点で日本では三つの抗ＶＥＧＦ薬が承認されている。

抗ＶＥＧＦ薬によって滲出型ＡＭＤ患者の視力予後は飛躍的に改善した。しかしこの薬物療法は根治療法ではなく、継続的な眼内投与を必要とする。そしてそうしながらも長期的には視力はやがて低下するため、患者の精神的および身体的負担は依然として大きい［大中・髙橋　二〇一六：二六—三二］。また、光線力学療法（PDT：photodynamic therapy）と抗ＶＥＧＦ療法との併用療法も行われている。ＰＤＴは光感受性物質と低エネルギーのレーザー照射を組み合わせた治療法である。しかしこの併用療法の対象となるのは滲出型ＡＭＤ症例の一部に限られる［五味　二〇一六：三四—三八］。

（3）ＡＭＤに対するｉＰＳ細胞による治療法

抗ＶＥＧＦ療法の導入により滲出型ＡＭＤの視力予後は改善したが、前述のように対症療法ゆえの限界を有している。

根治療法の開発のためには、ＡＭＤ発症の背景にある網膜色素上皮（RPE：retinal pigment epithelium）の劣化に対する治療法の確立が必要だとかねてから考えられてきた。しかし、これまでに試みられたＲＰＥの移植治療では、胎児由来の組織を用いた場合は倫理的問題と他家移植による免疫学的問題があり、また、患者本人のＲＰＥを周辺部網膜下から採取する場合は過大な手術侵襲の問題を抱えるため、治療法としては確立されなかった。

その後、ＥＳ細胞研究が進展しＥＳ細胞からＲＰＥを分化させることが可能となったが、依然として他家移植による拒絶反応の問題と胚の操作に関わる倫理的問題が残っていた。

このようにＲＰＥ細胞の移植ではドナー源が問題となっていたなか、ｉＰＳ細胞の技術が登場した。患者自身の組織から作製するｉＰＳ細胞を用いれば他家移植で問題になる拒絶反応は回避され、また、胎児や胚の利用に関係する倫理的問題も回避される。ＡＭＤにおいてはｉＰＳ細胞はほぼ理想的なドナー源となりうるのである［栗本 二〇一六：三九―四四］。

その後の慎重な準備を経て、二〇一四年に滲出型ＡＭＤに対する自家ｉＰＳ細胞由来のＲＰＥシート移植の第一例の臨床試験が開始されるに至った。これはｉＰＳ細胞を人体に移植した世界最初の例であった。この分野での研究の進捗は長寿社会の光明として世界的に期待されている。

2 創薬への貢献――アルツハイマー病の場合

ｉＰＳ細胞研究の進展はアルツハイマー病（AD：Alzheimer's disease）やＡＬＳ（筋萎縮性側索硬化症）などの神経変性疾患を含めさまざまな疾患の治療薬の開発に貢献する可能性も大きいといわれている。本稿では超高齢社会におけるｉＰＳ細胞研究の意義に着目していることから、この節ではＡＤの治療薬開発に関するｉＰＳ細胞研究の貢献の可能性について述べる。

(1) 疫学について

加齢はＡＤの主要な危険因子である。高齢者人口の増加によって、ＡＤを含め認知症の原因疾患を有する人口の増加も予測されている。

日本で認知症を有する高齢者の数は二〇一二年で四六二万人であったと推計されており、団塊の世代が全員七五歳以上になる二〇二五年にはこの数字は約七〇〇万人となり、六五歳以上の高齢者の約五人に一人に達するといわれている［厚生労働省 二〇一五］。超高齢社会となった日本において認知症対策の重要性は増すばかりである。

認知症には数多くの原因疾患があるが、現在、四大認知症と呼ばれているのはＡＤ、レヴィ小体型認知症、脳血管性認知症と前頭側頭型認知症（ピック病）である。このなかでもＡＤは、日本では認知症全体の六割、米国では八割を占めるといわれている［井村 二〇一五：九二―一〇九］。

（2） 従来の治療法について

ＡＤは脳神経変性疾患であり、現在のところ根治薬はない。ＡＤでは神経細胞の脱落に加え、神経細胞外の老人斑と神経細胞内の神経原線維変化が特徴的にみられる。この老人斑の主要構成成分はアミロイドβという蛋白であり、神経原線維変化はタウ蛋白が神経細胞内に蓄積することで形成される。家族性ＡＤで見出された遺伝子変異はいずれもアミロイドβの産生を亢進していることが示されている［春日 二〇一六：五―九］。

日本の厚生労働省も米国食品医薬品局（ＦＤＡ）もこれまでに四種類の薬剤を承認しているが、現状ではこれらの薬剤の効果は非常に限定的である。これらの薬剤は神経伝達に作用し、限定的な期間において症状の抑制に役立つ場合があることは示されているが、ＡＤの病態そのものに影響を与えるものではないので、ＡＤの進行を遅らせることはできない。一方、有害事象が多い場合も少なくないことも示されている［福士　二〇一六：九五―九八］。

（3）ＡＤの治療法の開発におけるｉＰＳ細胞研究

近年の研究で、ＡＤによって認知症の症状が臨床的に発現した段階では、すでにアミロイドβの沈着に引き続く神経原線維変化、さらに神経細胞の脱落が高度に進行している場合が多く、この段階でアミロイドβを取り除いても神経変性はすでに不可逆な状態にあることが示されている。認知症の症状が発現する少なくとも一五年以上前にはアミロイドβは脳内に沈着し始めることを示している研究もある［Benzinger *et al.* 2013：E4502-4509］。

そこで、先制医療という考え方が提案されるようになってきた。つまり、アミロイドβの沈着はみられるがまだ認知機能が正常な段階で診断し、治療を開始するということである。米国ではアミロイドβの沈着はみられるもののまったく症状が発現していない被験者を対象とする新薬の臨床試験が開始されている。こうした先制医療は従来からの集団の予防医学ではなく個の予防医学と言われている［井村　二〇一五］。個の予防医学は一人ひとりのための予防医学である。個別化医療の観点から、ｉＰＳ細胞研究はこの分野で大きく貢献する可能性がある。山中氏はＡＤ患者から細胞を採取してｉＰＳ細胞を作製した研究の結果、ＡＤ患者でもアミロイドβの蓄積のあり方に相違がみられることがわかったと述べている［山中　二〇一五］。

同じ様にＡＤと診断されても、アミロイドβの蓄積のあり方の相違によって薬剤の効果が異なることも考えられる。これまでのように、その点に関する分類なしにＡＤ患者をまとめて臨床試験の対象としていては、治験薬の効果の判断が不適切になる。

そこで山中氏は、あらかじめｉＰＳ細胞を使って患者を分類することで、患者のタイプによって有効性が高く副作用が少ない薬剤の開発につなぐことが期待できるとしている。こうした創薬研究への応用可能性は大きく、「ｉＰＳ細胞研究では再生医療も大事だが、それよりもポテンシャルが大きいのは、間違いなく創薬研究である」と述べている［山中　二〇一五］。

三　研究倫理に関わる問題

上述のように、ｉＰＳ細胞研究は超高齢社会の医療において有望だが、新たな治療法の開発に際して最も重要なのは被験者保護であり、研究はその対策を尽くしながら進められなければならない。これは世界で医薬品や医療機器の研究開発に関して被験者の人権を軽視してきた歴史への反省を経て、現在、研究倫理の要諦となっている。

被験者保護に関してｉＰＳ細胞研究においてこれまで懸念されてきたことの一つに、細胞のがん化に関する問題がある。ｉＰＳは無限に増殖可能というがん細胞と同じ特徴を有する。そのため臨床研究における安全性担保の第一歩として移植細胞のがん化を確実に回避することが求められてきた。

滲出型ＡＭＤへのｉＰＳ細胞由来の組織移植の第一例目に関しては、事前の動物実験でマウスとラット計約一四〇匹にヒトｉＰＳ細胞由来の網膜の細胞を移植し、一度もがん化が認められなかったことを確認したのち、人を対象とする研究が開始された［読売新聞　二〇一四年九月一三日］。

また、髙橋氏と山中氏らは二〇一五年に第二例目の滲出型ＡＭＤ患者に対するｉＰＳ細胞由来の組織移植術を予定していたが、作製したiPS細胞の遺伝子の一部に変異が見つかったことから移植術は見送られた。髙橋氏は「医学的には移植しても大丈夫だと思うが、社会的コンセンサスがないことも踏まえ、慎重を期して中止を決めた」と述べている［朝日新聞　二〇一五年六月一八日］。つまり、これまでの臨床研究では、研究者側としては最大限の慎重さをもって一歩一歩確実に研究を進めているといえるだろう。

1　新しい法整備と生命倫理への配慮

こうして髙橋氏や山中氏ら研究者側が慎重を期している理由の一つは、研究を順調に進めていくためには社会的な信頼を維持することが不可欠だからである。

国も被験者の安全を確保しつつ再生医療を国策として推進するとのことで、二〇一三年に再生医療に関する三つの法律を成立させた。それらは「再生医療を国民が迅速かつ安全に受けられるようにするための施策の総合的な推進に関する法律（再生医療推進法）」、「再生医療等の安全性の確保等に関する法律（再生医療安全性確保法）」および「医薬品、医療機器等の品質、有効性及び安全性の確保等に関する法律（改正薬事法）」である。再生医療推進法は幹細胞研究の成果を臨床応用するための制度的な環境整備を国が進めることを意図した議員立法であり、再生医療安全性確保法および改正薬事法は再生医療に関する規制の体系としての内閣提出法案による立法化であった。

再生医療推進法と再生医療安全性確保法において、日本の制定法の歴史上初めて「生命倫理」という用語が用いられ、「生命倫理への配慮」と条文に謳われている。これが具体的に何を指すかについては記載がみられないが、適切なインフォームド・コンセント（IC：informed consent）の取得と個人情報の保護が想定されるという［一家　二〇一四：五五三―五六三］。

(1) インフォームド・コンセントの適切性

臨床研究における被験者保護のための基本ルールの第一項目として、適切なICの取得が挙げられる。被験者が当該研究について研究者からその目的や意義、方法や、被験者となった場合に体験することや想定される利益と不利益などについて十分な説明を受け、それらをよく理解したうえで、自発的に研究参加についての同意を研究者に与えることをいう。これは臨床研究の憲法と呼ばれるヘルシンキ宣言以来の医学研究の基本原則である[3]。

滲出型AMDへのiPS細胞由来の組織の移植第一例では、被験者の選択基準は五〇歳以上の滲出型AMD患者で、病変のある目の矯正視力が〇・三未満、通常の治療を受けても効果が無かったり再発を繰り返したりする患者であった［読売新聞　二〇一四年九月一三日］。実際に被験者として選択されたのは七〇歳代の女性であった。

この第一例の患者において、ICは適切に得られたのだろうか。どのような説明によって研究者側がICを得たのかについて、三大全国紙での報道をみると、「同意を得た」と簡単に記述した新聞があっただけで詳報はみられなかった。この点は第一例の実施の発表に関する研究者側の記者会見においてマスメディアが確認すべき事柄だったのではないだろうか。

まず被験者には、臨床研究に参加するということは研究対象になるということであり、確立された治療法を受けることではないことを適切に認識してもらう必要がある。当然ながら治療の第一選択とはならない。

研究の対象患者は被験者となる前に、可能ならば当該臨床研究に無関係で利益相反状態にない医師から従来の治療法を受け、その結果、従来の治療法よりも臨床研究で試す方法の方が優れている可能性があると推定されるので、研究に参加するのである。滲出型ＡＭＤの臨床研究においては前述二・１・（２）の治療法が従来の治療法である。

まして最初の段階で行うことは「安全性」の確認であり、有効性を検討することではない。さらにいうならば、研究のこの段階において日本で「安全性」と称しているものが相当する英語は“safety”ではなく“toxicity”、つまり「毒性」である。試験対象の治療法の「毒性」が被験者にとって忍容可能か否かを確認するための段階なのである。日本で採用されている臨床研究の方法論は基本的には欧米先進国からの輸入物であるが、翻訳の段階で「マイルドな」日本語が選択されているのである。

対象患者はこの点に関してよく説明を受け、適切に理解したうえで、研究者に研究参加についてのＩＣを与えることが求められる。今回の臨床研究の場合、当該被験者はこの点をどの程度認識していたのだろうか。

また、マスメディア各社がｉＰＳ細胞研究による再生医療への期待を広く報道し続けてきたことは、当該被験者の理解とＩＣにどのような影響を及ぼしたのか、研究に直接関係しない第三者から当人へ面接調査がなされることも研究倫理の観点で有益といえるだろう。

「夢が広がる・ｉＰＳ細胞」〔読売新聞　二〇一三年九月四日〕や「患者の夢」〔朝日新聞　二〇一三年六月二

3　ヘルシンキ宣言第一回改訂版（一九七五年）のなかでＩＣ（informed consent）という用語が使用されたことが、ＩＣの概念が広く普及していく契機となったといわれている。また、ＩＣという用語を使用してはいなかったが、その考え方について世界で最初に示したのはニュルンベルグ綱領（一九四七年）であった。同綱領は、第二次世界大戦中に人道に反する人体実験を行ったナチス・ドイツの医師を裁いたニュルンベルグ裁判の判決に伴って作られた。〔笹栗俊之　二〇一二〕

七日」、「夢の治療」［毎日新聞　二〇一四年九月一三日］などという見出しの記事が繰り返し掲載されてきたことによって、被験者が過大な期待を抱いた可能性は否定できない。

このような問題はがん治療に関してはすでに複数の研究報告がある。例えば、米国のインターネット上のがん治療に関するニュースでは、「画期的」、「奇跡的」、「革命的」、「驚異的」などの表現が多くみられ、特にホットな分野で顕著であったという［Abola and Prasad 2016 : 139-141］。

医療分野におけるこうした傾向が患者の意思決定に影響することは容易に想像される。研究者側はこの種の問題についても認識したうえで、被験者候補に研究計画について説明し、よりよく理解を促したうえでＩＣを得ることが望ましいといえるだろう。

（２）高齢患者とインフォームド・アセント

前述のように被験者からＩＣを得ることは臨床研究の基本である。従って、可能な限りの慎重さをもって実施しているといわれているｉＰＳ細胞の臨床研究の第一段階では、被験者本人が意思決定能力を有し、通常の方法でＩＣを与えることが可能な場合にのみ研究に参加可能という判断をしていると推察される。

今後、滲出型ＡＭＤの臨床研究が重ねられ治療法として確立されれば、対象者は一般に拡大する。同疾患が加齢変性であることを考えれば、対象の患者群の大多数は高齢者であることが予想される。認知機能の低下のために、医療側に通常のＩＣを与えることが困難な場合も少なくないだろう。

また、近い将来、前述のＡＤに対する研究も開始されるとみられる。初期の体外での研究ののち、人を対象とした臨床試験が行われることになるだろう。

この疾患の場合は、疾患段階にもよるが、被験者本人からＩＣを得ることは困難なケースが多い。現状では認知症を有する患者からの適切なＩＣの取得についての標準的な方法は未確立である。家族らによる代理決定は治療においては汎用されているが、臨床試験でも同様に許容されるかどうかは議論の余地がある。

そこで、少しでも本人の意思を尊重するため、ｉＰＳ細胞を用いた臨床研究および治療の分野でもインフォームド・アセント（informed assent）の導入を検討する必要があるのではないだろうか。

二〇一四年一二月に発表された「人を対象とする医学系研究に関する倫理指針」によると、インフォームド・アセントとは、「ＩＣを与える能力を欠くと客観的に判断される研究対象者が、実施または継続されようとする研究に関して、その理解力に応じたわかりやすい言葉で説明を受け、当該研究を実施または継続されることを理解し、賛意を表することをいう」［文部科学省・厚生労働省　二〇一四］。

これまで治療や研究におけるインフォームド・アセントといえば小児[4]が対象であったが、同指針は年齢について記しておらず、つまり、認知症を有する人などの同意能力をもたないとみられる被験者一般に対象が拡大されたと解釈される［位田　二〇一四］。

意思決定能力についてその有無のみを問うのではなく、本人の同意能力に応じて適切に治療について説明し本人の気持ちを十分尊重しながら意思決定プロセスを進めるというインフォームド・アセントの考え

4　米国小児科学会は、インフォームド・コンセントの対象を一五歳以上、インフォームド・アセントの対象を七歳〜一四歳としている。（Committee on Bioethics, American Academy of Pediatrics: Informed consent, parental permission, and assent in peditric practice. Pediatrics, 1995.）

再生医療安全性確保法の施行規則（平成二十六年九月二十六日厚生労働省令第百十号）では、ＩＣが得られないのは一六歳未満とされている。

方は、日本老年医学会の「高齢者ケアの意思決定プロセスに関するガイドライン―人工的水分・栄養補給の導入を中心として―」〔日本老年医学会　二〇一二〕においてはすでに採用されている。

認知症を有する場合、本人の認知機能は一度に失われるのではなく、年単位の長期間にわたって徐々に障害される。また、ＡＤ等の原因疾患を持たない場合でも、加齢によって認知機能が徐々に低下するのは通常のことである。

今後、さらに進展する超高齢社会において本人の意思を尊重する医療や研究を行うために、本人の同意能力の程度に合わせて本人にも適切に説明し、本人の気持ちを尊重しつつ意思決定プロセスを進めることは、本人を人として尊重する医療の実施のために重要なことといえるだろう。

現状では、「人を対象とする医学系研究に関する倫理指針」にみられるインフォームド・アセントの考え方がｉＰＳ細胞研究でも採用されるとはいえない。それは、ｉＰＳ細胞研究を含む再生医療関係の研究が則るべきは前述の再生医療三法であり、被験者からのＩＣ取得に関わることは再生医療安全性確保法に則ることとなっているからである。[5] 臨床研究としての再生医療とともに治療としての再生医療も同法のもとで行われることになっている。

再生医療安全性確保法の「再生医療等に関する説明及び同意」に関する条項は、対象者から通常の方法によってＩＣを得ることを求め、ＩＣを得ることが困難な対象者については再生医療安全性確保法の施行規則（平成二十六年九月二十六日厚生労働省令第百十号）の第三節「再生医療等の適正な提供に関する措置―再生医療等を行う場合に説明及び同意が不要な場合―」の第三十二条において規定されているが、このなかでインフォームド・アセントの対象は一六歳未満とされている。

今後、再生医療安全性確保法と同施行規則の見直しの際には、「人を対象とする医学系研究に関する倫理指針」を参照し、インフォームド・アセントの対象拡大を検討すべきといえるだろう。

2 時間と費用の問題

(1) iPS細胞ストック

第一例の滲出型AMD患者の場合、患者自身の皮膚の細胞からiPS細胞を作製して色素上皮シートを準備するために一〇ヶ月間を要し、遺伝子異常等の問題の有無を調べることも含め約一億円を要したという。この時間および費用も自家iPS細胞に関する目下の大きな問題とされている。

そこで、山中氏らは「iPS細胞ストック」を計画し、健常人の血液サンプルからHLA型別のiPS細胞を作製している。HLA型をある程度適合させようとするのは、他家移植で問題となる拒絶反応の恐れを可能な限り低減化するためである。すでに日本人の約二割に大よそ適合するiPS細胞が作製され、出荷されている。他家iPS細胞からであれば、滲出型AMD患者への移植用色素上皮シートは一ヶ月で準備可能だという［朝日新聞 二〇一六年七月七日］。

山中氏は「iPS細胞ストック」を最重点事業として推進し、日本人に多い免疫型のiPS細胞を二〇二二年度までに一〇〇種類用意し、それによって日本人の八〜九割に適合するiPS細胞を準備する計画である［読売新聞 二〇一六年一月二二日］。

京都大学と理化学研究所、神戸市立医療センター中央市民病院のチームは二〇一七年三月、AMD患者

5 再生医療安全性確保法の施行によって、二〇一四年一一月、「ヒト幹細胞を用いる臨床研究に関する指針」は廃止された。(厚生労働省医政局長「ヒト幹細胞を用いる臨床研究に関する指針の廃止について」医政発一一二一第三号、平成二六年一一月二一日)

一名に他家iPS細胞由来の網膜組織の細胞を移植する手術を行った。これはiPS細胞ストックを用いた世界初の臨床研究である［毎日新聞　二〇一七年三月二九日］。

同チームは、iPS細胞ストックを用いると、患者の同意を得てから最短一ヶ月で治療が可能になり、コストも自家iPS細胞を使用する場合の五分の一で、将来的には数百万円単位まで下げることが可能としている［読売新聞　二〇一六年七月三日］。

この動きはiPS細胞による再生医療研究の第二段階といえるものであり、成功すれば一般への臨床応用につながるとみられるが、問題は安全性の担保である。iPS細胞ストックを用いた研究が本人の細胞由来のiPS細胞から作製した組織を用いる第一段階と大きく異なっている点は、拒絶反応の可能性の問題である。被験者にその危険についても適切に説明し、理解を確認しながら同意を得ることが求められる。6

（2）改正薬事法――早期承認制度と安全性の問題

二〇一四年一一月に再生医療安全性確保法とともに施行された改正薬事法は、再生医療等製品という区分を医薬品とは別に設け、早期承認制度を導入した。この制度のもとで再生医療等製品は、医薬品の治験に比べて対象者数が少なくても、安全性が確認でき有効性が推定できれば条件付で承認されるようになった。これによって、これまで約六年を要していた再生医療用の細胞・組織の実用化が三年程度に短縮される見込みである［読売新聞　二〇一四年九月一五日］。

早期承認制度の適用第一号は、医療機器メーカーのテルモ社が虚血性心疾患による重症の心不全患者のために開発した「ハートシート」であり、二〇一五年九月に承認された。「ハートシート」は安全性と有効性を調べる臨床試験を七名の患者を対象として実施し、うち五名で心機能の悪化が抑えられ、死亡例はなかったという〔読売新聞　二〇一五年一一月二五日〕。「ハートシート」にはｉＰＳ細胞は使用されていないが、世界初の心不全治療用の再生医療製品として注目されている。

「ハートシート」開発では臨床試験の患者数が少なくて済んだため、従来であれば五〜八年を要したと思われる臨床試験から承認までの期間が、新制度のもとで三年半に短縮された。中央社会保険医療協議会が承認した「ハートシート」の価格は一四七六万円であった〔読売新聞　二〇一五年一一月二五日〕。二〇一六年三月時点で「ハートシート」はすでに四〇名以上の患者に使用されている〔西田　二〇一六〕。

経済産業省の研究会は、ｉＰＳ細胞を使った再生医療の国内市場は二〇三〇年には一兆円、周辺産業を加えると一・六兆円に膨らむと試算している〔毎日新聞　二〇一三年二月二三日〕。

再生医療は日本の成長戦略の柱の一つと位置づけられ、こうして制度による環境整備が進められてきたが、少数の被験者を対象とした臨床研究の結果によって「安全性が確認された」と主張することには無理があると思われる。

例えば従来、抗がん剤の開発においては一〇〇名程度の患者を対象とした臨床試験の結果でも承認審査がなされてきたが、肺がんに対する抗がん剤「イレッサ」のように、臨床試験では認められなかった副作用が承認後の市販の段階で確認され、多数の患者が死亡し訴訟に至る事態も発生している。

再生医療製品の早期承認制度が意図する経済成長の影で、安全性の担保が不十分な製品によって被害者を出さない取り組みがさらになされるべきといえるだろう。

6　ｉＰＳ細胞のストックについては、本書第一部の高須直子「ｉＰＳ細胞研究の現状と課題」で論じられているので参照していただきたい。

また、この成長戦略は産学連携を加速度的に進めることが予想されるため、再生医療の開発にあたる研究者であり患者の生命を守るべき医師でもある人材に対して、利益相反（COI：conflict of interest）に関して意識を高める教育を徹底することが求められる。

被験者の安全確保と研究者／医師のＣＯＩに関する情報公開が徹底され、透明性を保ちつつ研究を進めることは社会的な要請である。

四　正義・公正の観点から

前述のように、目下のところｉＰＳ細胞を用いる臨床研究や治療は非常に高額である。そのため、経済格差が拡大しつつある世界の多くの社会において、この技術によって恩恵を受けることができるのは富裕層に限定されかねず、そのためこの技術の使用は富裕層と貧困層の格差をさらに拡大しかねないという懸念もある。

しかし、本書の第三部でギンジェルらが指摘するように[7]、ｉＰＳ細胞研究はさまざまな不公正を是正する可能性を有する。まず、ｉＰＳ細胞研究とゲノム編集の技術が併用されれば、遺伝病という生来の生物学的不公正を正すことが可能となる。それによって、遺伝病を有することによって被る社会的不公正も是正される。また遺伝病以外でも疾患を有する人は疾患を有しない人よりも低所得の傾向があり、そのためにさまざまな不利益を被りがちであるが、それらの疾患の治療にｉＰＳ細胞研究が応用できれば経済的な問題による社会的不公正もある程度是正可能である。

ただ、医療技術および製品への経済的なアクセスの問題は、個人と国という二つのレベルでの議論を要すると考えられる。

何らかの疾患を有する個人がｉＰＳ細胞技術を用いた治療を受けることが可能か否かは、まず、当該個人が居住する国の医療保険制度によって大きく異なる。日本では高額療養費制度が設けられているため、その点で富裕層と貧困層の格差は開きにくい。現状の後期高齢者医療制度のもとでは、一般的な所得を有する七五歳以上の患者の場合、医療費の自己負担限度額は月額四万四四〇〇円、低所得者の場合は月額一万五〇〇〇円である。

国レベルでの問題の一つは医療費総額における再生医療への配分の問題である。前述のように、経済産業省の研究会は、再生医療の国内市場は直接の医療費だけで二〇三〇年には年額一兆円に膨らむと試算している。

二〇一五年時点で国民医療費は年額で約四一兆円だが、医療費のパイそのものの拡大が抑制される国策のなかで、再生医療の予算を新たに確保することができるのか、あるいは、別の分野の予算を削減して充当するのか、選択のための判断はその基準を見出すことも含めて政治的かつ倫理的に難易度の高い仕事だといえる。

7　ゲノム編集とはゲノムの特定部位を特異的に切断する人工制限酵素を用いてゲノム配列を改変する技術である。

五　将来はスペア臓器の開発へ

現在、臨床応用されているｉＰＳ細胞はＲＰＥシートという平面のものであるが、国内外の研究者はすでに三次元の組織の作製に取り組んでおり、続々と成果が報告されている。

例えば、東京大学医科学研究所の研究グループは二〇一〇年にｉＰＳ細胞を使ってマウスの体内でラットの膵臓を作ることに成功した［Kobayashi *et al.* 2010：787-799］。マウスとラットはネズミの仲間だが種が異なる。それまでに異種間でできた哺乳類キメラ[8]は羊とヤギのみで、マウスとラットはこれが世界初であった［毎日新聞、二〇一〇年九月三日］。

次いで二〇一三年に、臓器のサイズが人に近いブタを使い、ブタの体内で別のブタの膵臓を作ることに成功したという報告もなされた。研究者らはこれらの成果を活かし、ヒトｉＰＳ細胞を使って人の膵臓を持つブタを作製することを目指している［朝日新聞　二〇一三年二月一九日］。

また、横浜市立大学の研究グループは二〇一三年にヒトｉＰＳ細胞から立体構造をもつ肝臓組織をつくり、マウスの体内で機能させることに成功した。ｉＰＳ細胞から機能的な人の臓器が作製可能であることを実証した研究はこれが世界初であると報告した。［Takebe *et al.* 2013：481-484］。

こうした成果の先に研究者が目指していることの一つは、移植用臓器の作製である。日本では脳死体を含め死体からの提供臓器数が西洋諸国と比較して桁違いに少ないため、臓器移植という医療が標準的な医療とはなっていないが、臓器移植によって救命可能な生命を救命するために、移植用臓器の作製は再生医療の大きな目標の一つとみなされている。
この方法が実現すれば、脳死体を含め死体からの臓器提供が不要になる。さらに、従来の移植医療における他家移植の際に必須の免疫抑制剤の服用も不要となるだろう。現在、移植医療のレシピエントは拒絶反応を予防するために免疫抑制剤を服用し、免疫力を意図的に抑制している。そのため、がんの発生を含めさまざまな身体の問題が発生しやすいが、iPS細胞を使った再生医療による移植医療はこの問題をある程度回避可能とみられるので、現在の移植医療とはレベルの異なる安全性を提供することが期待されている。ただ、この方法はまた別種の困難な倫理的問題を抱える。[9]
将来、臓器の機能が低下したらiPS細胞で作製したスペア臓器と取り替えて、その臓器の機能が低下したらまたスペア臓器と取り替えることも可能な時代になるかもしれない。人間の寿命はどこまで延長可能なのだろうか。

8 キメラ：同一個体中に遺伝子型の異なる組織が互いに接して存在する現象、また、その現象を有する個体のこと。
9 この方法では、例えばブタの受精卵にヒトiPS細胞を入れてブタの子宮に戻し、生まれたブタからヒトの細胞でできた臓器を取り出して移植医療に使用する。この方法はヒトとブタのキメラを作る点など、生命倫理上難しい問題を抱える。この問題は本書第一部の長嶋比呂志「ブタに由来する臓器・組織の移植医療への応用と課題」で議論されているので、そちらを参照していただきたい。

六　おわりに

難病の治療法からスペア臓器の開発まで、ｉＰＳ細胞研究が拓いた医学・医療の未来は大きい。多彩な選択肢が射程に入り、ＱＯＬの改善やさらなる寿命の延長がもたらされる可能性がみえてきた。

こうした技術革新の導入は、人が生きる意味を改めて考えさせる契機ともなるだろう。より長くなる人生をどのように生きるべきか。生き終わりを見据えながらよりよく生きることを考える死生学の問いに、一人ひとりが向き合う時代の到来ともいえるだろう。

一方でこれらの技術革新は社会のレベルでは難題とも関連する。それは少子高齢化による社会保障費の財源確保を含め、安定的な社会の維持に関わる問題である。先進諸国の多くがすでに直面しているこれらの問題は、高齢化率が世界一の日本では特に深刻である。

超高齢社会がさらに高度に進展した時代に、一人ひとりの長寿を慶賀しつつ、個人の幸せと安定的な社会の維持の双方を実現していくために必要なことは何か。

その探索にあたっては、科学の進展に沿って、今後、私たちはともにこの社会でどのように生きていくべきか、また、どのような社会の創造を志向するのか、そのために新たな技術をどのように使うべきかなどについて、従来の思考と制度の枠組みにとらわれない新たな発想で柔軟に考えを深めていくことが求められるだろう。

参考文献

【和文】

朝日新聞　二〇一三　「ブタの体内で膵臓を作製」二〇一三年二月一九日三八面.

朝日新聞　二〇一三　「患者の夢、ここから」二〇一三年六月二七日朝刊三八面.

朝日新聞　二〇一五　「iPS移植見送り　二例目、遺伝子に変異」二〇一五年六月一八日朝刊七頁.

朝日新聞　二〇一六　「iPS移植　普及への試金石　他人の細胞から作った網膜活用　来年にも」二〇一六年七月七日朝刊二七面.

位田隆一　二〇〇九　「再生医療をめぐる倫理問題」*Surgery Frontier*, 16(3)：三三四—三三八頁.

位田隆一　二〇一四　「人を対象とする医学系研究に関する倫理指針（疫学・臨床研究統合指針）をめぐって」『京都府立医科大学雑誌』一二三（八）：五三七—五四四頁.

一家綱邦　二〇一四　「再生医療関係三法—新たな医療を規律する新たな法と倫理の考察—」『京都府立医科大学雑誌』一二三（八）：五五三—五六二頁.

井村裕夫　二〇一五　「先制医療」『医と人間』岩波書店、九二—一〇九頁.

大中誠之・髙橋寛二　二〇一六　「高齢社会で増加する加齢黄斑変性—抗VEGF薬による薬物療法の現状—」『日本医事新報』No.四八九二、二〇一六年一一月一二日号、二六—三二頁.

春日健作　二〇一六　「アルツハイマー病の早期臨床」『日本早期認知症学会誌』九（一）：五—九頁.

栗本康夫　二〇一六　「高齢社会で増加する加齢黄斑変性—iPS細胞による治療の現状—」『日本医事新報』No.四八九二、二〇一六年一一月一二日号、三九—四四頁.

厚生労働省　二〇一五　「認知症施策推進総合戦略（新オレンジプラン）」二〇一五年一月.

10　内閣府の最新の統計によると、二〇一五年一〇月時点で六五歳以上の高齢者人口は過去最高の三三九二万人になり、一億二七一一万人の総人口に占める割合（高齢化率）は二六・七％となった。また、高齢者人口のうち七五歳以上人口は一六四一万人で、総人口に占める割合は一二・九％となった。（内閣府：平成二八年版『高齢社会白書』、http://www8.cao.go.jp/kourei/whitepaper/w-2016/html/gaiyou/s1_1.html（二〇一六年一二月二八日アクセス））

五味文　二〇一六「高齢社会で増加する加齢黄斑変性─薬物療法時代における光線力学療法（ＰＤＴ）の利点─」『日本医事新報』№四八九二、二〇一六年一一月一二日号、三四─三八頁．
笹栗俊之　二〇一二「倫理原則と指針」『シリーズ生命倫理学第一五巻　医学研究』二四─五一頁、丸善出版．
霜田求　二〇一二「先端医療をめぐる倫理」『シリーズ生命倫理学第一二巻　先端医療』一─二一頁、丸善出版．
髙橋寛二　二〇一六「高齢社会で増加する加齢黄斑変性─滲出型の治療の今─」『日本医事新報』№四八九二、二〇一六年一一月一二日号、一一五頁．
日本老年医学会　二〇一二「高齢者ケアの意思決定プロセスに関するガイドライン─人工的水分・栄養補給の導入を中心として─」(http://www.jpn-geriat-soc.or.jp/proposal/pdf/jgs_ahn_gl_2012.pdf〔二〇一七年一一月二〇日アクセス〕)．
西田幸二　二〇一六「ｉＰＳ細胞発表から一〇年　再生医療の今」『週刊医学界新聞』二〇一六年四月一八日一面．
福士元春　二〇一六「Evidence Update 2016 最新の薬物治療のエビデンスを付加的に利用する─認知症治療薬─」『薬局』六七（二）：九五─九八頁．
毎日新聞　二〇一〇「ｉＰＳ細胞：東大医科研、臓器作製に成功　マウス体内にラット臓器」二〇一〇年九月三日一面．
毎日新聞　二〇一三「再生医療：三〇年に一・六兆件　経産省予測、ｉＰＳで市場拡大」二〇一三年二月二三日朝刊四面．
毎日新聞　二〇一四「ｉＰＳ細胞：初の移植手術　夢の治療　見えた光」二〇一四年九月一三日、大阪朝刊二九面．
毎日新聞　二〇一七「他人のｉＰＳ細胞：初の移植　60代患者の網膜に　理研など」二〇一七年三月二九日、東京朝刊二八面．
文部科学省・厚生労働省　二〇一四「人を対象とする医学系研究に関する倫理指針」二〇一四年一二月二二日(http://www.lifescience.mext.go.jp/files/pdf/n1443_01.pdf〔二〇一七年一月一七日アクセス〕)．
安田美穂　二〇一四「加齢黄斑変性：疫学から治療まで　疫学と危険因子」*Pharma Medica* 32 (10)：一一─一

三頁．
八代嘉美　二〇一五　「ｉＰＳ細胞を用いた研究の倫理的・法的・社会的課題について」『日本臨牀』七三（suppl 5）：五三七―五四三頁．
山中伸弥　二〇一五　「再生医療と創薬」井村裕夫編『医と人間』岩波書店、三―一九頁．
山中伸弥・杉町圭蔵　二〇一一　「ここまで進んだ先端研究　世界が注目するｉＰＳ細胞の夢」『臨床と研究』八八（四）：三八七―三九二頁．
読売新聞　二〇一三　「夢が広がるｉＰＳ細胞」二〇一三年九月四日朝刊一七面．
読売新聞　二〇一四　「基礎からわかるｉＰＳ細胞臨床応用」二〇一四年九月一三日朝刊二五面．
読売新聞　二〇一四　「再生医療普及への試金石だ」二〇一四年九月一五日朝刊三面．
読売新聞　二〇一五　「迅速承認制度一年　再生医療開発 海外も注目」二〇一五年一一月二五日一三面．
読売新聞　二〇一六　「ｉＰＳ医療実用化へ前進」二〇一六年一月二三日朝刊一五面．
読売新聞　二〇一六　「他人のｉＰＳで初の治療　再生医療普及への試金石」二〇一六年七月三日朝刊二九面．
理化学研究所　二〇一五　「ｉＰＳ臨床研究、移植一年の経過を報告」二〇一五年一〇月六日（http://www.cdb.riken.jp/news/2015/topics/1006_8796.html〔二〇一六年一二月二四日アクセス〕）．

【欧文】

Abola MV, and Prasad V.　2016　The Use of Superlatives in Cancer Research. *JAMA oncology,* 2(1): 139-141.
Benzinger TL, Blazey T, Jack CR, *et al.*　2013　Regional variability of imaging biomarkers in autosomal dominant Alzheimer's disease. *Proceedings of the National Academy of Sciences of the United States of America,* 110(47): E4502-4509.
Jager RD, Mieler WF, and Miller JW.　2008　Age-related macular degeneration. *New England Journal of Medicine,* 358: 2606-2617.
Kawasaki R, Yasuda M, Su JS, *et al.*　2010　The prevalence of age-related macular degeneration in Asians. *Ophthalmology,* 117(5): 921-927.
Kobayashi T, Yamaguchi T, Hamanaka S, *et al.*　2010　Generation of rat pancreas in mouse by interspecific blastocyst

injection of pluripotent stem cells. *Cell,* 142: 787-799.

Pascolini D, Mariotti SP, Pokharel GP, *et al.* 2004 2002 update of available data on visual impairment: a compilation of population-based prevalence studies. *Ophthalmic Epidemiology,* 11(2): 67-115.

Takebe T, Sekine K, Enomura M, *et al.* 2013 Vascularized and functional human liver from an iPSC-derived organ bud transplant. *Nature,* 499: 481-484.

Yasuda M, Kiyohara Y, Hata Y, *et al.* 2009 Nine-year incidence and risk factors for age-related macular degeneration in a defined Japanese population: The Hisayama Study. *Ophthalmology,* 116: 2135-2140.

第5部

政府・国際的視点から

科学技術イノベーション政策における科学知と人文知の融合
——日本における生命倫理の制度化を手がかりに

星野利彦
内閣府政策統括官（科学技術イノベーション担当）付参事官（イノベーション創出環境担当）

一　はじめに——科学技術イノベーションと社会との関係深化

人類の歴史は、科学技術と社会システムとの相互作用によって形成されてきた。かつて科学者の純粋な知的営みであった科学は、一六世紀半ばに始まった近代科学によって一七世紀の科学革命へと導かれ、キリスト教的世界観を覆す一方、多くの技術革新を生み出し、一八世紀における産業革命を引き起こした。さらに産業革命期の第二次科学革命は、科学の一部が技術と強く結びつき、科学の変容と技術の革新を一体的に進行させ、科学と技術の両者の関係を密接化させていった。

このようにして科学知が技術へ応用される科学技術が誕生した。科学技術は、生産性や衛生水準の向上、軍事上の優位性の確保などの実益を社会にもたらした。それと同時に、経済や社会の発展に貢献する技術への要求が、科学の発展に影響を与えるようになった。

二〇世紀の二度の世界大戦では、科学者が国家に動員され、化学兵器や核兵器など先端科学技術を用いた兵器開発が戦争の帰趨に影響を与えるまでになった。世界大戦後は新産業の創出や経済発展の原動力として科学技術の利活用が進んだ。

科学技術政策が、国家における重要な政策対象に取り込まれ、政府による資源投入の選択と集中が進み、重点投資対象の科学技術の更なる発展という図式が成立するようになった。こうして科学技術は社会的な地位を高めて社会に影響を及ぼすとともに、社会もまた科学技術に影響を及ぼし続け、両者は密接不可分なものとなっている。

このような科学技術と社会との関係性の深化に対する認識は、概ね世界共通のものとなっている。ゆえに、本書の主題である「科学知と人文知の接点」について考えることは、より深く、密に、そして複雑に絡み合う現代社会をより良く生き、また人類の歴史を明るく希望に満ちた未来へと繋げていく上で、必要不可欠なことであろう。特に、東日本大震災とそれに伴う原子力発電所事故、近年のセンセーショナルな研究不正の発生等によって、科学技術と社会との関係が問い直されている今日、科学技術と社会との関係性を見つめ直すことの意義は大きい。

筆者は本書について、人工多能性幹細胞（ｉＰＳ細胞）を含む幹細胞研究・医療を対象として「科学知と人文知の接点」を検討するだけでなく、その検討結果を踏まえ、日本が世界を先導するｉＰＳ細胞の臨床応用に関する生命倫理を体系化する試みの一つであると理解している。こうした試みは、人類社会と調和した持続性のある再生医療の展開、ひいては科学技術イノベーションと社会との関係深化という観点から見ても極めて重要である。

本稿では、「生命科学の時代」とも表現される二一世紀において、科学技術イノベーション政策全般にわたる科学知と人文知の融合に向けた動きを、二一世紀最初に策定された第二期科学技術基本計画と、直近に策定された第五期科学技術基本計画の各々を読み解くとともに、本書の主題の考察対象として設定されている幹細胞研究・医療における生命倫理の制度化に向けた動向を手がかりに、科学技術イノベーション政策としての科学知と人文知の接点の在り方について考察する[1]。

二　科学技術政策から科学技術イノベーション政策へ――科学知と人文知の共創

主要国の科学技術政策は、今や科学技術イノベーション政策として位置づけられることが普遍的なものとなりつつある。ここでいうイノベーションは、単なる技術革新のみを指すのではない。イノベーションとは、技術革新を端緒として、従来のモノや組織、仕組みやルールなども変容させ、社会的・経済的に新たな価値を創造し、社会に大規模かつ不可逆的な変化をもたらす一連の活動全般のことである。そして、各国政府が科学技術政策を科学技術イノベーション政策と再定義したのは、科学技術の発展が牽引するイノベーションの実現こそが、国家的に重要な政策領域と考えているからに他ならない。これは日本国政府

1　本稿に記載されている意見は、全て筆者の個人的な見解であり、所属組織や日本国政府の意見・見解を代表するものではない。また、内容に関する全ての誤りは筆者個人に属し、その責任は一義的に筆者のみが負うものである。

も同様であり、科学技術政策よりも科学技術イノベーション政策とするのが通例となっている。実際、内閣総理大臣を座長とする重要政策に関する会議の一つである「総合科学技術会議」は、平成二六年五月から、「総合科学技術・イノベーション会議」に改称され、日本国政府が目指す科学技術イノベーション政策の方向性が、まさにイノベーションの実現であることを内外に明らかにしたところである。

インターネットの急速な普及が進展しつつある中で幕を開けた二一世紀は、当初、高度情報社会といわれたが、その後、情報通信技術のさらなる進化に伴い、モノのインターネット（IoT：Internet of Things）の社会実装化が進み、さらには人工知能（AI：Artificial Intelligence）の発達の加速化とともに、我々の社会生活が大きく変化する大変革時代と言うべき状況を生み出している。この大変革時代は、イノベーションが引き起こされやすい時代でもある。経済や社会の変化の速度がますます加速し、不確実性や予見困難性が高まり続けている時代であるからこそ、科学技術と人間との関係性を見つめた上で、予見が難しい多様な課題への対応を適切に図っていく必要がある。そしてその基盤である科学技術イノベーションが、各国における重要政策として位置づけられるのは必然といえよう。

本来、科学的な方法により再現性や予見性が得られた知識を活用して新たな技術を生み出してきた科学技術であるが、この科学技術によって、予見が難しい新たなリスクが生じる例は枚挙に暇がない。そして大変革時代とは、予見困難なリスクが多発する時代でもある。こうした未知のリスクは、予見性の得られた知識を基軸に思考する科学技術の専門家のみで無謬性のある解決策を提示することは難しい。むしろリスクを前提に、科学者や技術者のみならず、一般市民を含めた多様な各界各層の人々が対話と協働を続けることで、常に科学技術と社会との関係を問い直す努力が欠かせない。このため、科学技術と社会とを相対するものとして位置付けられがちであった従来型の関係を、相補的な関係へと深化させていくこと、すなわち「科学知と人文知の接点」を作り出していくことは、科学技術イノベーション政策における重要課題の一つである。

例えば、二一世紀最初の日本国政府の科学技術（イノベーション）政策の基本方針として平成一三年に策定された第二期科学技術基本計画では、第一章の基本理念において、「二一世紀を中長期的に見れば、生命科学の発展に伴って生ずる人間の尊厳に関わる生命倫理の問題、遺伝子組換食品の安全性や、情報格差、さらに環境問題等、科学技術が人間と社会に与える影響はますます広く深くなることが予想される。こうした状況に先見性をもって対応するために、科学技術が社会に与える影響を解析、評価し、対応していく新しい科学技術の領域を拓いていく必要がある。このためには、自然科学のみならず人文・社会科学を総合した人類の英知が求められることを認識すべきである」と提起し、科学技術と社会との新しい関係の構築に向けて、「我が国が目指すべき国の姿の実現に向けて科学技術の振興を図っていくに当たり、特に、社会との関係を考えて政策を展開していく必要がある。科学技術は社会に受容されてこそ意義を持つものであり、社会が科学技術をどのように捉え、判断し、受容していくかが重要な鍵となる。自然科学や技術の関係者はもとより、人文・社会科学の関係者にも、この点に関する十分な認識と努力が求められる」と訴え、科学知と人文知の共創関係を構築することの重要性を明示している。

三　「生命科学の時代」における生命倫理とその制度

二一世紀は「生命科学の時代」ともいわれている。これは単に生命科学を直接扱う生物学、医学、薬学、農学などの分野だけを指しているのではない。生命現象の解析が級数的に進む現在、遺伝子工学など生命科学で得られた知識を応用した工学分野に加え、経済学、社会学、法学などの社会科学や文学、哲学などの人文学も含め、生命科学が様々な学問とそこから生み出されるありとあらゆるところで大きな影響を与えている。つまり「生命科学の時代」とは、日常生活の様々な面に生命科学の知識が影響を与える時代であり、生命科学的知識の一部がある程度の一般常識として、社会に定着している時代といっても過言ではなかろう。

実際、近年は生命科学の進展が広く一般の関心を呼び、大きく報道されるようになってきた。この背景には、ヒト・人間とは何かを知りたいという根源的な好奇心に加え、医療技術の発展がどのような未来をもたらすのか、一般市民にも高い関心を呼び起こしているからであろう。特に、ヒトのゲノム情報の解読完了やヒトの胚性幹細胞（ES細胞）の樹立とその使用を巡る倫理的問題、さらには癌や新興感染症への対応などは、生活・生命に関わる身近な問題として盛んに報道されている。

こうした報道ぶりは、本書の主題の考察対象として取り上げているiPS細胞を含む幹細胞研究・医療についても同様の傾向が見られる。特に、iPS細胞を発明・発見した研究チームを主宰した山中伸弥京都大学教授が平成二四年にノーベル生理学・医学賞を受賞された際には、iPS細胞を用いた再生医療の将来的な可能性の大きさに期待を寄せる報道の盛り上がりとともに、安全性や生命倫理などの課題についても取り上げる報道も活発化し、最先端の生命科学が社会的な関心の的となることを象徴する典型事例となった。

第二期科学技術基本計画は、iPS細胞がマウスの胚性繊維芽細胞から樹立される五年前に立案された計画であるが、その内容は、あたかもiPS細胞の登場を予見するかのようであり、まさに「生命科学の時代」の幕開けに相応しいものであった。この第二期科学技術基本計画の特色は、重要政策を記述した第二章の一節を割き、「科学技術に関する倫理と社会的責任」を取り上げ、特に、生命倫理について具体的な施策を提示した点にある。具体的には、生命科学の発展により、「体外受精、脳死による臓器移植、遺伝子診断及び治療、さらには、最近のヒトに関するクローン技術、ヒト胚性幹細胞等、人間の尊厳に深く関わる科学技術が登場し、生命倫理上の大きな問題となっている」と現状を分析し、「生命倫理は国民全体の問題として議論されなければならない」ものとした上で、「社会的コンセンサスの形成に努めることや倫理面でのルール作りを行うことが不可欠である」ことから、「情報公開の推進により透明性を確保しつつ、倫理等に関し有識者が検討する場や国民の意見を聴取する場を設けることにより、慎重にその方向付けを行う」と表明している。このように、第二期科学技術基本計画が生命倫理について大きく取り上げられた背景には、第二期科学技術基本計画が検討の最中にあった平成一二年一一月に「ヒトに関するクローン技術等の規制に関する法律」(クローン技術規制法)が成立したことと無関係ではない。

クローン技術規制法は、平成九年二月にクローン羊「ドリー」誕生の発表が端緒となって検討が進められた。当時、ヒトクローンの実現も遠からず技術的に不可能ではなくなることが予測され、期待と危惧の両面から議論が巻き起こったが、総じて危惧する声が大きかったといえよう。その証左として、クローン技術規制法第一条には、クローン技術のヒトへの応用が「人の尊厳の保持、人の生命及び身体の安全の確保並びに社会秩序の維持に重大な影響を与える可能性がある」と明記されている。クローン技術規制の立法化に向けた議論は、当時の科学技術会議が同年九月に生命倫理委員会を設置して進められた。クローン技術規制法案の枠組みは、同委員会の審議と合わせ、広く一般からの意見公募も行った上で、平成一一年一二月にヒトクローンの個体産生について罰則を伴う法規制を導入する方針が決定された。クローン技術規制法は、内閣提出法案として平成一二年四月（第一四七回通常国会）に一度提出されたが審議未了廃案となり、最終的には同年一〇月（第一五〇回臨時国会）に法案が再提出され、一一月に成立し、一二月に公布された。

クローン技術規制法の特に重要な点は、違反者に対しては厳しい罰則を科すことで規制する制度となっていることにある。このような厳しい罰則による規制が導入されたのは、ヒトクローン個体を産生した場合に生じるリスクが、単に技術的な問題のみならず社会的な問題としても不確実性や予見困難性を伴う極めて大きなものであるからに他ならない。

なお、日本における先端生命科学研究における規制で法制化されたのはクローン技術に限られ、ヒトES細胞やヒトiPS細胞の取扱いについては専ら指針による規制が行われている。具体的には、ヒトゲノム・遺伝子解析研究に関する倫理指針（平成一三年策定、平成一六年全部改正、平成一七年一部改正、平成二五年全部改正）、ヒトES細胞の樹立に関する指針（平成二六年策定：ヒトES細胞の樹立及び使用に関する指針〔平成一三年策定〕の全部改正）、ヒトES細胞の分配及び使用に関する指針（平成二六年策定：ヒトES細胞の樹立及び使用に関する指針〔平成一三年策定〕及びヒトES細胞の樹立及び分配に関する指針〔平成二一年策定〕並びにヒトES細胞の使用に関する指針〔平成二一年策定〕の全部改正）、特定胚の取扱いに関する指針（平成一三年策定、平成二一年一部改正）、人を対象とする医学系研究に関する倫理指針（平成二六年策定：疫学研究に関する倫理指針〔平成一四年策定〕の全部改正）、ヒト幹細胞を用いる臨床研究に関する指針（平成一八年策定、平成二二年一部改正）、ヒトiPS細胞又はヒト組織幹細胞からの生殖細胞の作成を行う研究に関する指針（平成二二年策定）、ヒト受精胚の作成を行う生殖補助医療研究に関する倫理指針（平成二二年策定、平成二七年一部改正）である。

このように日本では、先端生命科学の分野において主に指針による規制、言い換えるならば行政指導型の規制が中心であるのに対し、先進国の一部ではヒトクローン技術に留まらず法的規制を導入しているところがある。例えば、イギリスの「ヒト受精・胚研究法」と「ヒト組織法」、フランスの「生命倫理法」、ドイツの「胚保護法」、カナダの「生殖補助法」、オーストラリアの「ヒト胚研究法」と「ヒトクローン禁止法」、韓国の「生命倫理及び安全に関する法律」があげられる。

何事も規制は法律によらなければならないというものではないが、少なくとも法制化のプロセスがあることで、民主主義国家における法制化の作業は、国会審議を含めた非専門家の参画が必須となる。このことから、法規制を導入している国では、先端生命科学分野に関して国民的な議論が行われやすい土壌が培われている、と解釈することができるのではなかろうか。なぜならば、自然科学の専門家や行政主体のルール作りに加え、幅広い国民各層の参画を得た議論や対話が行われ、人間・人為の所産や人間の本性について研究する人文学との接点を、より多く持つ機会が作られ得るからである。

日本国政府もこうした国民的な議論についてより活発化させていくことの必要性については十分に認識している。実際、今日の科学技術イノベーション政策は、「科学知と人文知の接点」の重要性にかんがみ、人文学を含む幅広い分野の専門家の参画と国民各層からなる多様なステークホルダーとの対話や協同を希求する方向性を明確に打ち出している。

四　科学技術イノベーション政策における「科学知と人文知の接点」

第五期科学技術基本計画は、平成二八年度から開始された最も新しい科学技術イノベーション政策の基本計画である。科学技術基本法に名称が法定されているため、名称に「イノベーション」はつかないが、策定主体である内閣府の設置法が改正され、総合科学技術会議が総合科学技術イノベーション会議に改組されて最初の基本計画であり、「科学技術イノベーション基本計画」と言っても過言ではない。特に第五期科学技術基本計画は、冒頭で述べたとおり、「科学技術イノベーションと社会との関係深化」が大テーマの一つに取り上げられ、全七章構成のうち第六章一章分がこのテーマに割かれている。

第五期科学技術基本計画で一章分を科学技術イノベーションと社会との関係深化に充てた背景は、東日本大震災とそれに伴う原子力発電所事故、近年の研究不正の発生等により、科学技術と社会との関係が厳しく問われているからに他ならない。このため、同基本計画では、「多様なステークホルダーが双方向で対話・協働し、それらを政策形成や知識創造へと結び付ける「共創」を推進することが重要である」とした上で、その具体的な施策として「国は、大学、公的研究機関及び科学館等と共に、より効果的な対話を生み出す機能を充実させ、多様なステークホルダーを巻き込んだ円卓会議、科学技術に係る各種市民参画型会議など対話・協働の場を設ける。その際に得られた意見等については、新たな価値の創出、社会的課題の特定や解決に向けて、国の政策形成の際に考慮する。また、シチズンサイエンスの推進を図る」ことを提起している。そして、この「共創」を進めるため、「国民の科学技術リテラシーの向上と共に、研究者の社会リテラシーの向上が重要」としている。中でも特記事項として、「新しい科学技術の社会実装における対話や、自然災害・気候変動等に係るリスクコミュニケーションを醸成するためには、国民が、初等中等教育の段階から、科学技術の限界や不確実性、論理的な議論の方法等に対する理解を深めることが肝要である」とし、「社会教育施設が果たす役割も大きく、そうした場において、研究者等と社会の多様なステークホルダーとをつなぐ役割を担う人材である科学コミュニケーター等が活躍し、双方向の対話・協働においても能動的な役割を担うことが期待されることから、国は、こうした取組について支援する」ことを打ち出している。加えてアカデミアに対しては、「自らの研究と社会との関わりの重要性について認識を深める観点から、人文社会科学及び自然科学の連携」や「多様なステークホルダーとの対話・協働の取組や、研究成果による社会的インパクト等を多面的に評価する仕組みの導入が求められる」と訴えかけている。

また、第五期科学技術基本計画では、ＥＬＳＩ（Ethical, Legal and Social Issues）と略称される倫理的・法制度的・社会的な課題への対応について、科学技術基本計画として初めて人文・社会科学の参画を進めて制度的枠組みの構築を検討することを明示的に言及している。これまでの科学技術基本計画は、とりわけ生命倫理上の課題が強調されてきた。それに対し、第五期科学技術基本計画は、ＡＩの急速な進展による多様な分野での大きな社会変革が予想されているように、広範な科学技術イノベーションの各分野及び学際領域におけるＥＬＳＩに対する総合的な取組の必要性が強調されている。そして、人文・社会科学の参画も得て、「国及び学会等は、先端研究の進展に伴い、必要に応じて倫理ガイドライン等の策定を行うことが望まれる」と提起している。ここで重要なのは、倫理ガイドラインの策定を、学会の自主自立に委ねるのではなく国も関与することについて明確にした点である。これは第五期科学技術基本計画が、東日本大震災とそれに伴う原子力発電所事故の後、トランス・サイエンス（科学によって問うことができるが、科学によって答えることのできない問題群の領域）[2]に対する認識が深まりつつある中で検討され、科学知により設定された問題を解くには、人文知とりわけ倫理的側面の叡智の必要性を強く意識したからであろう。

なお、第四期科学技術基本計画に基づく大規模プロジェクトとして、日本国政府は、内閣府、文部科学省、厚生労働省、経済産業省が連携し、「再生医療の実現化ハイウェイ」を平成二三年度より実施している。このうち「課題Ｄ：再生医療の実現化に向けた研究開発における倫理上の問題に関する調査・検討・支援」では、生命倫理の専門家と医学・生命科学の専門家が再生医療にまつわるＥＬＳＩについて定期的に会合し、コンセンサスの形成を図るとともに、その研究成果が国内外の学会等で発表されるなど日本発の研究成果が世界に発信されている。こうした再生医療分野の生命倫理に関する調査・検討等の先駆的な取組とその積極的な発信といった実績の積み重ねが、生命倫理に留まらない広範な科学技術イノベーションのＥＬＳＩについて第五期科学技術基本計画で明示的に言及される伏線となっていったと考えられる。

五　幹細胞研究・医療を巡る「科学知と人文知の接点」としての生命倫理の制度化

典型的な先端生命科学の成果であるｉＰＳ細胞もまた、トランス・サイエンスという切り口から問いが投げかけられている。[3]ｉＰＳ細胞の可能性として再生医療への期待が大きいことを踏まえるならば、再生医療分野におけるトランス・サイエンスに向き合うことがｉＰＳ細胞に対する期待に応える上でも重要であろう。

平成二五年五月に議員立法として「再生医療を国民が迅速かつ安全に受けられるようにするための施策の総合的な推進に関する法律」（再生医療推進法）が提出され、成立することとなったのは、平成二四年に山中教授がノーベル生理学・医学賞を受賞され、iPS細胞の臨床応用への期待が大きく膨らんだことと決して無関係ではない。この再生医療推進法は、再生医療の研究開発から実用化までの施策の総合的な推進を「生命倫理に配慮」しつつ図ることを目的としており、iPS細胞のような日本発の幹細胞研究の成果を臨床応用するために必要な制度的環境整備を国が進めることを宣言する法律である。再生医療推進法は、全文を通じて再生医療の安全な研究開発と提供を目指すことが一貫して述べられているが、日本の立法史上において「生命倫理への配慮」という言葉が用いられた初めての用例となった点で画期的である。

再生医療推進法の成立から半年後の平成二五年一一月には、内閣提出法案として「再生医療等の安全性の確保等に関する法律」（再生医療等安全性確保法）が成立した。再生医療等安全性確保法の目的は、再生医療等の安全性の確保等を図るため、再生医療等の提供機関及び細胞培養加工施設についての基準を新たに設けることである。この再生医療安全性確保法においても、「生命倫理への配慮」が規定されている。

日本国政府が「生命倫理への配慮」という言葉を法律上明示したことの意義は大きい。生命倫理上の課題と関わりが深い臓器移植法やクローン技術規制法には、生命倫理への配慮という言葉が用いられていなかったが、平成二五年に立法された二法に「生命倫理への配慮」が謳われたことは、時代を画す出来事と言えよう。さらに、平成二六年五月に成立した健康・医療戦略推進法にも「生命倫理への配慮」が明示さ

2　核物理学者で Oak Ridge National Laboratory 所長だった A. Weinberg が提唱した概念。
3　iPS細胞の応用としては創薬への期待も大きい。

れ、医療分野の研究開発を進めるに際して、「生命倫理への配慮」は必要条件となりつつある。

しかし、「生命倫理への配慮」は法律上明示されたものの、その具体的な配慮の在り方や配慮が求められる事項は、法律に何も規定されていない。むしろ「生命倫理への配慮」のために、具体的に何を検討し、どのような対応を講じることが求められるのかは、再生医療の実施者側が主体的に考えなければならない状況を作り出してもいる。

本来、法律で遵守が求められる事項は、可能な限り法律かその下部規定である政令等で明示されることが望ましい。ところが、上記の「生命倫理への配慮」を明記した法律の下部規定において、生命倫理の用語が用いられているのは、厚生労働省令である再生医療等安全性確保法の施行規則において再生医療等委員会の委員の構成要件として「生命倫理に関する識見を有する者」を含むように求めているのみである。[4]とはいえ同規則では、再生医療等委員会の委員の構成要件として専門家以外の一般の立場の者を含めることも規定され、多様なステークホルダーが双方向で対話・協働し、共創する市民参画型の委員会運営を求めていることは明らかである。このことから再生医療に係る制度において、人文知との接点を設けようという意図を読み取ることができる。

再生医療安全確保法は、再生医療という具体的案件に関する特別法であり、本来であれば法文に明確さが求められるものである。「生命倫理への配慮」を法定したことは画期的ではあるが、再生医療の提供者に対する規制として際限なく作用してしまう運用は避けるべきで、配慮に向けた具体的な取組について、医療及び医学研究に携わる側に宿題として課された面があることは否めない。その点において同法による「生命倫理への配慮」の制度化は、まだ未完成と言えよう。

筆者は「生命倫理への配慮」の具体的な内容について、同法を運用していく中で実例を積み上げ、明確化していく努力が欠かせないと考えている。今後、同法を所管する厚生労働省は、配慮の実例について情報収集と共有を進め、再生医療に携わる医療機関の判断に揺らぎが生じないよう整合性を図るとともに、策定や改廃に時間を要する法令や指針では対応できないものについては、手引書のような形で「生命倫理への配慮」の在り方や方法について方向性を示し、制度化に向けた道筋を補っていく必要があると考える。

六　おわりに――科学知と人文知の共創に向けて

ここまで、本書の主題の考察対象として設定されている幹細胞研究・医療における生命倫理の制度化の動きを手がかりに、「生命科学の時代」とも表現される二一世紀における科学知と人文知の融合に向けた動きを見てきた。

科学技術イノベーション政策における科学知と人文知の接点の在り方はどうあるべきかについての結論を述べる前に、その糸口となるであろう取組を紹介したい。平成二五年に京都大学ｉＰＳ細胞研究所に公益財団法人上廣倫理財団による寄附部門として上廣倫理研究部門が設置され、さらに平成二六年八月には、日本発の取組として、再生医療の倫理に関する学術会議「上廣・カーネギー・オックスフォード倫理会議」が京都で開催された。この国際会議の一環として、一般市民の参加を得た公開シンポジウムが行われ、

4　第一種再生医療等提供計画又は第二種再生医療等提供計画に係る審査等業務を行う場合は生命倫理に関する識見を有する者を含むこと、第三種再生医療等提供計画のみに係る審査等業務を行う場合は法律に関する専門家又は生命倫理に関する識見を有する者その他の人文・社会科学の有識者を含むことを規定している。

世界の再生医療や生命倫理に造詣の深い専門家も参集し、倫理的課題について認識の共有が図られた。

筆者は、山中教授がノーベル生理学・医学賞を受賞した翌年に速やかに寄附部門が設置され、さらにその翌年には国際的な学術会議の一環として一般市民の参加を得たシンポジウムも開催されたことに、本稿の結論の手がかりがあると考えている。つまり科学知と人文知の接点の在り方は、自然科学の専門家のみではなく、人文・社会科学の専門家や一般市民の参画も得た形でELSIについて検討することに尽きるのではなかろうか。特に、AIの急速な進展による大きな社会の変容が予想されているように、生命倫理に留まらない広範な科学技術イノベーションの各分野や学際領域におけるELSIについて、特定分野の専門家だけではなく、幅広い自然科学や社会科学、人文学の専門家や一般市民の参画も得て、議論や検討を進めることの必要性は、今後益々大きくなっていくであろう。

科学技術イノベーションには国境も終幕もない。今後とも、人類が存在し続ける限り科学技術イノベーションによって引き起こされる不可逆的な社会変革が、グローバルなトランス・サイエンスの諸課題を投げかけ続けていくことであろう。なぜなら人類は、人類が続く限り、トランス・サイエンスと向き合い続けなければならない宿命にあるからである。生命倫理に留まらず、環境倫理やAIを含む情報倫理、その他多様な科学技術倫理に関しては、全人類的な課題として海外の叡智との連携を強化していく必要がある。特に、日本が世界各国から信頼と尊敬を集める国際貢献の先導役となるためには、日本発で主体的に国際的な研究交流拠点を形成していくべきであろう。そのため、国内外の研究機関や学会等のネットワークを最大限活用し、例えば、生命倫理、環境倫理、情報倫理などといったテーマ毎の国際的研究交流の場や、それらを包含したグローバルな学際倫理研究の場を日本発で形成していくことが重要であろう。さらに一般市民からの主体的かつ積極的な参加を掘り起こすためにも、特別な教科とされた道徳科の範疇に留まらない広範な徳育を含め、ひとり一人の倫理力を向上させる教育活動を活発化させていくこともまた強く望まれる。

こうした広範な活動の裾野を広げていくためにも、官民双方からの人文知を生み育む取組に対するパトロネージュが益々重要となっていくことは、全く疑う余地がない。こうした官民のパトロネージュが、科学技術イノベーション政策における科学知と人文知の融合に向けた動きをより加速させ、その共創関係を確固たるものにしていくことであろう。

参考文献

「iPS Trend」国立研究開発法人科学技術振興機構ウェブサイト http://www.jst.go.jp/ips-trend/index.html（平成二九年一月四日最終閲覧）

「科学技術基本計画」内閣府ウェブサイト http://www8.cao.go.jp/cstp/kihonkeikaku/index5.html（平成二九年一月四日最終閲覧）

「ライフサイエンスの広場」文部科学省ウェブサイト http://www.lifescience.mext.go.jp/（平成二九年一月四日最終閲覧）

「再生医療について」厚生労働省ウェブサイト http://www.mhlw.go.jp/stf/seisakunitsuite/bunya/kenkou_iryou/iryou/saisei_iryou/（平成二九年一月四日最終閲覧）

「法令データ提供システム」電子政府の総合窓口ｅ－Ｇｏｖ http://law.e-gov.go.jp/cgi-bin/idxsearch.cgi（平成二九年一月四日最終閲覧）

幹細胞研究の倫理的課題と展望
――国際的観点を交えて

位田隆一
滋賀大学学長

一　はじめに――問題の所在

幹細胞研究の倫理的問題がクローズアップされたのは、一九九八年に米国でヒト受精卵（胚）からの多能性の幹細胞（胚性幹細胞：ＥＳ細胞 Embryonic Stem Cell）の樹立が発表されてからである。その前年に発表されたクローン羊ドリーは、人クローン個体の作成とそこからの移植用本人臓器の可能性を想定させたが、ＥＳ細胞は、臓器自体を必要とせずに、細胞移植による難疾患の治療が考えられた。人クローン個体の作成は人の尊厳に反し、禁止されたが、このＥＳ細胞の樹立も二つの重要な倫理的問題を内包していた。一つは、ＥＳ細胞が、受精卵を破壊して樹立されることであり、いま一つは、その多能性ゆえに、生殖細胞や脳細胞に分化させ得ることである。一方、ｉＰＳ細胞は受精卵ではなく体細胞から誘導され、作られる。では、ｉＰＳ細胞には倫理問題が全くないか。答は否である。幹細胞研究には各々の幹細胞自体の問題とその用い方の問題がある。本稿ではこれらに関わる様々の倫理的問題を網羅的に指摘したい。

なお、幹細胞を利用した再生医療に関して、再生医療安全確保法[1]では研究と治療を明確に区別することなく規定しており、ここでも研究と応用の双方につながる問題として考える。

二　ヒト胚性幹（ＥＳ）細胞の生命倫理

1　二つの倫理問題

ＥＳ細胞は、受精卵（胚）を胚盤胞期に破壊して内部の細胞塊を取り出して得られる（樹立）。胚は子宮に入って成長すれば人としての誕生にいたる。もし胚が「人」と同じなら、それを破壊する研究や利用は認められない。しかし、胚はまだ人になってはいず、子宮に導入しなければ人として生まれてくるわけではないので、単なる細胞と考えれば、難病治療や創薬等の研究や治療に利用することに問題がない、との考え方もありうる。従って、問題はヒト胚の地位である。

また、ＥＳ細胞にはその多能性に由来する倫理問題がある。ＥＳ細胞の利点はヒトの身体のどんな細胞にでも分化しうるという点である。そうであれば、生殖細胞（精子と卵）及び脳細胞に分化する可能性を持っている。前者の場合、それらを受精させて新たに胚を作成して子宮に導入すれば、ヒト個体を作る可能性が生じる。また、脳細胞は、とりわけ思考能力に関わる脳細胞に分化させて、それを移植する場合には、アイデンティティの問題が生じる可能性がある。その他様々に分化させた細胞をどのように用いてもよいのか。これらの問題は、iPS細胞にも共通するので、まとめて後述する。

2 胚の倫理的地位

胚の地位については、いずれの国においても一般の体細胞と全く同じ扱いをしてはいない。わが国では、受精卵（胚）は「人の生命の萌芽」であるとし、[2]人ではないが物でもない、特別の地位を認めた。そして、生殖補助医療において生じる余剰胚のみ研究利用を容認した。これは、「人の生命の萌芽」を破壊するのは、将来人間になる可能性のある受精胚を殺すことになるが、生殖補助医療に使われない受精胚（余剰胚）であれば、子宮には戻されずに廃棄され（滅失）るから、捨てられる（生命を失う）運命にある胚を使って難病の治療の研究や応用に利用するのは倫理的に許される、との考えに依ったものである。それゆえ、胚から樹立されるES細胞は、人の生命の萌芽に由来する細胞にふさわしい取扱いがなされなければならない、と考えられた。

この考え方に基づいて、わが国の基本原則は、（1）ヒト胚、ヒトES細胞は通常のヒト体細胞と同じ

＊本稿では紙数が限られているため、注をできるだけ省略した。なお、iPS細胞については、筆者の見解と必ずしも同じではないが、必読の好著として、澤井努『ヒトiPS細胞研究と倫理』京都大学学術出版会、二〇一七年を挙げておきたい。

1 再生医療等の安全性の確保等に関する法律　平成二五年法律第八五号。

2 科学技術会議生命倫理委員会「ヒト胚性幹細胞を中心としたヒト胚研究について」平成一二年三月一三日。

ではなく、ましてや動物の細胞と同様の取扱いをするべきでない、（2）胚やES細胞はその取扱い技術に習熟した者が取扱い、技術の未熟な者がみだらに取扱うべきではない、（3）人の尊厳を損なう可能性のある研究行為は禁止する、（4）ES細胞の樹立、分配、使用に際しては倫理委員会で十分に倫理的検討を尽くさなければならない、というものである。

3　国際的動向

諸外国をみれば、人の胚について共通の規範はまだない。一方で、胚研究自体を禁止する国として、アイルランド、オーストリア、ノルウェー、スイス、イタリア、ポーランド、チュニジア、ラテンアメリカ諸国他があり、他方で、わが国と同じく余剰胚の研究を認める国として、カナダ、スウェーデン、フィンランド、スペイン、オーストラリア他がある。加えて英国は、研究のための胚の作成までも認める。米国では、医療や健康は一般的に州の権限に属し、連邦政府の立場は政権により異なるが、基本は連邦資金を用いる研究を禁止するか許容するかであり、米国全体を民間も含めて統一的に規制していない。また、ドイツでは、胚保護法によりドイツ国内でのES細胞の樹立は禁止されているが、幹細胞法により、ヒトES細胞の輸入とそれを用いた研究は認めている。フランスは、二〇一一年の改正生命倫理法により、それまで禁止していた胚を用いる研究のうち、例外的にヒトES細胞研究は五年間許容することとし、その後は法律の見直しで対応している。

国際的に見ても、統一的基準はない。米州人権条約[3]第四条には生命は受精に始まる旨の規定はあるが、世界的な条約はない。生命倫理に関する唯一の条約である欧州生物医学条約[4]でも、人の生命の始まりや受精卵についての定義規定はなく、胚の基礎研究を認める加盟国でも、胚の保護と研究目的の胚作成の禁止のみ定めるに留まる。国際機関でも、国連システムにおける生命倫理の中心担当機関（Leading Agency）であるユネスコ（国際連合教育科学文化機関）をみると、同国際生命倫理委員会がヒト胚及びＥＳ細胞の取扱いについて検討した際にも合意は得られず、各国で倫理的議論を尽くして、ヒトＥＳ細胞の研究・利用を認めるか否かを決定すべき、との結論に留まった。[5]ＷＨＯ（世界保健機関）も、胚や胎児に関する疾患や異常についての規範はあるが、その地位についての規定はない。

4 主な宗教の立場

人の生命の始まりに関しては宗教の影響が大きいと考えられる。ローマ・カトリック教会は、人の生命は受精の瞬間に始まる、との教義であるから、治療目的であっても胚の研究や利用は禁止する。プロテスタントは、人の生命は漸進的に形成されるとし、胚の初期段階では人ではないと考えて、胚研究や応用は可能である。ユダヤ教でも、人の生命は着床後の一定の時期から始まるとし、体外にあり子宮に導入されない胚は地位がなく、治療目的の研究は可能である。イスラム教は、胚の治療目的利用・研究は人の魂が宿る受精後四〇日までは許されるとしている。儒教は、人の生命の誕生については態度は明確でないが、その中心概念の「仁」の考え方からして、胚の提供は不可能ではないと考えられる。仏教においては、人の生命の始まりが問題になることはないが、自己犠牲は仏教の重要な教えであり、病人のために胚が自分

---

3 American Convention on Human Rights, San Jose, 22/11/1969.

4 生物学と医学の応用に関する人権と人間の尊厳の保護のための条約　Convention for the Protection of Human Rights and Dignity of Human Being in regard to Application of Biologly and Medicine, Oviedo, 04/05/1997.

5 UNESCO International Bioethics Committee, *The Use of Embryonic Stem Cells in Therapeutic Research (2001)*.

自身を提供すると考えることは理論上は可能であろう。わが国固有の神道も立場を明確にしていないが、胚研究について排除するものではないように思われる。わが国では「大本」[6]及び「生長の家」が胚研究に反対している。

このように、胚の取扱い、とりわけ研究への胚の利用については世界共通の規範はない。したがって、各国がその文化、宗教、価値観、人間観、生命観によって取扱い基準を定めている。わが国は国レベルで慎重な議論の結果「生命の萌芽」と位置づけ、それに伴って胚及びES細胞の取扱いについて定めたのであって、それ自体が特殊であるとはいえない。わが国の規制が厳し過ぎるとの批判がしばしば研究者からなされてきた。確かに英米と比して制限的だが、独、仏、伊などの先進国でも樹立は認められていない（フランスは法改正で許容した）から、日本は国際的にはES細胞の樹立を許容する国の部類に入っている点で、その批判は当たらない。しかし、当初のES細胞研究指針[7]は、ES細胞自体ではもはや人の生命の萌芽ではないにも拘らず、その由来（受精卵からの細胞）を理由としてヒト胚と同様の地位に位置づけていた。このように厳しい規則は許容国においては見受けられず、この点においては批判は当たっている（後にこれは改正された）。また、そこではヒトES細胞は基礎研究に制限されており、ヒトES細胞の樹立・使用研究についての文部科学省の初期の審査委員会では、具体的な臨床応用が記載されていれば修正を求めた例があった。確かに、ヒトES細胞が人の生命の萌芽を破壊して樹立されるから、むやみに胚の破壊を進めるべきでないとの認識が極めて強く、審査も抑制的であったことは否めない。しかし、ヒトES細胞の基礎研究を許容したのは、難病治療（再生医療）への応用を目標とするからであり、二段階審査により研究の可否を判断する厳格な体制を整えた上で道を開いた以上、必然的に臨床応用を目的としているはずであった。わが国は世界的にも早い段階でヒトＥＳ細胞研究の許容を決めたことから、ＥＳ細胞の提起する倫理的問題の重大性に鑑みて、かなり慎重な態度をとったことは確かである。

ｉＰＳ細胞の作成が報じられた時、わが国の多くの研究者がＥＳ細胞からｉＰＳ細胞に乗り換え、また政府が日本発の再生医療技術として強力に推進するに至ったのは、こうしたことも一つの背景にある。それゆえ、ｉＰＳ細胞が倫理問題から解き放ったかのような表現が見られたのは、その反動ともいえよう。ただし、世界的に見ればＥＳ細胞の研究も並行して行われており、わが国で厳しいながら許容したにも拘らず、ＥＳ細胞研究がｉＰＳ細胞にとって代わられたような状況が生じているのは、科学的に見れば跛行的といえよう。ＥＳ細胞とｉＰＳ細胞の多能性や安全性、有効性の比較が必要と考えられるからである。それでは本当にｉＰＳ細胞において倫理問題がなくなったのか。

三　ｉＰＳ細胞——倫理問題のクリア？

山中教授が四つの遺伝子を導入して人工多能性幹細胞（ｉＰＳ細胞：Induced Pluripotent Stem Cell）の作成に成功したとき、これが倫理問題を解決したといわれた。確かにＥＳ細胞の持つ受精卵の破壊という重大な倫理問題は回避することができる。しかしそれによって、ｉＰＳ細胞がすべての倫理問題から自由なわ

6　大本は脳死臓器移植にも反対している。
7　ヒトＥＳ細胞の樹立および使用に関する倫理指針。

表１　iPS 細胞と ES 細胞の比較

	iPS 細胞	ES 細胞
特　　徴		
由来	体細胞	受精胚
採取元	ヒト(男・女）生体	体外受精
樹立方法	ベクターで遺伝子導入して初期化	胚盤胞を破壊
能力	多能性(万能性)	多能性(万能性)
樹立・作成規制	なし	ES 細胞指針及びクローン法
分化誘導後	すべての細胞（生殖・脳細胞含む）	すべての細胞（生殖・脳細胞含む）
利用目的	再生医療・薬物毒性試験	再生医療・薬物毒性試験
使用規制	生殖細胞＋再生医療法（臨床研究）	生殖細胞＋再生医療法（臨床研究）
科学的側面からの問題（科学的合理性）		
細胞	遺伝子導入の際のベクター	樹立条件と技術
	遺伝子導入自体	
	ガン化	ガン化
	分化誘導	分化誘導
倫理的側面からの問題（倫理的妥当性）		
1）由来に基づくもの	体細胞	受精胚＝人の生命の萌芽
	体細胞採取	余剰胚に限定
	提供者の遺伝情報	ヒト胚の研究利用
		ヒト胚の破壊
2）分化細胞	生殖細胞	生殖細胞
	脳細胞	脳細胞
	胚作成は禁止	胚作成は禁止
	生殖補助利用（一人、同性含む）	生殖補助利用（一人、同性含む）
3）臨床利用	臨床研究開始（網膜）	臨床研究可能（未実施）
	再生医療法第１種	再生医療法第１種
	作成時間⇒ iPS 細胞ストック	作成時間⇒ ES 細胞バンク化（分配）
4）その他	通常細胞と同様（IC, 個人情報）	生命の萌芽由来にふさわしい取扱い
	海外との輸出入	海外との輸出入
	作成コスト	作成コスト

（位田隆一作成　20170720）

けではない。ここで、ヒトＥＳ細胞とヒトｉＰＳ細胞を比較してみよう（表1参照）。

これで判るように、ｉＰＳ細胞は、ヒト胚を滅失するという倫理問題は解決できるが、ｉＰＳ細胞の多能性はＥＳ細胞と同じであり、前に示唆した多分化能の倫理問題は依然残る。さらに、ｉＰＳ細胞固有の問題として、遺伝子の導入という人工的過程を経るから、それらの遺伝子が細胞に未知の変化を与えないか、またそうした人工細胞の臨床利用が安全か、そしてｉＰＳ細胞が真にＥＳ細胞と同じ多能性を持つか、などの科学的問題を惹起している。科学的側面は倫理と関係ないように思われるが、しかし、科学的に正しくないことを人に行うのは、それ自体が非倫理的であって、「悪しき科学は悪しき倫理である Bad science is bad ethics.」[8]。

1　iPS細胞自体にかかわる倫理問題——体細胞由来

ｉＰＳ細胞は、人工的に体細胞から誘導された細胞であるため、その作成に由来する科学的問題がある。

(1)　体細胞の利用

ｉＰＳ細胞は体細胞を用いて作成される。そこでまず第一の問題は、体細胞の提供と多能性細胞の作成である。体細胞を用いる研究は、提供者の自由意思による事前の同意があれば、その目的が人間の尊厳を害するものでない限り、特に禁止または制限する理由はない。多能性幹細胞の作成が明らかに尊厳に反する行為とはいえない。現状ではわが国のみならず諸外国でもｉＰＳ細胞の研究に特別の法や規則、指針等

8　Department of Health, *Research Governance Framework for Healtrh and Social Care*, 2nd Ed, 2005, p.13.

を設けている例はない。いうまでもなく研究に用いる体細胞の提供についての同意は、通常の研究参加手続きと同じく、ｉＰＳ細胞の作成とその将来の利用について提供者が納得するのに十分な説明を行ったうえで、なされなければならない。

（2）体細胞の特定個人性

第二に、ｉＰＳ細胞は提供者の体細胞に由来するから、提供者の遺伝情報がそのままｉＰＳ細胞に存在することとなる。それゆえｉＰＳ細胞又はそこからの分化細胞を研究や臨床に使用する場合には、個人遺伝情報の保護が必要である。とりわけ臨床応用のために、ｉＰＳ細胞ストックから他人のｉＰＳ細胞を移植することが目論まれているが、用いられるｉＰＳ細胞又は分化細胞の遺伝子検査により、当該提供者を識別・特定できる可能性がある。しかし、提供者の個人遺伝情報の保護についてはいまだ十分に検討されていない。個人識別・特定性の観点からはＨｅ－Ｌａ細胞[9]の例を見れば重要性が認識できるであろう。安全性の観点からは、変異を見るために全ゲノム解析を行うことが必要となろうが、それはとりもなおさず提供者のＤＮＡ全解析に等しい。いうまでもなく解析結果は当該研究又は治療目的にのみ利用され、提供者の同定等、目的外の使用は禁じられる。それでも、解析結果の機密保持の安全措置は十分に施されなければならない。ｉＰＳ細胞の臨床研究第一例目は患者本人の体細胞からのｉＰＳ細胞が用いられたが、再生医療の一般化を想定すれば、今後は体細胞提供者の個人情報保護を十分に図る体制が必要となろう。その折に、小規模クリニックでのｉＰＳ細胞を用いる細胞治療が行われる場合が到来しようから、今から制度作りが必要と考えられる。

さらに、多数の提供者からｉＰＳ細胞が作られたとしても、その作成効率や分化能、細胞特性など様々な要因から、iPS細胞及びその作成元の体細胞の選好が生じると考えられる。場合によってはそれぞれの治療用細胞が特定のiPS細胞、したがって特定の体細胞に集中する可能性も否めない。そこから提供者の特定とそれにかかわるプライバシーの問題も想定しておくべきである。

2 臨床応用に向けた倫理的懸念——再生医療等への利用問題

iPS細胞やES細胞を再生医療や創薬に用いるには、細胞の安全性と治療としての有効性が確保されなければならない。二〇一四年に施行された再生医療安全確保法は、このうち安全性に関わる法律であり、細胞治療の有効性については、明文で定めていない。

(1) 細胞の安全性と有効性

まずiPS細胞の安全性について四つの課題がある。第一に、外部から遺伝子を導入することによる細胞自体への影響である。遺伝子の導入及びそれによる初期化が細胞内の遺伝子に何らかの変異を生ぜしめる可能性が否定できない。iPS細胞の臨床研究第一例がiPS細胞からの網膜細胞について全ゲノム解析を実施して確認したのはそのためである。この点で、海外ではiPS細胞における遺伝子変異に対する懸念のために、細胞治療にiPS細胞よりもES細胞が優先して用いられる傾向があると言われる。第二に、遺伝子ベクターとしてのレトロウイルスは、疾患ウイルスではないので、安全性に問題はない。しかし、患者にとっては「ウイルス」への不安感があろうから、十分な説明の上の同意が不可欠である。

9　レベッカ・スクラート(中里京子訳)『不死細胞ヒーラ—ヘンリエッタ・ラックスの永遠なる人生—』講談社、二〇一一年。

さらに、自家iPS細胞の場合には免疫拒絶反応がないと考えられるが、iPS細胞ストックを用いる場合は他家移植となるので、HLA型を適合させても免疫拒絶が生起する可能性がある。[10]近年はかなり効果の高い免疫抑制剤が出ており、抑制できる見込みがあると考えられるが、まったく零ではないため、患者には相応の身体的精神的負担があることは否めないであろう。同じく患者が十分に納得した上で同意する必要がある。

また、iPS細胞がES細胞と同様の増殖能をもつなら、ガン化の可能性も無視できず、施術後のフォローアップが欠かせないことになる。

次に、臨床で患者に移植治療を施す場合には、細胞の安全性とともに、治療としての有効性が確保されなければならない。安全な細胞治療であっても、有効でないものを治療として施すことは非倫理的である。これまで法律で安全性と有効性の基準を定めていた薬事法は、医薬品に限られ、細胞は適用外であったが、今回の再生医療安全確保法と同時に薬事法を改正し、細胞及び医療機器も法規律の対象とした。[11]加えて、暫定承認制度を創設して、安全性の確認のみで市販可能とし、その後有効性を一定期間内に検証して最終承認する形をとっている。

(2) 再生医療安全確保法の課題

再生医療安全確保法の下では、提供される医療行為にはいまだ確立していない医療も含まれている。とりわけiPS細胞やES細胞は臨床研究が始まったばかりであり、さらには体性幹細胞についても臨床研究段階にあったものが殆どである。

前述のように外国では一般にES細胞による臨床研究をiPS細胞よりも優先させているが、主要国では国が法律またはガイドラインを策定して基礎及び臨床研究に関する規律を行っている。[12] 多くの国がライセンス方式をとっており、国の機関又は認可した委員会が審査する。英国ではヒトＥＳ細胞については人の生殖及び胚研究法と人体組織法の下でＨＦＥＡ（人生殖・胚研究庁：Human Fertilisation and Embryology Agency）とＨＴＡ（人体組織庁：Human Tissue Authority）がライセンスを発行する。フランスでは生命倫理三法の下で国の生物医学庁内にＥＳ細胞研究や臓器移植等に関する審査委員会がある。米国は、連邦のガイドラインや各州の法律・ガイドラインの下で、審査はＥＳ細胞（又は幹細胞）に特化した監督委員会が行っている。このように見てみると、わが国はＥＳ細胞とｉＰＳ細胞の双方（特にｉＰＳ細胞を念頭に置いているが）について法律で規律し、特定認定再生医療等委員会に加えて厚生労働省が審査する体制を取っている点で慎重かつ綿密な体制といえる。

もっとも、再生医療安全確保法の仕組みにも課題がないわけではない。法施行後三年になるが、懸念していた状況が出てきている。まず、安全性の確保に不安が残る。すでに国の審査段階での申請取下げ（複数回の計画修正後）や遺伝子治療臨床研究で生じた重大事象等が起こっている。認定再生医療等委員会についても、上記取り下げ事案でうかがえるように、特定認定委員会の審査の質に疑問がある。また、細胞の有効性は薬機法の暫定承認制度との組合せであるが、承認を受けた細胞は現状では心臓細胞シートに留まり、かつ極めて高額である。なお、有効性は本法の目的の一つである「生命倫理への考慮」に組み込ま

10 二〇一七年八月二七日付京都新聞は、ＨＬＡ適合でも完全には拒絶反応が防げない、と報じている。
11 「医薬品、医療機器等の品質、有効性及び安全性の確保等に関する法律」平成二五年法律第八四号。
12 http://www8.cao.go.jp/cstp/tyousakai/life/hokoku/1_1.pdf （みずほ情報総研「諸外国における生命倫理に係る法制度の現状と最新の動向に関する調査」平成二四年度）。

れていると解釈できるから、前述の細胞の有効性とは別に治療としての有効性も本法下で相当に確保されてしかるべきであろう。

幹細胞を用いる再生医療は未だ安全性確保の段階であり、確立した医療として動き出してはいない。そのため、患者の期待と現実の治療可能性の間にギャップがある。法律によってすべての難病治療がすぐに可能になるわけではない。特に第一種はまだ臨床研究の初期段階である。さらに費用負担についても、本法下では研究なら患者負担は無料になるが、治療なら治療費を自身で負担することになる。安全性から有効性へ、そして確立した医療へと進んで、保険収載されることが望ましいが、廉価な細胞移植でなければ高額医療費による社会保障制度への負担が大きくなることも見通しておかなければならない。

なお、幹細胞の創薬への利用については、人体ではなく細胞・組織レベルの利用と考えられるため、提供者の同意と個人特定・識別可能性を除けば、特に倫理的課題はないと考えられる。

3　多能性幹細胞からの分化細胞の倫理問題

最後に、多能性分化能について考えておこう。iPS細胞とES細胞についての研究はこの能力を利用して自在に目的の細胞に分化させることが大きな目的である。ではどんな細胞でも作成して倫理的問題はないのか。ここでは生殖細胞と脳細胞が問題になりうる。

(1)　生殖細胞への分化

幹細胞から生殖細胞を分化させることについて、二つの立場がありうる。一つは積極論で、生殖細胞も分化細胞の一つに過ぎず、in vitro で生殖細胞を作製し研究することは許すべきであるとし、その立場のもっとも先端的なものは、精子と卵子を作成して受精させ、子宮に入れて人を誕生させて良いというものである。[13] これによって、卵子提供について、女性の保護にもつながるとする。消極論は、人の生命を産み出す基になる生殖細胞を人工的に作り出すことは認められず、人の生命の誕生プロセスを操作することにつながり、ひいては人の生命自体を蔑ろにする、とする。実際には各国がこの二つの立場の間のどこかに位置する。各国とも議論の末に若しくはそれまでの受精卵や生殖に関する立場の延長線上で、又は前に見た胚についての宗教の立場に影響を受けて、それぞれの立場を定めており、世界統一基準はない。

わが国も生命倫理専門調査会でこの問題を検討し、ＥＳ細胞やｉＰＳ細胞からの生殖細胞の作成とそれらをを用いた研究を容認した。なぜなら、生殖細胞は通常は体内で産生されるから、これまで in vitro ではできなかった始原生殖細胞や生殖細胞に関する研究（不妊研究や発生学的研究）が可能になる。不妊の研究は、胚の破壊（滅失）と異なり、人の生命を産み出すことにつながるからである。しかし、それらを受精させて胚を作成することは禁止される。人を産む目的で生殖細胞を人工的に作成することは認められない。あくまで生殖はできる限り自然でなければならないとの考え方に立っている。

これに対しては、男女双方に不妊の原因がある場合に、不妊治療の一種として認めるべきであるとの議論もありうる。夫婦（今や法律婚と事実婚を区別することも世界的な趨勢としては徐々に難しくなってきている）が子を持つことを強く望み、目の前に利用できる技術があるのに、それを禁じる場合には、そのための理由が必要となろう。科学技術は日々進歩するから、今日できなくても明日できる可能性は常にある。

13 Hinxton Group, *Consensus Statement: Science, Ethics and Policy Challenges of Pluripotent Stem Cell-Derived Gametes*, April 11, 2008 (http://www.hinxtongroup.org/au_pscdg_cs.html).

iPS細胞がその好例であろう。

しかし、希望を満たすために際限なく技術の開発が行われるなら、人間の誕生に対する社会の考え方に混乱を生じることにつながるであろう。どこかでその限界を定めなければならない。不妊治療というが、現在は不妊の原因を治療してはいず、生殖を人工的に補助しているに留まる。そうであれば、その人工的な手段の限界を我々は考えておくべきである。

(2) 脳細胞の作成

最後に今後の課題になるが、脳細胞の作成と移植の可否の問題がある。現在は未だ脳科学が発展途上にあり、まだ十分にその機能や仕組みが解明され切ってはいない。脳は人間の意思や感情を司る部分であり、そのメカニズムを探究するためにも幹細胞からの脳細胞の作成とそれを用いる研究は必要であろうから、それを制限又は禁止することは困難なように思われる。

他方で、iPS細胞由来にしろES細胞由来にしろ、意思や感情を支配する領域の脳細胞の移植は個人のアイデンティティを損なうことになりはしないか。確かに、パーキンソン病の治療としてドーパミン産生細胞の移植はすでに試みられており、わが国でも近々臨床研究に入ることが目論まれている。ドーパミン産生細胞は脳の意思・感情等の機能とは異なるから、この移植には問題がない。しかし今後脳科学の研究の進展により脳の様々な領域や部位の機能が明らかになるにつれて、脳疾患の治療のために脳細胞や組織の移植が行われることが予想され、その場合には、他家はもちろん、自家であってもその時点までの患者自身の脳の発達とは異なるものであるから、アイデンティティの問題が起こると考えられる。もちろんこのことは現時点での想像に過ぎず、脳科学の発展により克服できるかもしれないが、論理的には可能な推定である以上、もし現実にこれが明らかになる場合には、その限界や基準等を考えておく必要がある。

四　おわりに

ここでは幹細胞研究、特にiPS細胞及びES細胞に関連した研究とその成果の応用のうえで想定しうる様々な倫理課題を指摘した。ここで課題としている生命倫理は、各個人の倫理観のレベルではなく、国レベルでの医学・生命科学の一部としての幹細胞研究に対する倫理判断や基準や判断の問題である。生命倫理は、研究やその成果の応用が社会の理解と支持を得て適切に発展するために、科学者・研究者はもちろん、患者・研究参加者とその家族、そして社会一般が理解し、尊重するべき社会規範・基準である。それゆえそれは社会の中の省察と議論、合意により醸成される。ここに挙げた幹細胞研究における様々な倫理問題に世界共通で画一的、恒久的な正解はない。それゆえ、いずれの国もこれらの困難な問題を真摯に議論し、その結果、それぞれに結論を得ている。わが国においても同様に、まず国内での議論を尽くし、それぞれの問題に対する基準や規範を策定することが肝要である。それでなければ日本の医学・生命科学の社会の支持を得た適切な発展は望みえないのである。

あとがき

京都大学総長　山極壽一

本書は、上廣倫理財団設立三〇周年を記念して、ｉＰＳ細胞研究と生命倫理についてこれまでの研究成果を編集したものである。京都大学には上廣倫理財団の助成による寄附講座がｉＰＳ細胞研究所とこころの未来研究センターに設けられており、人間の身体とこころを取り巻く倫理について先端的な研究を進めてきた。その手厚いご支援に深く感謝するとともに、研究成果がこうしてまとめられて世に出ることを心からうれしく思う。

ｉＰＳ細胞研究は二一世紀になってから急速に頭角を現し、二〇一二年にノーベル賞を受賞された京都大学の山中伸弥教授を中心にして目覚しい発展を遂げてきた。そこには、真理を探究するだけでなく、難病で苦しんでいる人々を救いたいという山中教授の切なる思いがこめられている。しかし、ｉＰＳ細胞を用いた医療技術、さらに遺伝子編集技術が急速に進展したおかげで、生命環境や人間観をめぐるさまざまな倫理的問題が浮上してきた。そこには、単に病気を治すというだけでなく、人間の命の始まりや人間の遺伝的なシナリオに手を加えるという可能性が広く開けている。それは、社会の年齢構成や人生計画を大きく左右して、社会の安定や動態に影響を与える。また、医療がビジネスと結びつき、バイオベンチャーとして巨大な富を生み出し、世界の経済を動かす動因にもなりつつある。本書は、こうしたさまざまな変化の中で現れる重要な問題を抽出し、どのような倫理が必要なのかを検討した成果を綴っている。これから私たちが直面する新しい世界への優れた指針になると思う。

生命倫理が議論されるきっかけになったのは、第二次大戦中のナチスの人体実験や、当時横行していた被験者の人権を無視した臨床研究だと言われている。また、戦後に米国をはじめとして医療技術が急速に発展したために、議論の焦点は医療に当てられ、患者や被験者の自己決定権への認識が高まった。そして、ゲノム解析／遺伝子改変技術、胚操作／クローン胚作製技術、脳高次機能解析技術、という生命工学技術の目覚しい進展によって、生命倫理の議論は環境や食料といった分野へ広がり、他の学問領域を巻き込んで社会への実装に大きな影響力を持つようになった。日本学術会議によれば、生命倫理上の新たな問題として意識されることになるのが、①被験者への有害事象の増加、②遺伝的あるいは経済的に恵まれた人たちが陥りやすい優越感、③未来世代に対する責任など自己責任の増大、④臓器細胞移植などのための人体組織の商品化、⑤急速に進むグローバル化が招く価値対立の先鋭化や価値観の強制、などである。二一世紀に生きる私たちは、これらが知らず知らずのうちに遺伝子差別による優生思想の復活、〝いのち〟の操作や〝こころ〟の破壊、クローン人間の誕生、生態系の不調和、といったことに繋がっていかないように最大限の注意を怠ってはならない、と警告している（日本学術会議「生命科学の全体像と生命倫理—生命科学・生命工学の適正な発展のために—」、平成一五年七月一五日）

そもそも現代人は、進化の過程で大規模なボトルネックを経てきており、その結果多くの遺伝的障害を抱えている。現在人類の人口は七〇億を超えるが、その遺伝的多様性はアフリカに約三〇万頭しか生き残っていないチンパンジーよりずっと低い。子孫を残すのに貢献した祖先の数を有効個体数と呼ぶが、現代人はチンパンジーの五分の一から一〇分の一しかなく、その理由は現代人の祖先がアフリカ大陸を出てユーラシアやオーストラリア、南北アメリカ大陸へと広がる前に、極端に人口を減らしたことが原因だと考えられている。祖先の集団が十分に大きければ自然選択の効果が強まって、悪い影響をもつ遺伝子が淘汰される。でも集団が小さければ、遺伝的浮動の影響が大きくなり、そういった遺伝子が淘汰されずに残る可能性がある。現代人を悩ませているアルツハイマー、アテローム性動脈硬化症、リウマチ性関節炎、ぜんそく、子宮内膜症、心筋梗塞、熱帯性マラリア、ＨＩＶなどに、人間に最も近縁なチンパンジーはかからないのである。生命操作技術は、遺伝子の改変を通じて、こういった疾患に対処できることが期待されている。

また、日本は世界一の長寿国として、高齢化社会に特有な加齢性疾患の治療が急務となっている。ｉＰＳ細胞研究の対象もこうした高齢化に伴う加齢黄斑変性症や網膜色素変性症、心臓病、パーキンソン病などが主であり、世界の期待が集まっている。

本書でまず私が驚かされたのは、ブタを利用した異種臓器移植や人の臓器・組織の作成技術の急速な進展である。これまで実験によく使われてきたマウスやラットに比べて、ブタの臓器は人間と大きさが等しく、移植に適している。特定の臓器や組織を形成しないように遺伝子操作されたブタ胚に、人の多能性幹細胞を注入して臓器を形成させる。人に移植されるのは、人の多能性幹細胞を取り込んだブタの胎仔臓器であり、キメラ状態となった臓器からブタの細胞を取り除いていかねばならない。その際の生命倫理上の課題として、ブタからの感染リスク、人の生殖細胞や脳神経細胞が形成される可能性、異種キメラ形成に関する課題などが挙げられているが、これらは解決可能と見込まれている。また、京都大学ｉＰＳ細胞研究所上廣倫理研究部門が最近実施したアンケート調査によれば、ヒト―ブタキメラの作製には六割、キメラ胚の作製には八割を越える人が支持していることが明らかになっている。

一方、体外受精による不妊治療によってすでに五〇〇万人以上の子どもが誕生していることも大きな驚きだった。少子高齢化を迎えた日本でも、出産率を高めるためにこうした技術は重要であり、生殖細胞の作製研究は不可欠となる。人の遺伝的多様性の生成機構の解明、不妊や遺伝病・エピゲノム異常症などの発症機構の解明が目指されている。ただ、生殖細胞を扱う研究には特別厳しい倫理基準が設けられており、日本では人の受精卵やそれに続く初期胚を「人の生命の萌芽」と位置づけ、新たに人の胚を作成することを禁じている。奇妙なことに、生命の始まりを操作することに強く反発していたキリスト教圏のイギリスや米国では、これを認めている。ヨーロッパでも倫理の見直しが進行中で、研究の進展にともない、これから人の発生プロセスに遺伝子治療がどう関われるのかが注目されるところだ。

さて、iPS細胞と遺伝子編集技術は不公平を助長すると危惧されている。その大きな理由は治療が高額になるというものだ。しかし、これから新しい治療法が開発されれば費用が低額になるし、すでに社会的格差によって発症率や治療負担に大きな違いが生じている数々の遺伝病や感染症を抑えることによって、むしろ生物学的、社会的、世界的および世代間の不公正を是正できると本書は主張する。その皮切りが六〇歳以上の最大の失明原因である加齢黄斑変性症の治療で、これがiPS細胞の利用によって日本で初めて本格化したことの意義は大きい。また、骨形成不全症など重い先天性障害の出生前の幹細胞遺伝子治療法には、まだ証明されていない医療介入を実験的に行う必要がある。この治療は、被験者の利益がリスクや負担を上回る場合にのみ可能であり、情報を過不足なく提供してインフォームド・コンセントを得る必要があるとしている。これらの技術と応用はこれからますます発展すると思われ、倫理上の慎重な配慮が必要だろう。

日本は世界における「高齢化社会のフロントランナー」であり、同時にiPS細胞研究において世界をリードするポジションにある。日本は比較的低い医療費で長寿や健康寿命の長さを達成しているが、それは食生活やコミュニティのあり方など医療以外の多様な要素が関与している。これからは、狭い意味での研究開発や個別技術のみにとどまらず、医療保険制度などの社会システムを含む包括的な視点が必要で、そのことが日本社会が直面する超高齢化社会における「持続的な医療」に貢献するという本書の指摘は重要である。

ｉＰＳ細胞研究の先駆者である山中伸弥教授は、その主な臨床応用として再生医療と創薬を挙げている。再生医療についてはすでに述べたが、創薬についてはｉＰＳ細胞を用いることで開発期間が大幅に短縮できる。とくに、日本でこれから急速に数を増す高齢者と認知症や脳神経変性疾患の治療法が、格段の速度で進展する可能性がある。不老不死は古くから人間の果たせぬ夢であったが、寿命が長くなるにつれて、老年期をどこまで伸ばすか、どう健康で過ごすか、が大きな課題となる。老人ばかりの社会というのも、人間にとって決して豊かな環境とは言えない。個人の幸福と社会の豊かさをどう両立させていくのか、が問われている。

本書の特筆すべき点は、ｉＰＳ細胞研究をめぐる生命倫理という問題に自然科学者だけでなく、人文・社会科学の専門家や内閣府の政策統括官の論考を掲載していることである。上廣倫理財団はいちはやくこの問題を学際的、国際的に討議する課題ととらえ、日本だけでなく米国と英国にも、そして自然科学と人文・社会科学の双方の分野に寄附講座を設けると共に、いくつもの国際会議を開催して叡智を結集してきた。私も平成二六年に京都で開催された「上廣・カーネギー・オックスフォード倫理会議」に出席したが、そこで交わされた再生医療や生命倫理の話題に大きく心を揺さぶられた。医療技術や創薬ばかりでなく、現代は情報技術やコミュニケーション技術が急速に発展し、グローバルな世界の中で私たちは技術に思考を先導されるようになってきている。科学技術イノベーションには人文・社会科学的な知と共に、確かな人間観が不可欠であり、それを総合的な学術の蓄積から見直さなくてはならない時代である。これからますます生命倫理という課題は重要になり、その考え方を間違えば私たちの種を滅ぼしかねない危機をはらむようになると思う。上廣倫理財団の役割はいっそう重要度を増すはずである。三〇周年を心よりお祝いすると共に、iPS細胞研究と生命倫理に携わる研究者の皆さんの今後の活躍を祈りたい。

科学知と人文知の接点—iPS細胞研究の倫理的課題を考える

2017（平成29）年10月15日　初版1刷発行

編　者　京都大学iPS細胞研究所上廣倫理研究部門

監　修　山中伸弥

企画・協力　公益財団法人上廣倫理財団

発行者　鯉渕友南

発行所　株式会社 弘文堂　101-0062　東京都千代田区神田駿河台1の7
TEL 03(3294)4801　振替 00120-6-53909
http://www.koubundou.co.jp

装　丁　松村大輔
組　版　堀江制作
印　刷　大盛印刷
製　本　牧製本印刷

ISBN 978-4-335-75017-5